全国高职高专医药院校"十二五"精品
（供医学检验技术、卫生检验与检疫技术、医学生物技术及相关专业使用）

微生物检验技术

主　编　黄静芳

副主编　易丽娴　孙　静　胥　萍

编　委　（按姓氏笔画排序）

孙中文　（苏州卫生职业技术学院）

孙　静　（苏州卫生职业技术学院）

羽晓瑜　（同济大学附属东方医院）

张　艳　（常德市第一人民医院）

肖　洋　（苏州卫生职业技术学院）

陈　晓　（苏州卫生职业技术学院）

易丽娴　（苏州卫生职业技术学院）

胥　萍　（苏州市第五人民医院）

徐卫东　（苏州市立医院）

陶　鸿　（苏州卫生职业技术学院）

黄静芳　（苏州卫生职业技术学院）

南京大学出版社

内 容 提 要

本书共分为12个项目，主要介绍了临床上常见的细菌、其他原核细胞型微生物、真菌和病毒的鉴定技术，临床标本的细菌学检验、病原微生物实验室生物安全以及微生物检验的质量控制等内容。

本书以微生物检验过程为主线，依次对微生物的生物学特性、临床意义、微生物检验三个部分进行介绍，力求为学生掌握微生物的基础知识和临床微生物检验的基本操作技能，以及为学生职业岗位综合能力的形成打下坚实的基础。

本书可供高职高专院校医学检验技术、卫生检验与检疫技术、医学生物技术、食品分析与检验及相关专业的学生使用。

图书在版编目（CIP）数据

微生物检验技术 / 黄静芳主编.—南京：南京大学出版社，2014.12

全国高职高专医药院校"十二五"精品规划教材

ISBN 978-7-305-14408-0

Ⅰ.①微… Ⅱ.①黄… Ⅲ.①病原微生物-医学检验-高等职业教育-教材 Ⅳ.①R446.5

中国版本图书馆CIP数据核字(2014)第286490号

出版发行　南京大学出版社
社　　址　南京市汉口路22号　　　　　邮　编　210093
出 版 人　金鑫荣

丛 书 名　全国高职高专医药院校"十二五"精品规划教材
书　　名　微生物检验技术
主　　编　黄静芳
责任编辑　李建钊　　　　　　　　编辑热线　010-82893902
审读编辑　马偲浏

照　　排　广通图文设计中心
印　　刷　北京紫瑞利印刷有限公司
开　　本　787×1092　1/16　印张 16.5　字数 381千
版　　次　2014年12月第1版　2014年12月第1次印刷
ISBN 978-7-305-14408-0
定　　价　39.00元

网址：http://www.njupco.com
官方微博：http://weibo.com/njupco
官方微信号：njupress
销售咨询热线：（025）83594756

出版说明

PUBLISHER'S NOTE

随着我国科学技术的不断进步和医疗卫生事业的发展，医学检验在现代化医院的地位越来越重要，相关机构对医学检验专业人员的要求越来越高，同时也对医药类高职高专院校深化教育改革、提高教育质量提出了新的要求。国家教育部高度重视高等职业教育的发展，明确提出要推动体制创新，深化校企合作、工学结合，进一步促进高等职业学校办出特色，全面提高高等职业教育质量，提升其服务社会的能力。

为了更好地适应高等卫生职业教育的教学发展和需求，体现国家对高等卫生职业教育的最新教学要求，突出高职高专教育的特色，南京大学出版社在认真、广泛调研的基础上，邀请了多位微生物检验经验丰富的临床专家一起编写了本系列全国高职高专医药院校"十二五"精品规划教材。本系列教材力求符合高职高专学生的特点，符合社会对高职高专医学检验技术等专业人才的要求，其特点如下：

1. 适应现代教育的思想和观念，突出强调学生主动学习的积极性，培养学生应用所学知识解决问题的能力和创新能力。

2. 严格按照新专业目录、新教学计划和新教学大纲的要求编写。教材内容的深度和广度严格控制在高职高专教学的范围内，具有鲜明的高职高专特色。

3. 符合高职高专医药院校医学检验技术专业的教学实际，具有针对性、适用性和实用性。

4. 以工作过程为导向，采用项目制方式进行编写。项目设计难易适度，根据学生的实际能力，合理规划项目标准，力求在实际操作中培养学生的协作精神，沟通及分析、解决问题的能力，激发学生的参与性和学习积极性，使学生掌握必备的专业技能和综合职业能力。学生根据实际项目功能，可以充分发挥自己的想象力和创造性。

5. 注重满足职业资格标准和相关工作岗位需求。教材内容与职业资格标准接轨，将理论知识和操作技能联系起来，与岗位实际工作过程密切相关。

教育教学改革是一个不断深化的过程，教材建设是一个不断推陈出新、反复锤炼的过程，希望本系列教材的出版对医学高职高专教育教学改革和提高教育教学质量能起到巨大的推动作用，也希望使用本系列教材的师生多提宝贵意见和建议，以便我们进一步完善。

南京大学出版社
《全国高职高专医药院校"十二五"精品规划教材》编委会

前 言
FOREWORD

　　"微生物检验技术"是医学检验技术专业重要的专业核心课程之一，它是依据高职高专医学检验技术专业人才培养目标要求，基于职业岗位工作任务和职业能力需要，按照校院合作、工学结合的课程建设思路开设的。

　　本书是根据苏州卫生职业技术学院院内教材建设项目、中央财政支持重点专业建设、江苏省教育厅医学检验重点专业群建设的精神和临床检验行业人才需求组织编写的。本书在编写中突出职业教育特点，体现高职高专培养目标，深入贯彻落实教育部相关文件精神，满足"岗位需求、就业需求和社会需求"，坚持理论知识"必要、实用"的原则，强化内容的针对性和实用性，注重培养学生的职业能力和创新能力。

　　本书共分为12个项目，其主要特点是：①按照临床微生物检测的不同项目进行编排，每个项目包含多个工作任务，按照"共用"的必备基础知识、"特有"的专业知识、"实用"的实践技能的思路进行编写；②重点阐述与微生物检验岗位相关的基本理论知识及实践技能应用，结合就业岗位的基本技能、专业综合技能要求编排各项任务，使知识与应用相结合、专业技能与相关岗位要求相结合、学习与就业发展相结合，力求突出重点、兼顾全面、循序渐进、除旧布新、易读可读，从而体现本书为职业服务的功能性；③坚持质量优先，题材涵盖检验技术的应用，内容上强调选材的先进性、方法的可操作性，对读者起实践指导作用。为了方便学生及时获取本领域的最新研究成果及信息，培养学生的自学能力，拓展其思维空间，书末提供了微生物检验技术相关知识的学习网站。

本书可供高职高专院校医学检验技术、卫生检验与检疫技术、医学生物技术、食品分析与检验及相关专业的学生使用。由于各专业应用的侧重点不同，编者在编写时考虑了本书的兼容性和适用性，各专业在使用时可根据培养目标选用不同的教学内容，其他相关内容可根据情况进行选学。殷切希望本书的出版能够符合行业发展的需要，服务学生，服务行业技术人员。

本书在编写过程中得到了同济大学附属东方医院检验科、苏州市立医院本部检验科、苏州第五人民医院（传染病院）检验科、苏州卫生职业技术学院附属吴中人民医院检验科等行业专家的指导和大力支持，参考了许多相关的文献资料，引用了大量图表，在此一并致以衷心的感谢。

由于编者水平有限，时间仓促，书中难免有不妥之处，恳请前辈、同人在使用过程中不吝指正。

编　者

目 录

CONTENTS

项目 1　病原性球菌的检验

学习目标

1. 掌握葡萄球菌属、链球菌属、奈瑟菌属的主要生物学特性及鉴定方法。
2. 熟悉肠球菌的生物学特性及鉴定方法。
3. 了解常见病原性球菌的临床意义。

球菌是细菌中的一大类，其中病原性球菌对人类主要引起化脓性感染，故又称为化脓性球菌，可分革兰阳性和革兰阴性两大类。阳性球菌有葡萄球菌、链球菌、肺炎链球菌等；阴性球菌有脑膜炎奈瑟菌、淋病奈瑟菌等。

任务 1　葡萄球菌属的鉴定

葡萄球菌属（Staphylococcus）为革兰阳性球菌，由于常堆积、排列呈葡萄串状而得名。它分布广泛，存在于自然界及人的体表及与外界相通的腔道中。大部分是非致病菌。病原性葡萄球菌常引起皮肤、黏膜及多种组织器官的化脓性炎症，也可引起败血症及脓毒血症，是最常见的化脓性细菌。由于医务人员葡萄球菌带菌率高，因而，医务人员是医院内交叉感染的重要传染源。

1.1　生物学特性

1.1.1　形态染色

菌体呈球形或略呈椭圆形，直径 $0.5\sim1.5~\mu m$，典型的葡萄球菌排列呈葡萄串状，无鞭毛，无芽胞，体外培养时一般不形成荚膜。革兰染色为阳性，衰老、死亡或被吞噬后的菌体常转为革兰阴性。

1.1.2　培养特性

营养要求不高，在普通培养基上生长良好；在营养丰富的培养基中生长更好；兼性厌氧或需氧。最适生长温度为 37 ℃，最适 pH 为 7.4。多数菌株耐盐性强。在普通琼脂培养基中经 37 ℃孵育 24～48 h 后，形成圆形、隆起、表面光滑、湿润、边缘整齐、不透明的菌落，直径在 2 mm 左右。菌落因菌种不同而呈现金黄色、白色或柠檬色，色素为脂溶性，多数致病性菌株的菌落周围有透明 β 溶血环。

1.1.3　生化反应

葡萄球菌的生化活性强，多数菌株能够分解葡萄糖、麦芽糖和蔗糖，产酸不产气，致病菌株能分解甘露醇。能分解多种蛋白质和氨基酸，触酶阳性。

1.1.4　抗原构造

（1）葡萄球菌 A 蛋白（staphylococcal protein A，SPA）　SPA 是存在于细胞壁表面的一种蛋白，90％以上的金黄色葡萄球菌菌株有此抗原。SPA 可与人和多种哺乳动物（豚鼠、小鼠等）的 IgG 分子的 Fc 段非特异性结合，而 IgG 的 Fab 段仍能与相应抗原发生特异性结合。可用含 SPA 的葡萄球菌作为载体，结合特异性 IgG 类抗体，用以检测相应抗原，称为协同凝集试验。该法简便、快速，已广泛用于多种微生物抗原的检测。SPA 与 IgG 结合后的复合物具有抗吞噬、促细胞分裂、引起超敏反应、损伤血小板等多种生物学活性。

（2）多糖抗原　具有型特异性，存在于细胞壁。金黄色葡萄球菌所含多糖抗原为核糖醇磷壁酸，检测其对应抗体有助于对金黄色葡萄球菌感染的诊断。表皮葡萄球菌等凝固酶阴性菌的细胞壁多糖抗原为甘油磷壁酸。

1.1.5　分类

根据色素、生化反应等表型的不同，可将葡萄球菌分为金黄色葡萄球菌、表皮葡萄球菌和腐生葡萄球菌三种。三种葡萄球菌的主要性状见表 1-1。

表 1-1　三种葡萄球菌的主要性状

性状	金黄色葡萄球菌	表皮葡萄球菌	腐生葡萄球菌
色素	金黄色	白色	白色或柠檬色
溶血作用	＋	－	－
分解甘露醇	＋	－	－
SPA	＋	－	－
血浆凝固酶	＋	－	－
耐热核酸酶	＋	－	－
新生霉素敏感试验	S	S	R
致病性	强	弱	无

此外，根据有无凝固酶，也可将葡萄球菌分为凝固酶阳性菌株和凝固酶阴性菌株两大类。过去认为凝固酶阳性菌株有致病性，阴性菌株则无致病性，但近年来发现后者亦可致病。根据噬菌体分型，可将金黄色葡萄球菌分为 5 个群和 26 个型。噬菌体的分型在流行病学调查、追查传染源和研究菌体分型与疾病类型间的关系均有重要作用。随着分子生物学

的发展，传统的金黄色葡萄球菌的分析方法已逐步被 DNA 基因型方法取代，如染色体 DNA 的脉冲电泳分型、随意引物 PCR 法分型等，其特异性比表型分类法更高。

1.1.6 抵抗力

葡萄球菌是无芽胞的细菌中抵抗力最强的。耐干燥、耐热，耐盐性强，能在 10％～15％NaCl 的培养基中生长，可用于筛选菌种。对龙胆紫敏感；对青霉素、红霉素和庆大霉素等抗生素敏感。但是耐药菌株逐年增多，临床上耐青霉素 G 的金黄色葡萄球菌菌株高达 90％以上，特别是耐甲氧西林金黄色葡萄球菌（MRSA），目前已经成为医院内感染最常见的致病菌。

1.2 临床意义

1.2.1 致病物质

金黄色葡萄球菌可产生多种侵袭性酶和外毒素，故其毒力最强。表皮葡萄球菌毒力较弱，一般不致病，在特殊情况下可成为条件致病菌。

（1）侵袭性物质 包括多种侵袭性酶和菌体表面物质。

1）凝固酶（coagulase）：能使含有枸橼酸钠或肝素抗凝剂的人或兔的血浆发生凝固的酶类物质。

凝固酶有两种：一种是分泌至菌体外的，称为游离凝固酶，用试管法检测；另一种结合于菌体表面不释放，称为结合凝固酶，用玻片法检测。凝固酶能使液态的纤维蛋白原变成固态的纤维蛋白，从而使血浆凝固。

凝固酶和葡萄球菌的致病力关系密切，所以它是鉴别葡萄球菌有无致病性的重要指标，菌体周围血液或血浆中的纤维蛋白沉积于菌体表面和病灶四周，可阻止吞噬细胞和血清中杀菌物质对细菌的清除和破坏，还可使感染局限化和形成血栓，造成局部组织坏死。金黄色葡萄球菌均为凝固酶阳性。

2）其他侵袭性酶类：耐热核酸酶经 100 ℃15 min 或 60 ℃2 h 不被破坏，有较强的降解 DNA 和 RNA 的活性，致病性葡萄球菌能产生该酶。另外，还有纤维蛋白溶酶，透明质酸酶、脂酶等与细菌的扩散和组织损伤有关。

（2）毒素 包括多种外毒素。

1）葡萄球菌溶素（staphylolysin）：致病性葡萄球菌能产生多种溶素，对细胞膜有损伤作用。按抗原性不同，可分为 α、β、γ、δ 等，对人有致病作用的主要是 α 溶素。

2）杀白细胞素（leukocidin）：仅攻击中性粒细胞和巨噬细胞的细胞膜。

3）肠毒素（enterotoxin）：是外毒素，能耐受 100 ℃30 min，并能抵抗胃肠液中蛋白酶的水解作用，引起急性胃肠炎和食物中毒。

4）表皮剥脱毒素（exfoliatin）：主要由噬菌体 Ⅱ 群金黄色葡萄球菌产生。该毒素能导致真皮与表皮分离，引起烫伤样皮肤综合征，又称剥脱性皮炎。其抗原性强，可制成类毒素。

5）毒性休克综合征毒素-1（toxic shock syndrome toxin 1，TSST-1）：是由噬菌体Ⅰ群金黄色葡萄球菌产生的一类蛋白质，可引起毒性休克综合征。

1.2.2　所致疾病

有侵袭性和毒素性两种类型。

（1）侵袭性疾病　主要引起化脓性炎症，是葡萄球菌引起的最常见感染。

1）局部感染：如疖、痈、毛囊炎、蜂窝组织炎、伤口化脓等皮肤及软组织感染，多由金黄色葡萄球菌引起。病灶特点是脓汁黄而黏稠，化脓灶多局限，与周围组织界限明显。还可引起气管炎、肺炎、脓胸、中耳炎等内脏器官感染。

2）全身感染：如败血症、脓毒血症等，多由金黄色葡萄球菌引起。

（2）毒素性疾病　由葡萄球菌产生的有关外毒素引起。

1）食物中毒：食入含葡萄球菌肠毒素食物后 1～6 h，患者出现恶心、呕吐、腹痛、腹泻等急性胃肠炎症状。苍蝇、蟑螂等亦可作为污染食物的媒介，该病在夏秋季多发，多数患者于 1～2 d 内恢复，预后良好。

2）假膜性肠炎：是一种菌群失调性肠炎。由于抗菌药物的使用不合理致菌群失调，肠道内优势菌被抑制或杀灭，而少数耐药的金黄色葡萄球菌（正常人肠道内有少量寄居）趁机大量繁殖，产生肠毒素，引起以腹泻为主的临床症状。其病理特点是肠黏膜被一层由炎性渗出物、坏死肠黏膜块和细菌组成的炎性假膜所覆盖，故称假膜性肠炎。

3）烫伤样皮肤综合征：由表皮剥脱毒素引起。开始皮肤有红斑，1～2 d 表皮起皱，继而出现大疱，最后表皮上层脱落。

4）毒性休克综合征：主要由 TSST-1 引起。主要表现为急性高热，低血压，猩红热样皮疹伴脱屑，严重时出现休克，有些患者还出现呕吐、腹泻、肌痛等症状。

1.2.3　免疫性

人类对葡萄球菌有一定的天然免疫力。只有当皮肤黏膜受损或宿主免疫力降低时，才易引起葡萄球菌感染。病愈后免疫力不牢固。

1.3　微生物检验

1.3.1　标本采集

不同病型采取不同标本。化脓性病灶采取脓汁、渗出液；疑为败血症采取血液；脑膜炎采取脑脊液；食物中毒采集患者呕吐物、可疑食物和粪便等，标本采集时应避免病灶周围正常菌群污染。

1.3.2　检验程序设计

葡萄球菌检验程序如图 1-1 所示。

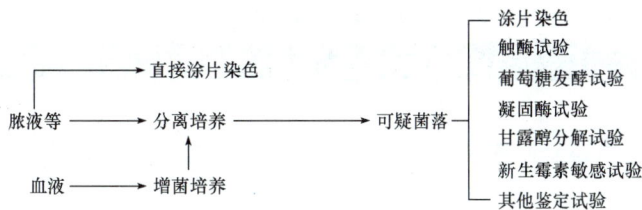

图 1-1 葡萄球菌检验程序

1.3.3 细菌鉴定

（1）涂片镜检 标本经涂片、革兰染色、直接显微镜镜检后，根据细菌形态、排列和染色性可做出初步诊断，可做出"查见类似葡萄球菌属革兰阳性球菌"的初步报告。

（2）分离培养 脓汁和渗出液可直接接种血琼脂平板；呕吐物、粪便等污染标本可接种于含 7.5％NaCl 的选择性培养基以抑制杂菌生长；血液标本需先用肉汤培养基增菌，再接种血琼脂平板。经 37 ℃孵育 18～24 h，平板上可见直径为 2～3 mm，呈金黄色、白色或柠檬色的光滑、透明、凸起圆形菌落，有时可见 β 溶血环。挑选可疑菌落进一步做形态、生化等方面的鉴定。

（3）鉴定试验

1）血浆凝固酶试验：有玻片法和试管法，前者主要测结合型凝固酶，后者测游离型凝固酶，以 EDTA 抗凝兔血浆为最好。玻片法即刻出现血浆凝固为阳性；试管法以 37 ℃水浴 3～4 h 后凝固为阳性，24 h 不凝固为阴性。

2）耐热核酸酶试验：用于检测金黄色葡萄球菌产生的耐热核酸酶。将被检菌的过夜培养肉汤沸水浴 15 min 后滴加于甲苯胺蓝核酸琼脂上已打好的直径为 2～5 mm 的孔内，置 37 ℃孵育。

3）甘露醇发酵试验：金黄色葡萄球菌可发酵甘露醇，该试验为阳性。

4）SPA 的检测：SPA 能使致敏羊红细胞发生凝集，A 蛋白的存在是金黄色葡萄球菌的特征。

5）触酶试验：挑取菌落置于清洁的玻片上，滴加 3％的 H_2O_2 1～2 滴，1 min 内产生大量气泡为阳性。

6）肠毒素的测定：将食物中毒患者的呕吐物或剩余物接种于含 60～100 g/L 的 NaCl 高盐肉汤管中，经 37 ℃培养 24 h 后再分离纯菌种，培养 48 h，将高盐肉汤煮沸 30 min，杀死细菌及其他毒素，取上述煮沸液经 3 000 r/min 离心 1 h 后，取上清液 2 mL 注入体重为 500 g 左右的幼猫腹腔或静脉。于 4 h 内观察是否有呕吐、腹泻、体温升高、死亡等现象。

根据上述试验，如基本符合致病性葡萄球菌的鉴定依据，可报告"有金黄色葡萄球菌生长"。

7）鉴别要点：细菌鉴定从科、属、种程序进行鉴定。

①科间鉴别：常见不同科间球菌的鉴别见表 1-2。

表 1-2　常见不同科间球菌鉴别

鉴定项目	微球菌科	链球菌科	奈瑟菌科
革兰染色	G⁺球菌	G⁺球菌	G⁻球菌
触酶	+	－	+
氧化酶	－	－	+

②属间鉴别：常见不同属间球菌的鉴别见表 1-3。

表 1-3　常见不同属间球菌鉴别

鉴定项目	葡萄球菌属	微球菌属
形态	以葡萄状为主	以四联为主
发酵葡萄糖产酸	+	－
杆菌肽（0.04 U/片）敏感试验	+	－
呋喃唑酮（100 μg/片）敏感试验	－	+

③种间鉴别：临床 8 种常见葡萄球菌的鉴别见表 1-4。

表 1-4　常见有临床意义的 8 种葡萄球菌的鉴别

菌名	血浆凝固酶	耐热DNA酶	脲酶	VP	甘露糖氧化	蔗糖氧化	新生霉素耐药	多黏菌素B耐药
金黄色葡萄球菌	+	+	d	+	+	+	－	+
表皮葡萄球菌	－	－	+	+	+	+	－	+
溶血葡萄球菌	－	－	－	+	+	+	－	+
里昂葡萄球菌	－	－	d	+	+	+	－	d
施氏葡萄球菌	－	+	－	+	+	+	－	+
腐生葡萄球菌	－	－	+	+	－	+	+	+
中间型葡萄球菌	+	+	+	－	+	+	－	+
猪葡萄球菌	d	+	d	－	+	+	－	+

注：d 表示不定

任务 2　链球菌属的鉴定

链球菌属（Streptococcus）细菌是另一大类常见的化脓性球菌，为链状或成双排列的革兰阳性菌。链球菌引起人类的疾病主要有化脓性、中毒性和超敏反应性三类。

2.1　生物学特性

2.1.1　形态染色

球形或椭圆形，革兰染色阳性，无鞭毛，无芽胞。其中链球菌呈链状排列，长短不一。

2.1.2 培养特性

需氧或兼性厌氧，最适 pH 为 7.4～7.6，温度 35～37 ℃，在 5%～10% CO_2 环境中生长更好。营养要求较高，在含血液、血清、葡萄糖的培养基上才生长良好。在血琼脂平板上可形成灰白色、圆形菌落，并出现溶血环，不同菌株溶血情况不一。在液体培养基如血清肉汤中，溶血性菌株呈絮状或颗粒状沉淀生长；不溶血菌株则均匀混浊生长。

2.1.3 生化反应

触酶阴性，能分解多种糖类、氨基酸、蛋白质。一般不分解菊糖，不被胆汁溶解，这两个特性可用来鉴别甲型溶血性链球菌和肺炎链球菌。

2.1.4 抗原构造

链球菌的抗原结构较复杂，主要有 3 种：蛋白质抗原、多糖抗原、核蛋白抗原。其中 M 蛋白抗原与致病性有关；多糖抗原又称为 C 抗原，根据 C 抗原不同，可将链球菌分为 20 个群；核蛋白抗原无特异性。

2.1.5 分类

链球菌种类繁多，根据对红细胞的溶血能力分为 3 类：①甲型溶血性链球菌（α-Hemolytic streptococcus），菌落呈针尖大小，周围有 1～2 mm 宽的草绿溶血环，称甲型溶血或 α 溶血或不完全溶血，这类链球菌亦称草绿色链球菌，为条件致病菌；②乙型溶血性链球菌（β-Hemolytic streptococcus），菌落周围形成一个 2～4 mm 宽、界限分明、完全透明的溶血环，称乙型溶血或 β 溶血，这类细菌又称溶血性链球菌，致病力强，能引起多种疾病；③丙型链球菌（γ-Streptococcus），不产生溶血素，菌落周围无溶血环，故又称不溶血性链球菌，一般不致病。按链球菌细胞壁中多糖抗原的不同，将其分为 20 个血清群（A～H，K～V），对人致病的链球菌约 90% 属于 A 群，即化脓性链球菌。

2.1.6 抵抗力

抵抗力不强，对常用消毒剂敏感，对抗菌药物均很敏感。青霉素为首选治疗药物，极少发现耐青霉素的菌株。

2.2 临床意义

2.2.1 致病物质

A 群链球菌致病力最强，可产生多种外毒素和胞外酶，并有较强的侵袭力，是最常见的致病性链球菌。

（1）链球菌溶血素（streptolysin） 有溶解红细胞、破坏白细胞和血小板的作用。根据对 O_2 的稳定性，分为链球菌溶血素 O（streptolysin O，SLO）和链球菌溶血素 S (streptolysin S，SLS) 两种：①SLO 是一种含有-SH 基的蛋白质，遇 O_2 时失去溶血活性；当加入还原剂后，又可恢复溶血能力。对心肌有毒性作用。SLO 抗原性强，链球菌感染后 2～3 周至病愈后数月到 1 年内可检出 SLO 抗体。风湿热患者的血清中 SLO 抗体显著增高，活动期尤为显著，效价一般在 1∶400 以上。因此，测定 SLO 抗体效价，可作为链球菌新近感染和风湿热及其活动性的辅助诊断。②SLS 对 O_2 稳定，链球菌在血琼脂平板上的 β 溶血环即由其所致。SLS 为小分子糖肽，无免疫原性。SLS 对血细胞和多种组织细胞有破坏作用。

（2）致热外毒素　又称红疹毒素或猩红热毒素，是引起人类猩红热的主要致病物质。

（3）侵袭性物质　主要包括脂磷壁酸、M 蛋白等黏附素和透明质酸酶、链激酶、链道酶等侵袭性酶，表现为黏附作用、抗吞噬作用和促进扩散作用。

2.2.2　所致疾病

A 群链球菌引起的疾病约占人类链球菌感染的 90%，可引起化脓性、中毒性和超敏反应性三类疾病。

（1）化脓性炎症　主要引起局部皮肤及皮下组织炎症，如蜂窝组织炎、痈、脓疱疮等；病灶特点为与正常组织界限不清，脓汁稀薄，有明显扩散倾向。还可引起扁桃体炎、咽炎、鼻窦炎、中耳炎、脑膜炎、淋巴管炎和淋巴结炎等，也可经产道感染引起产褥热。

（2）猩红热　由产生致热外毒素的 A 群链球菌引起，经飞沫传播，细菌从咽喉黏膜侵入机体，引起发热、咽炎、皮肤弥漫性鲜红皮疹等全身中毒症状。此病可传染，主要是经空气飞沫传播。全年均可发病，以温带、冬春季节发病较多，5～15 岁为好发年龄。

（3）链球菌性超敏反应性疾病　主要有风湿热和急性肾小球肾炎。

2.2.3　免疫性

人体感染链球菌后血清中可出现多种抗体，但因链球菌的型别多，各型别间无交叉免疫力，故常反复感染。

2.3　微生物检验

2.3.1　标本采集

根据不同疾病采取不同标本。创伤感染取脓汁；咽喉、鼻腔等病灶采取棉拭；败血症取血液；风湿热患者取血清做抗 SLO 的抗体测定。

2.3.2　检验程序设计

链球菌检验程序见图 1-2。

2.3.3　细菌鉴定

（1）涂片镜检　标本经直接涂片革兰染色后镜检，发现有典型的链状排列革兰阳性球

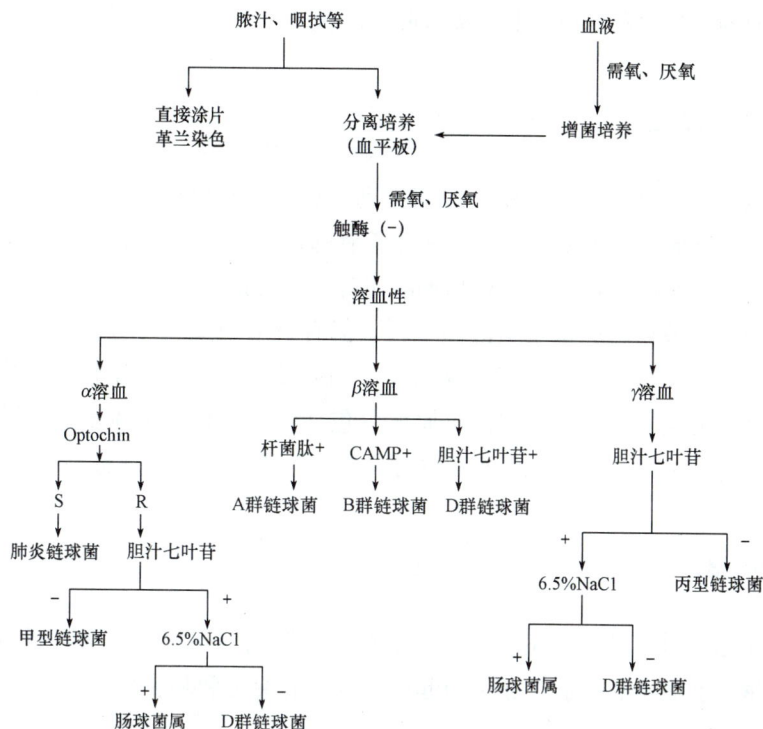

图 1-2 链球菌检验程序

菌时，可初步诊断为链球菌。

（2）分离培养 采用血琼脂平板培养有助于识别链球菌的溶血特性并进行鉴定，在 5%
CO_2 环境下，经 37 ℃孵育 24 h，观察菌落性状，如果出现 β 溶血菌落，应与葡萄球菌区
别；出现 α 溶血菌落，须与肺炎链球菌鉴别，取可疑菌落做进一步鉴定。

（3）鉴定试验

1）杆菌肽敏感试验：出现抑菌环且直径大于 10 mm 者即可初步鉴定为 A 群链球菌。

2）Optochin 敏感试验：肺炎链球菌抑菌环＞18 mm，其他链球菌不出现或抑菌
环＜15 mm，本试验较胆盐溶菌试验鉴别结果更可靠。

3）胆盐溶菌试验：肺炎链球菌阳性，草绿色链球菌阴性。

4）血清学鉴定试验：目前应用较普遍的是商品化试剂盒，它主要用于检测链球菌群的
特异性抗原，出现凝集者为阳性。

5）抗 SLO 试验：检测患者血清中抗 SLO 抗体的效价，＞400 为阳性，结合临床有诊
断意义，常用于风湿性关节炎、急性肾小球肾炎的辅助诊断。

任务 3　肺炎链球菌的鉴定

肺炎链球菌（*S. pneumoniae*），俗称肺炎球菌，常寄居于正常人的鼻咽腔中，多数菌株

不致病或致病力弱，少数菌株可引起人类大叶性肺炎。

3.1　生物学特性

本菌为革兰阳性球菌，呈矛尖状，成双排列，有时呈短链状，直径 $0.5\sim1.5~\mu m$。有荚膜，无鞭毛，无芽胞。营养要求较高，兼性厌氧菌，初次分离需 $5\%\sim10\%CO_2$；在血平板上形成灰白色的细小菌落，并伴有草绿色溶血环，培养时间超过 $48~h$ 后，可形成中心下陷的脐窝状的菌落。液体培养基中呈混浊生长，但有自溶现象。可分解多种糖类，产酸不产气，多数菌株分解菊糖，胆汁溶菌试验阳性，Optochin 敏感试验阳性，可作为肺炎链球菌与草绿色链球菌的鉴别。肺炎链球菌抗原成分包括荚膜多糖、菌体多糖、M 蛋白。抵抗力弱，有荚膜的抵抗力强，对一般消毒剂敏感，对青霉素、红霉素敏感。

3.2　临床意义

肺炎链球菌是一种条件致病菌，在机体抵抗力低下时，可以引起大叶性肺炎，其次是支气管炎，可继发胸膜炎、脓胸，还可引起中耳炎、乳突炎和脑膜炎。

3.3　微生物检验

3.3.1　标本采集

根据病种采集痰液、脓液、血液及脑脊液等。

3.3.2　检验程序设计

肺炎链球菌检验程序见图 1-3。

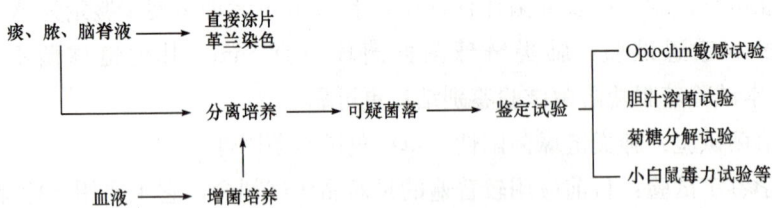

图 1-3　肺炎链球菌检验程序

3.3.3　细菌鉴定

（1）涂片镜检　除血液标本外，其他标本均可做直接涂片检查。经革兰染色镜检见革兰阳性矛尖状双球菌，周围有较宽的透明区，经荚膜染色确认后可初诊，并报告"找到肺炎链球菌"。

（2）分离培养　血液、脑脊液需增菌培养，经葡萄糖硫酸镁肉汤增菌后，呈均匀混浊，且有绿色荧光。无须增菌培养的脓汁或脑脊液沉渣接种于血琼脂，置 $5\%\sim10\%CO_2$ 环境中，经 37 ℃培养后观察菌落。

（3）鉴定试验

1）取可疑菌落进一步做菊糖发酵试验，胆汁溶菌试验和 Optochin 敏感试验。

2）动物试验：小白鼠对肺炎链球菌极为敏感，借此可进行病原菌的分离及毒力试验。有毒力的菌株，通常在接种后 12～36 h，致使小白鼠因败血症而死亡。

3）荚膜肿胀试验：将接种待检菌的小白鼠腹腔液置于玻片上，混入未稀释的抗荚膜抗体的免疫血清，加少量碱性美蓝染色液后，覆盖玻片，用油镜检查，如发现荚膜出现肿胀则为阳性。

任务 4 肠球菌属的鉴定

肠球菌属（*Enterococcus*）在分类上属于链球菌科，是人类和温血动物肠道的正常栖居菌。既往曾认为肠球菌对人类无害，但近年来的研究已证实该属细菌有致病潜力，肠球菌是仅次于葡萄球菌属细菌的重要医院感染病原菌。

4.1 生物学特性

肠球菌为 G^+，直径 0.6～2.0 μm，呈单个、成双或短链状排列，无芽胞，无荚膜，部分肠球菌有稀疏鞭毛。营养要求较高，在血平板上可形成灰白色、不透明、表面光滑、圆形菌落，并伴有 γ 或 α 溶血现象。与同科的链球菌在生理上的显著区别在于肠球菌能在高盐、高碱条件（pH 为 9.6）、高胆汁（40%）培养基上和 10～45 ℃的环境下生长。触酶阴性，能分解多种糖类；胆汁七叶苷水解试验、万古霉素敏感性及吡咯烷基芳基酰胺酶均为阳性。

4.2 临床意义

在肠球菌所致的感染中最常见为尿路感染，而其中绝大部分为院内感染，多与尿路器械操作、保留导尿管和患者的尿路结构异常有关。肠球菌亦是引起老年人和严重基础疾病患者败血症的常见病原菌。肠球菌对大多数常用的抗菌药物呈固有耐药，由于近年来抗菌药物的不合理应用，导致肠球菌耐药菌株及其所致的感染率增加。

4.3 微生物检验

4.3.1 标本采集

根据病种的不同，可采集尿液、血液及脓性分泌物等。

4.3.2　细菌鉴定

（1）涂片镜检　可见单个、成双或短链状排列的卵圆形革兰阳性球菌。

（2）分离培养　任何含 5％动物血的营养琼脂均可用于分离培养肠球菌。有时候可用选择性培养基，如叠氮胆汁七叶苷琼脂进行分离培养，该培养基可抑制革兰阴性杆菌的生长，而肠球菌菌落为黑色，便于识别。

（3）鉴定试验

1）PYR 试验：本法是一种快速筛选鉴定试验。方法是用接种环挑取待检菌在含有吡咯烷酮-9-萘基酰胺（PYR）的纸片上涂擦，然后置于 37 ℃孵育 5 min。再在纸片上滴加显色剂后，纸片呈红色，试验为阳性，无颜色改变为阴性。用于鉴定能产生吡咯烷基芳基酰胺酶的细菌，如肠球菌、链球菌属中的化脓性链球菌、草绿色链球菌和某些凝固酶阴性葡萄球菌等。

2）胆汁-七叶苷试验：D 群链球菌和肠球菌能在含有胆盐的培养基中水解七叶苷，其生成物能与培养基中的铁离子反应生成黑色化合物，97％的肠球菌在 24 h 培养后呈阳性反应，72 h 后 100％为阳性。但本法不能区别肠球菌和非肠球菌，进一步鉴定需做盐耐受试验。

3）盐耐性试验：肠球菌能在含 6.5％NaCl 的心浸液肉汤中生长，本法结合胆汁-七叶苷试验可鉴定肠球菌。

任务5　奈瑟菌属的鉴定

奈瑟菌属（*Neisseria*）隶属奈瑟菌科，为一大群革兰阴性双球菌，无鞭毛，无芽胞，有菌毛。专性需氧，氧化酶阳性。本属主要有 9 个种。其中对人有致病的主要有脑膜炎奈瑟菌和淋病奈瑟菌。

5.1　脑膜炎奈瑟菌

脑膜炎奈瑟菌（*N. meningitidis*）简称脑膜炎球菌，是引起流行性脑脊髓膜炎（简称流脑）的病原体。人是脑膜炎奈瑟菌的唯一宿主。

5.1.1　生物学特性

（1）形态染色　为革兰阴性双球菌，菌体呈肾形或豆瓣形，成双排列，菌体直径 0.6～0.8 μm，但经人工培养后，可呈卵圆形或球形，排列不规则。新分离的菌株有荚膜和菌毛，无芽胞，无鞭毛。

（2）培养特性　营养要求高，最适温度为 37 ℃，最适 pH 为 7.4～7.6。在巧克力平板上菌落为蓝灰色、半透明、光滑、湿润、扁平、边缘整齐，呈露滴状；在血平板上菌落除具备上述特点外，不溶血，无色素；卵黄双抗（EPV）培养基菌落为无色，较大且光滑、湿润、扁平，边缘整齐等。

（3）生化反应　绝大多数菌株能分解葡萄糖和麦芽糖，产酸不产气（因淋病奈瑟菌不分解麦芽糖，借此与之鉴别）。

（4）抗原及分型　根据群特异性荚膜多糖抗原不同，将该菌分为 13 个血清群，其中H、I、K 血清群是由我国发现的，我国的流行菌株以 A 群为主。

（5）抵抗力　抵抗力弱，对干燥、热、寒冷、紫外线、消毒剂等均十分敏感。对磺胺类、青霉素、链霉素均敏感。

5.1.2　临床意义

（1）致病物质　主要有内毒素、荚膜和菌毛。内毒素可引起高热、白细胞升高，严重时引起休克和弥散性血管内凝血；荚膜具有保护菌体抗吞噬作用；菌毛有利于细菌的黏附和侵入。

（2）所致疾病及临床表现　本菌主要引起流行性脑脊髓膜炎，冬末春初为流行高峰，被感染者多为幼儿和青少年，近几年发病率有上升趋势。主要临床症状为脑膜刺激征，脑脊液呈化脓性改变。严重者可死亡，病死率极高。该病具有传染性，带菌者和患者是本病的传染源，借飞沫经空气传播。

（3）免疫性　病后可产生群特异性抗体，但不持久。

5.1.3　微生物检验

（1）标本采集　根据临床病程来采集标本。菌血症期患者采取血液；出现出血点或瘀斑取瘀斑渗出液；出现脑膜刺激症状时抽取脑脊液；上呼吸道感染期带菌者取鼻咽分泌物。故采集的标本应立即保温送检或用血平板进行床旁接种后立即孵育。

（2）检验程序设计　见图 1-4。

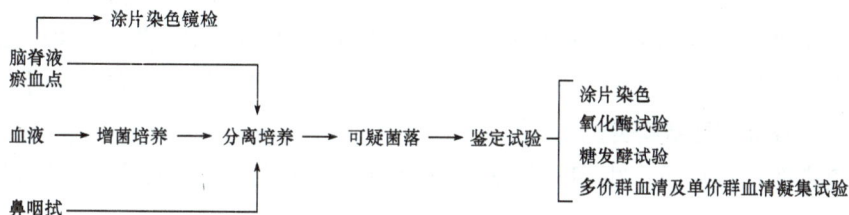

图 1-4　脑膜炎奈瑟菌检验程序

（3）细菌鉴定

1）涂片镜检：取脑脊液离心后沉淀物涂片或刺破瘀斑血印片，干燥固定后革兰染色或美蓝染色镜检，若发现中性粒细胞内（或胞外）革兰阴性双球菌，呈肾形，成对排列，可初报。

2）分离培养：增菌培养液直接接种于巧克力琼脂或 EPV 琼脂，置 5%～10%CO$_2$ 环境中，37 ℃培养 18～24 h 后观察菌落，取可疑菌落涂片，并进一步根据相应的生化反应结果予以鉴定。

3）鉴定试验

①直接凝集试验，以已知的脑膜炎奈瑟菌多价诊断血清和单价血清与待检菌菌株进行

直接凝集试验鉴定血清型别。

②通过氧化酶、糖类发酵和触酶试验等生化反应作出鉴定。

总之，如直接镜检形态为革兰染色阴性双球菌时可初报，经分离培养后见菌落特征典型，分解葡萄糖、麦芽糖，产生少量酸，氧化酶试验阳性，血清凝集试验阳性，即可报告"检出脑膜炎奈瑟菌"。此外，间接血凝、血凝抑制、反向血凝、乳胶凝集、免疫荧光、SPA 协同凝集和对流免疫电泳等血清学方法均可应用于脑膜炎奈瑟菌的快速诊断。

5.2 淋病奈瑟菌

淋病奈瑟菌（*N. gonorrhoeae*）简称淋球菌，是淋病的病原体，人是该菌唯一的天然宿主。

5.2.1 生物学特性

本菌的形态常呈球形或肾形，成对排列，形似咖啡豆，革兰阴性，直径 $0.6\sim0.8~\mu m$。新分离的菌株可有荚膜和菌毛，无芽胞和鞭毛。需氧生长，营养要求较高，只能在巧克力琼脂培养基中生长，初次分离时须在 $5\%\sim10\%CO_2$ 环境下培养，可形成灰白色的、光滑形菌落。本菌只分解葡萄糖，产酸不产气，氧化酶和触酶试验阳性。抵抗力弱，对消毒剂敏感，对青霉素、磺胺等抗生素敏感，但是耐药菌株逐渐增多。

5.2.2 临床意义

（1）致病物质　有菌毛、外膜蛋白、蛋白水解酶、LPS 等。

（2）所致疾病及临床表现　本菌主要引起人类淋病，是我国目前流行的发病率最高的性病。主要通过性接触而感染泌尿生殖道、口咽部和肛门直肠的黏膜。男性可发展为尿道炎、前列腺炎、附睾炎等；女性可致宫颈炎、盆腔炎或不育。母亲患有淋病时，婴儿出生时可感染，导致淋菌性结膜炎。

（3）免疫性　病后虽产生相应的细胞免疫和体液免疫，但免疫力弱，不足以抵御再感染。

5.2.3 微生物检验

（1）标本采集　主要取泌尿生殖道脓性分泌物或眼结膜分泌物。本菌对体外环境的抵抗力极低，易自溶，故标本应在采集后立即送至检验室。

（2）检验程序设计　见图 1-5。

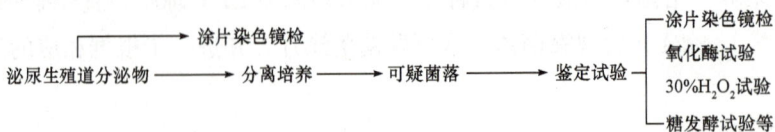

图 1-5　淋病奈瑟菌检验程序

（3）细菌鉴定

1）涂片镜检：收集标本后立即涂片、革兰染色镜检，若发现中性粒细胞内有革兰阴性双球菌，结合临床症状可初诊。

2）分离培养与鉴定：细菌培养仍是目前世界卫生组织推荐的筛选淋病患者的唯一方法。常用的分离培养基为巧克力平板。所采集的标本应及时接种含有两种以上抗生素（万古霉素和多黏菌素等）的营养培养基上，抗生素可抑制各种杂菌生长，有助于淋病奈瑟菌的生长和检出。接种后置于 $5\%\sim10\%CO_2$ 环境中，37 ℃培养 24～48 h，取可疑菌落进行涂片镜检，并做氧化酶试验、糖发酵试验或协同凝集试验、直接免疫荧光试验和核酸检测等予以鉴定。

根据临床典型症状，取标本涂片染色特点符合淋球菌者，可初步报告为"找到革兰阴性双球菌，形似淋病奈瑟菌"。若在标本中分离得到可疑菌落，经革兰染色、生化反应等试验鉴定均符合淋病奈瑟菌时，可报告"检出淋病奈瑟菌"。

项目 2　肠杆菌科的检验

学习目标

1. 掌握肠杆菌科的共同生物学特性及鉴定程序、鉴定方法。
2. 掌握埃希菌属、志贺菌属和沙门菌属的生物学特性、微生物检验及临床意义。
3. 熟悉变形杆菌属、耶尔菌属、克雷伯菌属的生物学特性、临床意义及微生物检验。

　　肠杆菌科（Enterobacteriaceae）细菌是由许多菌属组成的生物学性状相似的革兰阴性杆菌，常栖居于人和动物肠道内，亦可存在于自然界。

任务 1　肠杆菌科共性

　　肠道杆菌成员庞大、最为常见，与人类疾病关系十分密切。其中大多数为肠道正常菌群，当细菌移位，或宿主免疫力下降时，可成为条件致病菌。肠道杆菌种类繁多，据生化反应、抗原构造等表型特征和核酸杂交、序列分析、DNA G＋C mol％为 38～60 等基因特征，分 30 个菌属、180 个以上菌种。尽管种类繁多，但对人致病的只占少数，其中许多种致病性沙门菌为人和动物共患病原菌，它们有较多的共同特性。

1.1　生物学特性

1.1.1　形态染色

　　革兰阴性中等大小杆菌，无芽胞，有菌毛。部分菌株有荚膜或包膜等。除志贺菌属、克雷伯菌属、鼠疫耶尔森菌等，均有周鞭毛，动力试验阳性。多数菌具有 F、R、Col 等质粒。

1.1.2　培养特性

　　营养要求不高，在普通琼脂平板生长良好，形成湿润、光滑、灰白色的中等大小菌落；在液体培养基呈混浊生长。培养温度为 37 ℃，需氧或兼性厌氧。最适 pH 为 7.2～7.4。

1.1.3　生化反应

　　各属肠道杆菌具有丰富的酶，生化反应活跃，对糖、蛋白质分解能力差异较大，代谢产物各不相同。一般来说，致病性越强，生化反应能力越弱。非致病菌除变形杆菌属外，均分解乳糖产酸；而致病菌均不发酵乳糖。据此用选择性培养基 SS、EMB、MAC 琼脂，作为分离培养肠道致病菌常用培养基，用 KIA（克氏双糖铁）、MIU（动力、吲哚、尿素）复合培养基作为测定常见肠道杆菌生化反应的基本培养基。肠杆菌科定科试验主要项目为革兰阴性杆菌、触酶阳性、氧化酶阴性、葡萄糖发酵试验阳性、硝酸盐还原试验阳性。细菌生化反应是传统鉴定肠道杆菌的主要依据。

1.1.4 抗原构造

抗原构造比较复杂，包括菌体（O）抗原、鞭毛（H）抗原和表面抗原等。

（1）O 抗原 为细菌胞壁脂多糖（LPS）层，具有属、种特异性。其特异性取决于 LPS 末端重复结构多糖链糖残基种类的排列。O 抗原耐热，100 ℃下不被破坏，O 抗原又有类属抗原和特异性抗原之分，类属抗原可引起交叉反应，血清凝集呈颗粒状凝集。

（2）H 抗原 为鞭毛蛋白，不耐热，60 ℃30 min 即被破坏，其抗原特异性取决于多肽链氨基酸序列和空间构型。多数肠道细菌鞭毛抗原特异性强。血清凝集呈絮状凝集。

（3）表面抗原 是包绕在 O 抗原外表的不耐热多糖抗原的统称。黏液或荚膜多糖的结构决定表面抗原的特异性。不同菌属有不同名称，如大肠埃希菌和志贺菌称 K 抗原，伤寒沙门菌称 Vi 抗原等。O 和 H 抗原是肠道杆菌血清学分群和分型的依据。表面抗原可阻断 O 凝集，但不耐热，加热处理即可消除，恢复 O 抗原的凝集。

1.1.5 遗传变异

（1）S-R 变异 自标本初次分离的细菌，菌体都有特异性多糖，菌落为光滑（S）型。经反复人工传代或长期保存，其胞壁特异性多糖链消失，菌落变为粗糙（R）型。

（2）H-O 变异 有鞭毛细菌失去鞭毛，动力随之消失，称 H-O 变异，也可见于新分离株。

（3）其他变异 除自发突变外，在肠道微生态环境中，各种细菌通过转导、接合或溶源性转换等方式，在肠道杆菌，甚至非肠道杆菌之间转移遗传信息，导致细菌某些特性改变，形成变种，最常见且最重要的是耐药菌株的形成。目前，肠杆菌科细菌耐药性的问题日益严重。既有质粒介导的超广谱 β-内酰胺酶，又有染色体介导的诱导酶而产生的耐药性，且多重耐药菌株不断出现。此外，还有产毒素、抗原性、生化反应等特征改变。所有这些，对细菌致病性、耐药性及鉴定等方面均有重要意义。

1.1.6 传染途径

（1）致病性肠道杆菌 以患者和带菌者为传染源，以饮食为媒介，病从口入，群体传染有明显的季节性和集体性。以肠内感染为主，腹泻为共同症状，引起急慢性肠道感染、食物中毒、旅行者腹泻及肠热症等。鼠疫耶尔森菌可多途径传染，引起鼠疫。

（2）条件致病菌 机体免疫力下降时引起移位感染，为医院感染主要病原菌群。肠道杆菌占临床分离菌株总数的 50%，占革兰阴性杆菌的 80%、败血症的 50%、泌尿道感染的 70% 以上。除志贺菌属较少引起肠外感染外，许多肠道杆菌均可引起肠外感染。

1.1.7　致病物质

均以菌毛黏附肠黏膜上皮，表面抗原具有抗吞噬作用，内毒素、肠毒素为主要致病物质。因此，肠道杆菌引起的疾病都有许多相似的临床症状，如发热、腹痛、腹泻等。

1.2　微生物检验

1.2.1　标本采集

（1）肠外标本　不同感染部位取不同标本，如血液、体液、呼吸道、伤口、尿液及其他标本。

（2）肠道标本　多数肠道感染疾病取新鲜粪便标本，最好取带脓血或黏液的粪便作分离培养。

1.2.2　检验程序设计

肠道杆菌检验程序见图 2-1。

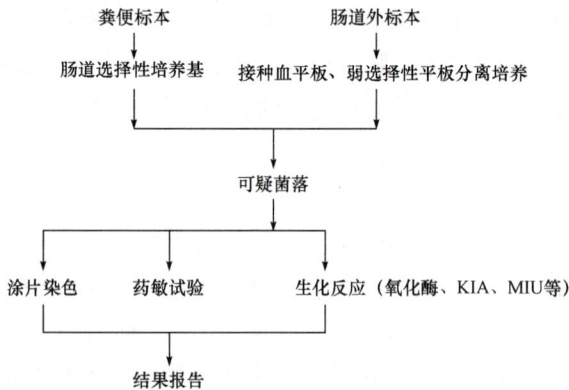

图 2-1　肠道杆菌检验程序

1.2.3　细菌鉴定

（1）分离培养

1）肠外标本：无菌部位标本，如血液宜用肉汤增菌后用血平板（blood agar plate，BAP）分离培养。有菌部位标本如泌尿道、呼吸道或伤口标本宜用如 MAC、EMB 琼脂等分离培养。

2）肠道标本：宜选用强选择性培养基 SS 琼脂分离培养。

（2）鉴定试验　取可疑菌落做革兰染色、触酶、氧化酶、葡萄糖发酵、硝酸盐还原等试验；接种 KIA 培养基，据在 KIA 培养基生化反应结果，做 MIU、IMViC 试验等基本试验。据上述试验结果和各种细菌的鉴定依据，根据需要选用某些生化试验，最后做玻片凝集试验，将细菌鉴定到种、型或血清型。

任务 2 埃希菌属的鉴定

埃希菌属（*Escherichia*）包括大肠埃希菌、蟑螂埃希菌、弗格森埃希菌、赫尔曼埃希菌和伤口埃希菌 5 个种，其中大肠埃希菌（*E.coli*）是最常见的临床分离菌，也是肠道杆菌的主要成员，俗称大肠杆菌，婴儿出生后数小时就定居于肠道并伴随终身。该菌是人类重要条件致病菌，常引起各种肠内外感染，某些特殊菌株是腹泻和泌尿道感染重要细菌。在环境和食品卫生学中，常用作被粪便污染的检测指标，我国饮水卫生标准规定大肠菌群数≤3 个/L。在分子生物学和基因工程研究中，大肠埃希菌是重要的实验材料。

2.1 生物学特性

2.1.1 形态染色

为革兰阴性短杆菌，（0.4～0.7）μm×（1～3）μm，多数为周鞭毛，有普通菌毛和性菌毛，可引起肠外感染的菌株具有微荚膜。

2.1.2 培养特性

在普通营养琼脂上生长良好，呈圆形凸起、边缘整齐、灰白色、光滑型菌落；某些菌株在血平板上呈 β 溶血；在 EMB 平板，因发酵乳糖产酸，使伊红和美蓝结合，菌落呈金属光泽的蓝紫色；在 MAC 和 SS 平板，因分解乳糖产酸，菌落呈粉红色。在液体培养基呈混浊生长。

2.1.3 生化反应

发酵葡萄糖、乳糖、麦芽糖、甘露醇，产酸产气，发酵蔗糖因菌株而异，脲酶试验阴性，IMViC 试验结果＋＋－－，此为大肠埃希菌的生化特征。引起肠内感染的菌株，重要生化反应改变是不发酵或迟缓发酵乳糖，在 KIA 或 MAC 等选择性平板可呈产碱型。醋酸盐可作为唯一碳源，能利用葡萄糖铵，分解黏质酸盐产酸。

2.1.4 抗原构造

大肠埃希菌有 O、H 和 K 三种抗原。O 抗原是血清学分型的基础，目前已超过 170 种。H 抗原大于 56 种。表面 K 抗原根据耐热性不同，可分为 L、A、B 三型，一个菌株通常只含一个型别的 K 抗原。血清型表示式为 O∶K∶H，如 O111∶K58∶H2；O157∶H7 等。

2.1.5 抵抗力

在自然界的水中可存活数周至数月，在较低温的粪便中存活更久。胆盐、煌绿等对本菌有选择性抑制作用。对氯霉素、链霉素、庆大霉素等广谱抗生素敏感，但易产生耐药性，主要经耐药质粒（R 质粒）的传递而获得。

2.2　临床意义

致病物质

（1）侵袭力

1）K抗原：能抗吞噬，并有抵抗抗体和补体的作用。

2）菌毛：能帮助细菌黏附于黏膜表面。其中ETEC的菌毛称定植因子，使细菌在肠道定植，产生毒素而引起相应症状。

（2）致病性大肠埃希菌

1）肠产毒型大肠埃希菌（enterotoxigenic *E. coli*，ETEC）：其致病物质为肠毒素（LT和ST）和定植因子。菌毛是ETEC致病的另一重要因素。产肠毒素无菌毛的菌株，不引起腹泻。ETEC菌毛的黏附作用高度专一，将这类黏附素称为定植因子。定植因子有很强的抗原性，能刺激机体产生特异性抗体。常引起旅行者腹泻及婴幼儿腹泻。

2）肠致病型大肠埃希菌（enteropathogenic *E. coli*，EPEC）：不产肠毒素，病菌黏附于小肠黏膜表面微绒毛中并大量增殖，刷状缘被破坏，微绒毛萎缩、上皮细胞排列紊乱、功能障碍而致急性腹泻。常引起婴幼儿腹泻。

3）肠侵袭型大肠埃希菌（enteroinvasive *E. coli*，EIEC）：引起志贺样腹泻，临床表现酷似菌痢，曾称志贺样大肠埃希菌（shigelloid *E. coli*）。不产肠毒素，直接侵袭结肠黏膜上皮细胞并在其中生长繁殖，释放的内毒素破坏细胞，形成炎症和溃疡，导致腹泻和脓血便。EIEC具有编码侵袭性基因的大质粒，与志贺菌编码侵袭性基因的大质粒高度同源。EIEC无动力，生化反应和抗原结构也近似志贺菌，若不注意鉴别容易误诊为志贺菌。

4）肠出血型大肠埃希菌（enterohemorrhage *E. coli*，EHEC）：又称Vero毒素大肠埃希菌（Verotoxigenic *E. coli*，VTEC）。致病因子为菌毛和毒素。病菌由紧密黏附素（intimin）介导与宿主末端回肠、盲肠、结肠上皮细胞结合，并生长繁殖，释放毒素。其主要特征为出血性结肠炎，严重腹痛和血便。该毒素能使Vero细胞产生病变，故称Vero毒素（VT）。又因与志贺菌毒素相似，亦称志贺样毒素。其中O157：H7可引起出血性大肠炎和溶血性尿毒综合征（HUS）。临床特征为严重的腹痛、痉挛，反复出血性腹泻，伴发热、呕吐等。严重者可发展为急性肾衰竭。

5）肠集聚型大肠埃希菌（enteroaggregative *E. coli*，EAEC）：引起婴儿持续性腹泻脱水，不侵袭细胞，可产生毒素和黏附素，可黏附于Hep-2或HeLa细胞。

2.3　微生物检验

2.3.1　标本采集

大肠埃希菌可引起肠外和肠道感染，应根据不同感染部位采集标本。肠道感染可采集粪便；肠道外感染可根据临床感染情况采集中段尿液、血液、脓汁、胆汁、脑脊液、痰、分泌液等。

2.3.2　检验程序设计

肠内感染和肠外感染标本检验程序分别见图 2-2 和图 2-3。

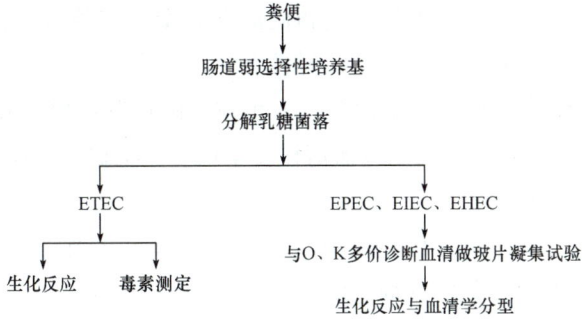

```
                        粪便
                         │
                   肠道弱选择性培养基
                         │
                    分解乳糖菌落
                         │
            ┌────────────┴────────────┐
          ETEC                EPEC、EIEC、EHEC
            │                        │
      ┌─────┴─────┐        与O、K多价诊断血清做玻片凝集试验
   生化反应      毒素测定              │
                            生化反应与血清学分型
```

图 2-2　肠内感染标本检验程序

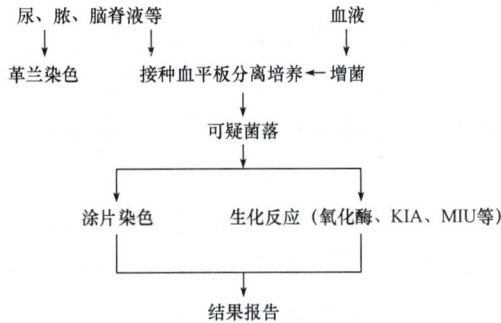

```
   尿、脓、脑脊液等              血液
      │         │               │
   革兰染色   接种血平板分离培养 ← 增菌
                │
             可疑菌落
                │
        ┌───────┴────────┐
     涂片染色    生化反应（氧化酶、KIA、MIU等）
        │                │
        └───────┬────────┘
              结果报告
```

图 2-3　肠外感染标本检验程序

2.3.3　细菌鉴定

（1）涂片镜检　将脓汁及增菌培养物涂片镜检，发现较纯的革兰阴性杆菌，可初步报告形态、染色性，供临床用药参考。

（2）分离培养　肠道感染可取粪便、脓性分泌物，用弱选择培养基分离培养，无菌部位标本可用血琼脂分离培养，取可疑菌落进行形态学观察及生化反应。尿路感染标本尚需作尿中细菌总数测定，$\geqslant 10^5/\mathrm{mL}$ 才有诊断价值。

（3）鉴定试验　主要为生化反应和血清学鉴定。

1）初步鉴定：凡符合表 2-1 所示结果的革兰阴性杆菌，可初步鉴定为大肠埃希菌。

表 2-1　大肠埃希菌初步鉴定

KIA				MIU			甲基红	V—P	枸橼酸盐	氧化酶	硝酸盐还原
斜面	底层	产气	H₂S	动力	吲哚	脲酶					
A	A	+/−	−	+/−	+	−	+	−	−	−	+
K	A	+	−/+	+	+	−	+	−	−	−	+
K	A	+	+	+	−	−	+	−	−	−	+

2）最后鉴定：必要时可作系列生化反应，亦可用肠杆菌科鉴定试剂盒，根据反应结果编码作出最后鉴定。

3）血清学试验：作为肠内感染的大肠埃希菌鉴定手段之一。

①EPEC 的检验：分离培养、生化反应和血清学分型，在肠道培养基取 5～10 个乳糖发酵型菌落，分别与 EPEC 的 O、K 多价特异性血清作凝集试验，如与某组多价血清凝集，再与该组中的单价血清作凝集试验，如凝集，表示被检菌具有某型 K 抗原。鉴定其 O 抗原时，应将菌液置 100 ℃加热 1 h，再与该血清作凝集试验。根据 O、K 抗原鉴定结果，可初步鉴定为 EPEC 的相应血清型。

②ETEC 的检验：分离培养、生化反应、血清学分型毒素测定。共有 8 个血清型，主要依据毒素的测定，现有商品化的试剂盒可用于 LT 和 ST 测定。

③EIEC 的检验：分离培养、生化反应、血清学分型和毒力试验。可用肠道培养基分离，常见乳糖不发酵型菌落，血清学分型为 O152 和 O124，且与志贺菌的抗血清有交叉反应，生化反应、临床表现十分相似。主要鉴别试验为醋酸盐、葡萄糖铵利用试验和黏质酸盐产酸试验，EIEC 均阳性，志贺菌均阴性。毒力测定可做豚鼠眼结膜试验。将被检菌液接种于豚鼠结膜囊内可引起典型角膜结膜炎症状。在角膜细胞内可见大量细菌，即为毒力试验阳性。

④EHEC 的检验：分离培养、生化反应、血清学分型。有 50 多个血清型，最具代表性的是 O157H7，在发病季节有指征的所有血便患者，其粪便检查应包括 O157H7 的培养。可用山梨醇麦康凯琼脂直接筛选不发酵山梨醇的无色菌落，生化反应符合标准大肠埃希菌生化反应，取其次代培养物，可用乳胶凝集试验检测 O157 抗原。

任务 3　志贺菌属的鉴定

志贺菌属（Shigella）是人类细菌性痢疾（菌痢）最为常见的病原菌，俗称痢疾杆菌（dysentery bacterium）。根据生化反应与血清学试验该属细菌分为四群：A 群为痢疾志贺菌、B 群为福氏志贺菌、C 群为鲍氏志贺菌、D 群为宋内志贺菌。

3.1　生物学特性

3.1.1　形态染色

为革兰阴性短小杆菌，有菌毛，无芽胞，无荚膜，无鞭毛。

3.1.2　培养特性

在 SS 培养基形成乳糖不发酵、中等大小、无色半透明 S 型菌落，宋内志贺菌常形成扁平、粗糙型菌落。

3.1.3 生化反应

以 D 群生化反应较为活跃。动力阴性，分解葡萄糖产酸不产气，宋内志贺菌具有 β-半乳糖苷酶，某些菌株迟缓发酵乳糖，其余志贺菌均不发酵乳糖，除 A 群外，均能发酵甘露醇。

3.1.4 抗原构造

志贺菌属只有 O、K 抗原，无 H 抗原。K 抗原存在于某些新分离菌株，在分类上无意义，但能阻止 O 凝集。O 抗原具有群和型特异性，根据 O 抗原构造，可将志贺菌属分为四群，44 个血清型（包括亚型）。

3.1.5 抵抗力

对理化因素较其他肠道杆菌敏感，尤其对酸敏感，粪便中产酸菌可使其在数小时内死亡，为此应及时作志贺菌的检验或运送标本时使用含缓冲液的培养基。在各群志贺菌中，以宋内志贺菌抵抗力最强。在污染物品及瓜果、蔬菜上，志贺菌可存活 10～20 d；在适宜温度下可在食品及水中繁殖，引起食源或水源型暴发流行。60 ℃15 min、阳光曝晒 30 min 均能杀死志贺菌。对各种消毒剂敏感，对磺胺类药物、抗生素敏感，但易产生耐药性。

3.1.6 变异性

(1) S-R 变异　宋内志贺菌最易发生 S-R 变异，同时伴生化特征、抗原构造及致病性的变异，而出现非典型菌株。在菌痢恢复期或慢性菌痢患者易分离到非典型菌株。

(2) 耐药变异　志贺菌属细菌对抗菌药物敏感，但经质粒介导易致耐药性，甚至多重耐药。

3.2 临床意义

3.2.1 致病物质

(1) 侵袭力　志贺菌主要致病特点是通过菌毛黏附于回肠末端和结肠黏膜的上皮细胞，继而穿入上皮细胞内生长繁殖，在黏膜固有层内繁殖形成感染灶，引起炎症反应。一般不侵入血流。已知各群志贺菌的侵袭相关基因都定位于菌体内一个大质粒上，而侵袭基因的完全表达则受质粒和染色体上多个基因的正、负调控。

(2) 内毒素　各群、型志贺菌都有强烈的内毒素。内毒素作用于肠黏膜，使其通透性增高，促进内毒素吸收，形成内毒素血症，引起高热、意识障碍，甚至中毒性休克。内毒素直接破坏肠黏膜，形成炎症、溃疡、出血，呈现典型的脓血黏液便。内毒素还能作用于肠壁植物神经，使之功能紊乱，肠蠕动失调和痉挛，尤其直肠括约肌痉挛明显，而出现腹痛、里急后重等特殊症状。

(3) 外毒素　A 群志贺菌Ⅰ、Ⅱ型能产生一种外毒素，称为志贺毒素（shiga toxin，

ST)。ST 能引起 Vero 细胞病变，故又称 Vero 毒素（Verotoxin，VT）。ST 可有 3 种生物学活性：①肠毒素性：具有类似 ETEC、霍乱肠毒素作用，可解释病症早期出现的水样腹泻；②细胞毒性：对绿猴 Vero 细胞、HeLa 细胞、血管内皮细胞、肾小管内皮细胞、人肝细胞均有毒性；③神经毒性或致死毒性：注射于家兔或小鼠，引起动物麻痹、死亡。志贺菌表达黏附、穿透上皮细胞、细胞间扩散等活性的基因，均存在于一个大质粒上，该大质粒一旦丢失，有毒株就成无毒株。

3.2.2　所致疾病

细菌性痢疾，简称菌痢。传染源是患者和带菌者，经粪-口途径传播。人类对志贺菌易感，志贺菌的侵袭力强，200 个细菌足以引起感染。宋内志贺菌引起轻型感染；痢疾志贺菌引起重型感染；福氏志贺菌感染者较多见，易变为慢性，病程迁延。

志贺菌随饮食进入肠道，潜伏期 1～3 d。常见临床感染类型为急性菌痢、中毒性菌痢、慢性菌痢和带菌者。①急性菌痢，常有发热、腹痛、腹泻、里急后重等典型症状，并有脓血黏液便。若治疗及时彻底，预后良好。②中毒性菌痢，各型志贺菌均可引起。由于大量内毒素入血形成内毒素血症，内毒素致使微血管痉挛、缺血缺氧、DIC、多器官功能衰竭，甚至脑水肿和脑疝，病情凶险，死亡率高，多见于少儿。因发病急骤，尚未形成肠道病变，故多无消化道症状。③慢性菌痢，病情迁延，常反复发作，病程在两个月以上。若急性菌痢治疗不及时、不彻底，可转为慢性；症状不典型者易误诊，贻误治疗时机亦可转为慢性和带菌者。此外，有病史无症状，结肠镜检或粪便培养细菌阳性者，称为隐匿型菌痢。④带菌者分为恢复期带菌者、慢性带菌者和健康带菌者三种类型，后者是重要传染源，特别是从事餐饮业和幼教等职业人员中的志贺菌携带者具有更大的危害性。

3.2.3　免疫性

志贺菌感染只限于局部，故其抗感染免疫以消化道黏膜表面产生 SIgA 为主。由于细菌不入血流，仅停留肠壁，且志贺菌的血清型很多，型株缺少交叉免疫，故病后免疫期短也不巩固，易反复感染。

3.3　微生物检验

3.3.1　标本采集

尽量早期（治疗前）采集粪便或肛拭子，取新鲜脓血黏液便作床边接种，如未能及时接种，可将粪便按 1∶10 比例与 30% 甘油缓冲盐水混合或用卡－布运送培养基送检。健康体检者、带菌者、慢性菌痢或中毒性菌痢患者可用肛拭子。

3.3.2　检验程序设计

志贺菌属检验程序见图 2-4。

粪便或肛拭

肠道选择培养基

KIA、MIU、IMViC ── 可疑菌落

多价血清玻片凝集 ── 初步鉴定

菌落涂片染色 ── 最终鉴定 ─── { 因子血清凝集 / 系统生化反应 }

结果报告

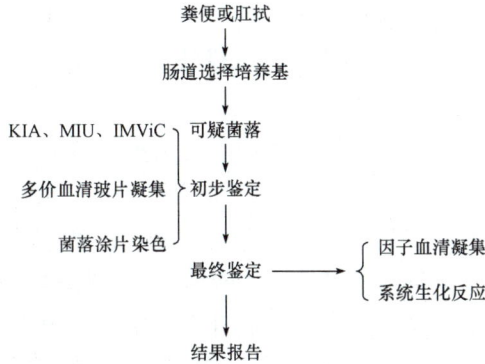

图 2-4　志贺菌属检验程序

3.3.3　细菌鉴定

（1）分离培养　取脓血黏液便或肛拭标本接种 GN 增菌液后再行分离培养。通常同时接种强、弱选择性培养基，如 SS 和 MAC（或中国蓝、EMB）。

（2）鉴定试验

1）初步鉴定（表 2-2）：取可疑菌落接种 KIA、MIU。将在 KIA 上出现 K/A H_2S（－）、MIU 为－－/＋－的菌株，进一步进行属和种的生化反应和血清学试验鉴定。

2）最后鉴定：需做全面生化和血清学试验，偶可出现生化鉴定为志贺菌，但与抗志贺菌血清不凝集的现象，可能是菌表面 K 抗原所致，则应 100 ℃加热 15～30 min 后重复凝集试验，亦可能为 EIEC 菌株，需进行鉴别。

3）鉴别试验：①与 EIEC 的鉴别：前已述；②与类志贺邻单胞菌鉴别：可用氧化酶、动力试验加以鉴别，志贺菌均为阴性，而类志贺邻单胞菌均为阳性；③与培养 24 h 动力不明显 H_2S 阴性的沙门菌的鉴别：继续培养后产 H_2S，并与沙门菌因子血清 O_9 或 Vi 发生凝集者为沙门菌。

4）血清学鉴定：凡生化反应符合志贺菌属，并与 A-D 群多价血清及某一单价诊断血清发生凝集者，继续进行分型鉴定。A 群中除 1 型（痢疾志贺菌）和 2 型（史密斯志贺菌）外，其他各型极为罕见，都是独立的血清型，且均有 K 抗原。C 群型别多，但抗原结构单纯，均为独立血清型。D 群为 1 个血清型，易于确定。国内流行 70％以上且抗原构造最复杂的是 B 群，即福氏志贺菌，除 2a 和 6 型外均无 K 抗原，可按序作血清学分型。

表 2-2　志贺菌属初步鉴定

KIA				MIU			氧化酶	志贺菌属抗血清	
斜面	底层	气体	硫化氢	动力	靛基质	脲酶		多价	单价
－	＋	－	－	－	－/＋	－	－	＋	＋

5）非典型菌株：如生化反应似志贺菌属，而与诊断血清不凝集；或生化反应不典型，而与诊断血清凝集，可作以下处理。

①传代法：将非典型菌株在普通琼脂和肉汤交替传代 5～10 次，通常可恢复典型性状。

若传代后生化反应典型而仍不与诊断血清凝集者，可报告："生化反应似志贺菌属，但血清凝集阴性"。由临床医师结合患者情况及流行病学特点，确定其致病意义。

②毒力试验：可用豚鼠眼结膜试验。

③快速诊断：a. 直接凝集：将粪便标本和志贺菌抗血清混匀，在光镜下观察有无凝集现象。b. 免疫荧光菌球法：将标本接种于有荧光素标记的志贺菌免疫血清液体培养基中，37 ℃4～8 h。若标本中有相应型别的志贺菌存在，则生长繁殖后与荧光抗体凝集成球，在荧光显微镜下易被检出。c. 协同凝集试验：志贺菌 IgG 抗体与葡萄球菌结合成试剂，用以检测患者粪便中有无志贺菌可溶性抗原。d. 胶乳凝集试验：用志贺菌抗血清致敏胶乳，使与粪便中的志贺菌凝集。e. 分子生物学方法：PCR 技术、基因探针检测大质粒等。

任务4　沙门菌属的鉴定

沙门菌属（Salmonella）是一大群寄生于人类和动物肠道内，生化反应和抗原构造相似的革兰阴性杆菌，有的专对人类致病，有的只对动物致病，也有的对人和动物都致病。目前已经发现1 800 种以上，按抗原成分可分为甲、乙、丙、丁、戊等基本菌型。其中与人类疾病有关的主要有甲组的甲型副伤寒沙门菌，乙组的乙型副伤寒沙门菌和鼠伤寒沙门菌，丙组的丙型副伤寒沙门菌和猪霍乱沙门菌，丁组的伤寒沙门菌和肠炎沙门菌。

4.1　生物学特性

4.1.1　形态染色

为革兰阴性细长、直杆菌，有菌毛，无芽胞。除鸡雏沙门菌外，均有周鞭毛。

4.1.2　培养特性

在营养琼脂平板上可形成半透明、光滑、边缘整齐的 S 型菌落，可发生 S－R 变异；在 SS 琼脂平板可形成产碱型菌落，与志贺菌的菌落相似；产硫化氢菌株，在 SS 平板形成中心黑褐色的菌落。

4.1.3　生化反应

发酵葡萄糖、麦芽糖和甘露醇，不发酵乳糖和蔗糖，除伤寒沙门菌不产气外，其余沙门菌均产酸产气。IMViC 试验－＋－＋，伤寒沙门菌枸橼酸盐试验阴性。伤寒杆菌鸟氨酸阴性，其他沙门菌赖氨酸和鸟氨酸脱羧酶阳性，产硫化氢，不分解尿素。

4.1.4　抗原构造

沙门菌属抗原有 O、H 两种，少数菌种尚有 Vi 抗原，每个沙门菌血清型含 1 种或多种 O 抗原（表 2-3）。沙门菌属血清型已有 2 399 个，绝大部分分布在肠道沙门菌各亚种，邦戈沙门菌仅有 19 个血清型。凡含有相同抗原组分的归为一个组，则可将沙门菌属分为 A~Z、O51~O63、O65~O67 共 42 个组，引起人类疾病的为 A~F 组。沙门菌 H 抗原有两组，第 1 组为特异相，以 a、b、c…表示，是组内沙门菌分型的依据，第 2 组为非特异相，以 1、2、3…表示，为多种沙门菌共有。同时具备 H 抗原两相的细菌称双相菌，仅有一相者为单相菌。沙门菌的表面抗原为 Vi 抗原，凡具有 Vi 抗原的均为强毒株，是覆盖在 LPS 外的荚膜多糖抗原。新分离的伤寒沙门菌和丙型副伤寒沙门菌有 Vi 抗原，能阻止 O 抗原与其相应抗体的凝集反应；其性质不稳定，60 ℃加热、石炭酸处理或人工传代培养后易消失；其抗原性强，刺激机体产生低滴度抗体，可作为筛选带菌者指标。具有 Vi 抗原菌株，存在 V-W 变异。

表 2-3　常见沙门菌抗原成分

群	菌型	O 抗原	Vi 抗原	H 抗原	
				第一相	第二相
A	甲型副伤寒沙门菌	1、2、12	—	a	—
B	乙型副伤寒沙门菌	1、4、5、12	—	b	1、2
	鼠伤寒沙门菌	1、4、5、12	—	i	1、2
C	丙型副伤寒沙门菌	6、7	+	c	1、5
	猪霍乱沙门菌	6、7	—	c	1、5
D	伤寒沙门菌	9、12	+	d	—
	肠炎沙门菌	1、9、12	—	g、m	—

4.1.5　抵抗力

沙门菌对热抵抗力不强，但在水中可存活 2~3 周，粪便中可存活 1~2 个月，在冻土中可越冬；对常用消毒剂较敏感。胆盐、煌绿及其他染料对沙门菌的抑制作用较其他肠道杆菌小，据此制备的肠道菌选择性培养基，有利于分离粪便中的沙门菌。

4.2　临床意义

4.2.1　致病物质

（1）侵袭力　穿透肠上皮屏障是所有沙门菌共有的重要毒力基础。对数期沙门菌的菌毛具有较强的黏附作用。Vi 抗原可阻断相应 O 抗体和补体的作用，抵抗吞噬细胞吞噬杀伤，这对沙门菌的入侵也起一定作用。

（2）内毒素　由沙门菌裂解后释放，发挥内毒素的生物学活性。肠热症主要由内毒素所致。

（3）肠毒素　本质上与 ETEC 的 LT 及志贺菌 ST 类似，且有交叉抗原。

4.2.2　所致疾病

只对人致病的仅有引起肠热症的沙门菌，多数为人和动物共患疾病的病原菌。动物宿主多，如哺乳动物、禽类、冷血动物、软体动物，甚至节肢动物均可带菌成为传染源。人类因食用患病或带菌动物的肉、乳、蛋或被病鼠排泄物污染的食物而感染。沙门菌感染通常分四种类型：肠热症、胃肠炎、败血症和无症状带菌者。

（1）肠热症　包括伤寒沙门菌引起的伤寒及甲型副伤寒沙门菌、乙型副伤寒沙门菌、丙型副伤寒沙门菌引起的副伤寒。两类疾病致病机制、临床症状基本相似，只是副伤寒病情较轻、病程较短。沙门菌为胞内寄生菌，被巨噬细胞吞噬后，能在吞噬体内酸性环境中生存和繁殖，同时产生过氧化氢酶和超氧化物歧化酶等保护菌体免受胞内杀菌机制的杀伤。部分菌在肠淋巴组织中繁殖后进入血流引起第一次菌血症，患者出现发热等前驱症状。菌随血流进入肝、胆囊等脏器中繁殖后，再次入血形成第二次菌血症。此时，患者症状明显，持续高热，出现相对缓脉、肝脾肿大、皮肤玫瑰疹等全身中毒症状。胆囊排菌，菌随粪便排出体外，另一部分菌再次侵入肠壁淋巴组织，使已致敏的淋巴组织发生 IV 型超敏反应，导致肠壁坏死溃疡、出血甚至穿孔，以上病变在疾病的第 2～3 周出现。若无并发症，自 2～3 周病情好转，肾脏中的病菌可随尿排出。

（2）胃肠炎（食物中毒）　是最常见的沙门菌感染，约占 70%。以鼠伤寒沙门菌、猪霍乱沙门菌、肠炎沙门菌为多见。由于摄入大量（>10^8）沙门菌污染的食物所致，潜伏期 6～24 h，起病急，主要引起发热、恶心呕吐、水样泻、偶有黏液或脓性腹泻。吐泻剧烈者伴脱水，导致休克、肾衰而死亡。严重后果者主要见于婴儿、老人及体衰者。这类食物中毒多于 2～3 d 自愈。

（3）败血症　多见于儿童和免疫力低下者。以猪霍乱沙门菌、丙型副伤寒沙门菌、鼠伤寒沙门菌、肠炎沙门菌为多见。有高热、寒颤、贫血等严重症状。病菌随血流可导致脑膜炎、骨髓炎、胆囊炎、心内膜炎、肾盂肾炎及内脏脓肿等。

（4）无症状带菌者　有 1%～5% 肠热症患者在症状消失后数月甚至 1 年后仍能检出相应沙门菌。病菌主要贮留于胆囊，间歇性排菌，成为重要传染源。其他沙门菌带菌者不足 1%。

4.2.3　免疫性

患肠热症后可获得牢固免疫力，很少再感染。肠热症沙门菌为细胞内寄生菌，特异性细胞免疫是主要防御机制，特异性体液免疫可对细胞外阶段和血流中的沙门菌有杀灭作用。食物中毒的恢复与肠道局部产生 SIgA 有关。

4.3　微生物检验

4.3.1　标本采集

根据不同疾病、不同病程取不同的标本。肠热症第 1、2 周取外周血，第 2、3 周取粪便、尿液，全程可取骨髓分离培养细菌。第 1 周末起取血分离血清，测定抗体。胃肠炎型可取粪便、呕吐物、可疑食物；败血症取血液，分离培养细菌。

4.3.2　检验程序设计

沙门菌属检验程序见图 2-5。

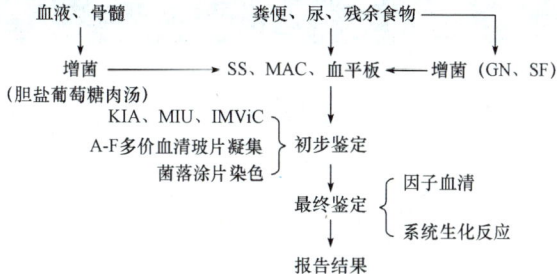

```
      血液、骨髓            粪便、尿、残余食物
          ↓                      ↓              ↘
        增菌  ──────→  SS、MAC、血平板  ←──  增菌（GN、SF）
    （胆盐葡萄糖肉汤）              ↓
   KIA、MIU、IMViC                ↓
  A-F多价血清玻片凝集        初步鉴定
    菌落涂片染色                  ↓          ┌ 因子血清
                            最终鉴定  ─────┤
                                  ↓          └ 系统生化反应
                              报告结果
```

图 2-5　沙门菌属检验程序

4.3.3　细菌鉴定

（1）分离培养　常用培养基，肠道细菌选择性培养基（MAC、EMB、SS 等）、强选择培养基（孔雀绿和亚硫酸铋琼脂等）。分离培养伤寒沙门菌，用亚硫酸铋琼脂效果较好，而其他肠道沙门菌则用孔雀绿琼脂效果较好。对菌量较少的标本，可在初次分离时用亚硒酸盐革兰阴性或四硫磺酸盐肉汤增菌液，以促进沙门菌生长。

1）粪便或肛拭：直接同时接种于 SS 和 MAC，以提高标本检出率。

2）血液和骨髓：取患者静脉血 5 mL 或骨髓液 0.5 mL，注入 50 mL 增菌液，孵育48 h后移种至血琼脂或 SS、MAC，孵育 18～24 h 后取可疑菌落涂片染色报告结果，同时作系统鉴定。对增菌培养 7 d 仍无细菌生长，方可报告阴性。

3）尿液和体液：无菌采取中段尿、胆汁、脑脊液、胸腹水等，经 3 000 r/min 离心 30 min，取沉淀接种于增菌液、血琼脂、SS 琼脂平板等培养基。

4）可疑食物：研磨后加入 10 倍量的无菌生理盐水混匀，接种于增菌液和 SS 琼脂平板。

（2）鉴定试验

1）初步鉴定（表 2-4）：取可疑菌落涂片染色，若为革兰阴性杆菌、触酶阳性、氧化酶阴性，则接种硝酸盐、KIA、IMViC、MIU 培养基，且生化反应符合者，初步鉴定为沙门菌属菌株。

2）最终鉴定：主要借助于沙门菌 O 抗原多价血清与 O、H、Vi 抗原的因子血清，按沙门菌抗原结构表判定沙门菌血清型。临床常见沙门菌 95％以上属 A～F 群，用得最多的为 10 种血清组合，包括 A～F 多价 O 血清、Vi 血清、4 种 O 血清（O2、O4、O7、O9）和 4 种 H（1 相）血清（a、b、c、d）组成，用于鉴定甲、乙、丙型副伤寒沙门菌和伤寒沙门菌。通常先以 A～F 凝集，然后以单价因子血清定群和型。如试验时，待检菌与多价血清不凝集时，应考虑是否有 Vi 抗原阻碍凝集的可能。

表 2-4　主要沙门菌初步鉴定

菌型	KIA				MIU			氧化酶	触酶	硝酸盐还原	诊断血清			
	斜面	底层	产气	硫化氢	动力	靛基质	脲酶				A-F-O 多价	O 单价	H 单价	Vi
甲型副伤寒沙门菌	K	A	+	−/+	+	−	−	−	−	+	+	O_2+	a+	−
乙型副伤寒沙门菌	K	A	+	++	+	−	−	−	−	+	+	O_4+	b+	−
鼠伤寒沙门菌	K	A	+	++	+	−	−	−	−	+	+	O_4+	i+	−
丙型副伤寒沙门菌	K	A	+	++	+	−	−	−	−	+	+	O_7+	c+	+
猪霍乱沙门菌	K	A	+	−/+	+	−	−	−	−	+	+	O_7+	c+	−
伤寒沙门菌	K	A	−	+/−	+	−	−	−	−	+	+	O_9+	d+	+
肠炎沙门菌	K	A	+	+	+	−	−	−	−	+	+	O_9+	g+	−

3）血清学诊断：主要用于肠热症的辅助诊断。肠热症病程长，因广泛使用抗生素，普遍症状不典型，临床标本阳性分离率较低，故血清学试验仍有意义。常用方法有对流免疫电泳、肥达（Widal）试验、SPA协同凝集、胶乳凝集、间接血凝法、ELISA法等，以肥达试验应用较多。

①原理：用已知伤寒沙门菌O抗原和H抗原，以及甲型、乙型和丙型副伤寒沙门菌H抗原与受检血清作试管或微孔板定量凝集试验，以出现"2＋"凝集的最高血清稀释度为效价，测定受检血清中有无相应抗体及其效价的试验，用以辅助诊断肠热症。

②结果解释：必须结合临床表现、病程、病史、抗生素的应用以及地区流行病学情况。

a. 正常值：预防接种或隐性感染，血清中可含有一定量的有关抗体，且其效价随地区而有差异。通常是伤寒沙门菌O凝集效价≥1∶80，H凝集效价≥1∶160，或副伤寒的沙门菌H凝集效价≥1∶80有诊断意义。

b. 动态观察：单次效价增加不能定论，应在病程中逐周复查。若效价逐次递增或恢复期效价比初次≥4倍者有诊断意义。

c. O与H抗体的诊断意义：O抗体出现较早，为IgM，持续约半年，消退后不易受非特异病原刺激而重现。H抗体出现较晚为IgG，持续时间长达数年，消失后易受非特异病原刺激而能短暂重现。因此，若O、H凝集效价均超过正常值，则肠热症的可能性大；若两者均低，肠热症可能性小；若O不高H高，可能是预防接种或非特异性回忆反应；若O高H不高，则可能感染早期或与伤寒沙门菌O抗原有交叉反应的其他沙门菌感染。

d. 其他：少数病例在整个病程中，肥达反应结果未见异常。其原因可能是早期使用抗生素治疗，或患者免疫功能低下所致。

4）伤寒带菌者的检出：分离病原菌是最可靠的方法。取可疑者粪、肛拭、胆汁、尿液标本，但阳性率不高。血清学试验检测可疑者Vi抗体效价，若效价≥1∶10，再反复取粪分离培养，以确定是否为伤寒带菌者。

伤寒不同病程血、粪、尿中的病原菌和特异性O凝集素的检出阳性率见图2-6。

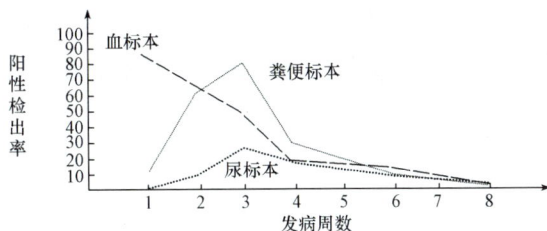

图 2-6　肠热症不同标本细菌培养情况

任务5　变形杆菌属、普罗威登斯菌属及摩根菌属的鉴定

变形杆菌属（*Proteus*）包括四个种，即普通变形杆菌、奇异变形杆菌、产黏变形杆菌和潘氏变形杆菌。普罗威登斯菌属（*Providencia*）有 4 个种，即产碱普罗威登斯菌、斯氏普罗威登斯菌、雷氏普罗威登斯菌和拉氏普罗威登斯菌。摩根菌属（*Morganella*）只有一个种，即摩氏摩根菌。这三个属的细菌为肠道寄居的正常菌群，在一定条件下能引起各种感染，也是医源性感染的重要条件致病菌。三属菌都是氧化酶阴性、苯丙氨酸脱氨酶阳性的革兰阴性杆菌。

以下重点介绍变形杆菌属。

5.1　生物学特性

5.1.1　形态染色

为革兰阴性杆菌，可呈多形态性，有周鞭毛，无芽胞，有菌毛。

5.1.2　培养特性

生长温度 10～43 ℃。在营养琼脂和血平板上普通变形杆菌和奇异变形杆菌的大多数菌株呈迁徙生长现象，即在湿润的固体培养基上呈扩散生长，于琼脂表面形成一层波纹状薄膜。这种现象易受 0.1％石炭酸、5％～6％琼脂、同型抗血清或胆盐所抑制。产黏变形杆菌具有产黏液状薄膜层及溶血的能力。在 SS 琼脂上为产碱型菌落，产 H_2S 菌株菌落中心呈黑色。

5.1.3　生化反应

变形杆菌属共同生化反应为脲酶、苯丙氨酸脱氨酶阳性、不发酵乳糖。

5.1.4　抗原构造

三个菌属主要抗原有 O、H、K 三类抗原，其中 O 抗原较为复杂，常作为血清分型的主要依据，变形杆菌属的 O 抗原在微生物学检验中有重要意义。变形杆菌 X 菌株 O 抗原

（OX_{19}、OX_2、OX_K）与立克次体有共同抗原成分，可发生交叉反应，临床上以变形杆菌 X 菌株 O 抗原与立克次体病患者血清做定量凝集试验，辅助诊断立克次体病，即外斐试验（Weil-Felix test）。

5.2　临床意义

普通变形杆菌和奇异变形杆菌引起尿路感染仅次于大肠埃希菌，可致菌血症；还可引起创伤、烧伤、呼吸道等多种感染，是医院感染主要病原菌。普通变形杆菌尚可引起食物中毒，奇异变形杆菌可致婴幼儿肠炎。

5.3　微生物检验

5.3.1　标本采集

不同疾病采集不同标本，如中段尿、脓液及分泌物、婴幼儿粪便、可疑食物。

5.3.2　细菌鉴定

（1）涂片镜检　取中段尿、脑脊液、胸腹水等离心沉淀物、脓液及分泌物涂片后，作革兰染色，可见革兰阴性杆菌。

（2）分离培养　将各类标本接种于血琼脂、MAC 或 EMB 琼脂平板，或 SS 和 MAC 或 EMB 琼脂平板。37 ℃18～24 h 挑取乳糖不发酵型菌落。变形杆菌属在血琼脂上呈迁徙生长，在 SS 琼脂菌落中心常呈黑色。

（3）鉴定试验

1）初步鉴定（表 2-5）：据菌落特征、革兰阴性杆菌和定科试验结果，将可疑菌落接种于 KIA、MIU 及苯丙氨酸琼脂作初步鉴定。

表 2-5　变形杆菌属的初步鉴定

菌型	KIA				MIU			苯丙氨酸脱氨酶
	斜面	底层	产气	H_2S	动力	靛基质	脲酶	
普通变形杆菌	K	A	+	+	+	+	+	+
奇异变形杆菌	K	A	+	+	+	−	+	+
产黏变形杆菌	K	A	+	+（3天）	+	−	+	+

2）最后鉴定：属和种间的鉴别见表 2-6。

表 2-6　变形杆菌属种间鉴定

试验	普通变形杆菌	奇异变形杆菌	产黏变形杆菌
靛基质	+	−	−
鸟氨酸脱羧酶	−	+	−

续表

试验	普通变形杆菌	奇异变形杆菌	产黏变形杆菌
产酸			
麦芽糖	+	−	+
α-甲基葡萄糖苷	d	−	+
木糖	d	+	+
分解酪氨酸	+	+	
胰化酪蛋白大豆肉汤上产黏液（25℃）	−	−	+

注：＋表示 90％以上菌株阳性；－表示 90％以上菌株阴性；d 表示 26％～74％菌株阳性

3）食物中毒的检验：除自粪便、呕吐物及可疑食物分离变形杆菌外，还需做以下试验：

①可疑食物中细菌计数。

②菌株同一性试验：被检菌可用血清、噬菌体或细菌素分型，观察不同样品中分离到的细菌是否同型，同型者为同一来源。

③动物试验：将可疑食物和分离出的变形杆菌培养物，喂饲小鼠或豚鼠，观察动物是否出现竖毛、寒颤、腹泻等症状。

④特异性抗体测定：取患者病后 1 周、2 周血清，与分离菌制成的 O、H 抗原作定量凝集试验，两次凝集效价≥4 倍者有诊断意义。

任务 6　耶尔森菌属的鉴定

耶尔森菌属（Yersinia）包括 11 个种，均可从临床标本中分离到，导致人与动物感染比较重要的菌种有鼠疫耶尔森菌和小肠结肠炎耶尔森菌。

6.1　鼠疫耶尔森菌

鼠疫耶尔森菌是烈性传染病鼠疫的病原菌，俗称鼠疫杆菌。鼠疫为自然疫源性疾病，人类通过直接接触染疫动物或被带菌节肢动物叮咬而感染。

6.1.1　生物学特性

（1）形态染色　革兰阴性球杆菌，有荚膜，无芽胞，无鞭毛，在陈旧培养基或 3％ NaCl 培养基上呈明显多形态性，如球形、哑铃形等。

（2）培养特性　兼性厌氧，最适温度为 27～30 ℃，在营养琼脂上可生长，但发育缓慢，在血琼脂上生长良好，菌落粗糙；在液体培养基开始混浊生长，24 h 后为沉淀生长，

48 h 后形成菌膜，稍加震动菌膜呈钟乳石状下垂。

（3）生化反应　分解葡萄糖和甘露醇产酸不产气，对多数糖不分解。大部分菌株还原硝酸盐。在半固体培养基穿刺接种后，表面可形成菌膜，穿刺线周围有纵树根状发育。

（4）抗原构造　本菌抗原构造复杂，至少有 18 种抗原，其中比较重要且已提纯的抗原有 FI、V/W、T 三种。

1）FI 抗原：是本菌的荚膜或包膜抗原，为蛋白质多糖复合物，100 ℃ 15 min 可失去抗原性；其抗原性强，特异性高，刺激机体产生的抗体有免疫保护作用，因其易致机体超敏反应，故不用于人工主动免疫，只作为鼠疫血清学试验的诊断抗原。

2）V/W 抗原：本菌的表面抗原为蛋白质和脂蛋白，具有抗吞噬作用，与本菌毒力有关。

3）T 抗原：为蛋白质抗原，即外毒素，对鼠类有剧烈毒性，对其他动物毒性低，故称鼠毒素。可用 0.2％甲醛脱毒成类毒素，免疫马可制成抗毒素。

（5）抵抗力　本菌对理化因素抵抗力弱，但在痰中可存活 36 d，在粪便和土壤中可存活 6～12 个月。

6.1.2　临床意义

（1）致病物质　FI 抗原、V/W 抗原为本菌的侵袭力。毒素包括鼠毒素和内毒素。鼠毒素作用于心血管系统及淋巴管内皮细胞，并引起微循环障碍。

（2）所致疾病及临床类型　通常鼠间鼠疫先行，鼠蚤从病死鼠转向进入疫区的人群，进一步通过跳蚤或呼吸道等多种途径引起人间鼠疫。常见临床类型为腺鼠疫、肺鼠疫，最终均转变为败血型鼠疫或脑膜炎型鼠疫而致人死亡。发病后，痰与血液中有大量病菌存在。

（3）免疫性　病后能获得牢固免疫力，再次感染罕见。主要产生针对 FI 抗原、V/W 抗原的抗体。

6.1.3　微生物检验

（1）标本采集

1）临床标本：血液、痰、淋巴结穿刺液。

2）非临床标本：①尸体标本取淋巴结、肝、脾、肺组织、心血，腐败者取骨髓；②鼠标本，应严格消毒鼠体表，无菌取尸体标本。

（2）细菌鉴定　本菌可引起甲类传染病，应严格遵守操作规程，采取严格防护措施，进行动物感染实验时须有安全隔离的动物实验室。

1）涂片镜检：通常将标本涂片，分别作革兰染色和美蓝染色，可见革兰阴性球杆菌，形似芝麻。两端有浓染颗粒，在慢性病灶或陈旧培养物内可呈多种形态，在动物体内可形成荚膜。

2）分离培养：无污染标本接种血琼脂，污染标本可用选择性培养基，如龙胆紫溶血亚硫酸钠琼脂等，接种两个平板分别置 28 ℃和 37 ℃孵育 24～48 h，取可疑菌落鉴定。

3）鉴定试验：据初次分离时菌落特征、菌体形态、肉汤中生长特征，KIA 为 K/A

H₂S（阴性），MIU 均阴性即可初步鉴定。最后鉴定依据噬菌体裂解试验、动物试验及免疫学方法判定。一旦疑为本菌应立即向省、市疾病预防控制中心报告疫情，并将菌种送检验中心或专业实验室进一步鉴定。

6.2 小肠结肠炎耶尔森菌

本菌可自然居住啮齿类和猪等家畜体内，通过污染肉类、水，经口感染或因接触染疫动物而感染。

6.2.1 生物学特性

（1）形态染色 革兰阴性球杆菌，无芽胞，无荚膜，25 ℃培养为周鞭毛，呈翻滚旋转运动，37 ℃培养则无动力。

（2）培养特性 兼性厌氧，4～40 ℃均生长，最适温度为 20～28 ℃。营养要求不高，某些菌株在 BAP 中可有溶血环，在 MAC 和 NYE（新耶尔森菌选择性培养基）呈乳糖不发酵型菌落。在液体培养基中呈混浊生长，液体表面可形成白色菌膜或有沉淀生成。

（3）生化反应 分解葡萄糖和蔗糖产酸，脲酶阳性，VP 试验 25 ℃阳性，37 ℃阴性，鸟氨酸脱羧酶阳性。

（4）抗原构造 较复杂，O 抗原 50 余种，H 抗原 20 种，K 抗原 1 个血清型。某些 O 抗原与人体组织和布鲁菌有共同抗原。我国本菌致病菌株的 O 抗原以 O9、O8、O5 和 O3 为多见。

6.2.2 临床意义

（1）致病物质 本菌主要通过侵袭性或产生肠毒素引起肠道感染。

（2）所致疾病 本菌为人畜共患病原菌，动物感染本菌多无症状，人类经口感染引起肠道疾病，临床表现以小肠、结肠炎为多见，亦可引起败血症。患者可出现发热、黏液或水样便，与菌痢相似；腹痛多在回盲部，需与阑尾炎鉴别，还可由共同抗原引起结节性红斑、关节炎等自身免疫性疾病。

6.2.3 微生物检验

（1）标本采集 粪便及可疑食物，也可取血液、尿液。

（2）细菌鉴定

1）分离培养：粪便标本可直接接种于 MAC、NYE 或 SS 琼脂，亦可将标本接种于 5 mL pH 为 7.4 的 15 mmol/L 磷酸缓冲液中，置 4 ℃冷增菌，于 7、14、21 d 取冷增菌培养物接种上述培养基，25 ℃24～48 h 取乳糖不发酵型菌落。

2）鉴定试验：据菌落特征，菌体形态染色、嗜冷性、肠道杆菌生化试验、温度生长试验、动力和 VP 试验、KIA 结果为 K/A H₂S（－），鸟氨酸脱羧酶和脲酶阳性，即可初步鉴定。血清学鉴定可用本菌 O 因子血清与待检菌做玻片凝集试验。

任务7 肠杆菌科其他菌属的鉴定

除上述主要对人致病的菌属外，尚有枸橼酸杆菌属、克雷伯菌属、肠杆菌属、沙雷菌属等，为常见条件致病菌，在临床感染标本中，具有较高分离率。

7.1 枸橼酸杆菌属

枸橼酸杆菌属（*Citrobacter*）包括9个种，以弗劳地枸橼酸杆菌、异型枸橼酸杆菌、无丙二酸盐枸橼酸杆菌三个种在临床上多见。这些细菌广泛分布于自然界，属人体正常菌群成员，粪便污染的物品均可检出，目前已将本菌属列为大肠菌群成员之一。

7.1.1 生物学特性

（1）形态染色 革兰阴性杆菌，无芽胞，无荚膜，有周鞭毛。

（2）培养特性 兼性厌氧，在营养琼脂和血琼脂生长良好，不溶血，在MAC、EMB、SS琼脂平板呈乳糖发酵型菌落。

（3）生化反应 是属于种的鉴别依据，见《全国临床检验操作规程》。

7.1.2 临床意义

本菌属为条件致病菌，是常见的医院感染菌。

7.1.3 微生物检验

（1）标本采集 据病情可取尿液、痰、血液或脓汁等。

（2）细菌鉴定 各类标本在血琼脂分离培养后根据菌落特征，结合涂片染色及肠道杆菌生化试验结果，再作属、种的鉴定。

7.2 克雷伯菌属

克雷伯菌属（*Klebsiella*）包括肺炎克雷伯菌、产酸（催娩）克雷伯菌、解鸟氨酸克雷伯菌、植生克雷伯菌、臭鼻克雷伯菌和鼻硬结克雷伯菌六个种，其中肺炎克雷伯菌是临床标本最常见的一个种。

7.2.1 生物学特性

（1）形态染色 为革兰阴性球杆菌，无鞭毛，有明显的荚膜，无芽胞。

（2）培养特性 兼性厌氧。在血平板上形成较大、不透明、不溶血、灰白色、黏液型菌落，用接种环挑起呈长丝状，在肠道选择性培养基形成乳糖发酵型菌落。在液体培养基呈混浊生长，可见菌膜和黏性沉淀物。

（3）生化反应　本菌重要的生化反应为脲酶、ONPG、丙二酸盐、黏质酸盐阳性，IMViC试验——＋＋。

（4）抗原构造　克雷伯菌属有O、K两种抗原，O抗原作为分型依据，采用荚膜肿胀试验，将本属菌分为82个血清型。

7.2.2　临床意义

肺炎克雷伯菌是人和动物肠道及呼吸道的常居菌，临床常见的条件致病菌，常呈多重耐药。可引起典型的原发性肺炎，也可引起肺外感染，如肠炎、婴儿脑膜炎、败血症、泌尿系统感染等医院内感染。

7.2.3　微生物检验

（1）标本采集　据不同疾病采取不同标本。

（2）细菌鉴定

1）涂片镜检：痰、脓汁、尿液、脑脊液及胸腹水，用离心沉淀物作涂片、革兰染色，可见革兰阴性球杆菌，有明显的荚膜。

2）分离培养：将粪便标本接种于肠道选择性培养基，血液标本经增菌后与其他标本一样接种血平板。37 ℃培养18～24 h后，取乳糖发酵型黏液菌落或血平板上灰白色大而黏稠的菌落作涂片染色镜检，然后移种KIA、MIU、IMViC试验培养基。

3）鉴定试验：作属、种的生化反应鉴定。荚膜肿胀试验是本属菌与其他类似菌的主要鉴别依据。方法是将该菌接种于促进荚膜生长的华-佛培养基，37 ℃培养18～24 h后，取1滴培养物放载玻片上，加墨汁或美蓝液1滴，再加特异性抗血清1接种环，混合后加盖玻片镜检。同时以不加抗血清者作空白对照。加对应型抗血清，菌体周围空白圈大于空白对照者为阳性。

7.3　肠杆菌属

肠杆菌属（*Enterobacter*）包括产气肠杆菌、阴沟肠杆菌等13个种。主要分布于自然界，偶尔见于人和动物肠道，为条件致病菌。

7.3.1　生物学特性

（1）形态染色　为革兰阴性粗短杆菌，有周鞭毛，部分菌株有荚膜，无芽胞。

（2）培养特性　兼性厌氧，最适温度30 ℃。在营养琼脂上形成大而湿润的黏液型菌落，在血琼脂上不溶血，在肠道选择性培养基为乳糖发酵型菌落。在液体培养基中生长特征同克雷伯菌属。

（3）生化反应　IMViC试验结果为——＋＋，鸟氨酸脱羧酶、精氨酸双水解酶试验阳性，赖氨酸脱羧酶试验阴性。

7.3.2 临床意义

本菌属广泛分布于自然界，也是食品污染常见菌，人类条件致病菌。可引起尿路感染、呼吸道、伤口感染，阪崎肠杆菌引起的新生儿脑膜炎，死亡率高达75%。

7.3.3 微生物检验

标本采取和检验程序、方法，参考肠杆菌科其他菌属，其鉴定主要依靠生化反应，但应注意与类似菌的鉴别。

7.4 沙雷菌属

沙雷菌属（*Serratia*）包括黏质沙雷菌等10个种。临床标本中以黏质沙雷菌最为常见。

7.4.1 生物学特性

（1）形态染色　黏质沙雷菌是最小的细菌，常用于检查滤菌器的除菌效果。为革兰阴性小杆菌，无芽胞，有鞭毛，臭味沙雷菌有微荚膜。

（2）培养特性　兼性厌氧，最适温度25～30℃，4 g/L NaCl生长，深红沙雷菌、普城沙雷菌可耐（50～100）g/L NaCl。在营养琼脂可产生白色、红色、粉红色大菌落。所产色素包括非水溶性灵红素和水溶性吡咯羧酸。

（3）生化反应　发酵葡萄糖、蔗糖、甘露醇、水杨苷、肌醇，不发酵乳糖，IMViC ——++，ONPG、DNA酶、酯酶、明胶酶、鸟氨酸、赖氨酸脱羧酶均阳性。

7.4.2 临床意义

本菌属具有侵袭性和多重耐药性，已成为重要病原菌。黏质沙雷菌主要引起肠道外感染，与医院感染的暴发流行有关，可致肺炎、败血症、泌尿道感染、输血和外科感染。臭味沙雷菌与医院感染败血症有关。

7.4.3 微生物检验

（1）标本采集　同克雷伯菌属。

（2）细菌鉴定（表2-7）　属种鉴别，主要依据生化反应，与其他肠道杆菌的根本区别在于沙雷菌属细菌具有DNA酶、酯酶。

表2-7　肠杆菌科与其他科菌的区别

试验	肠杆菌科	弧菌科	非发酵菌
葡萄糖	F	F	O/-
氧化酶	-	+	+
形态	杆状	弧形	杆状
鞭毛	周毛或无	单毛	单、丛、周毛或无

项目3 弧菌科、弯曲菌属、螺杆菌属的检验

学习目标

1. 掌握霍乱弧菌、副溶血弧菌的生物学特性及微生物检验。
2. 熟悉霍乱弧菌、副溶血弧菌的临床意义。
3. 掌握幽门螺杆菌和弯曲菌属生物学特性。
4. 掌握非发酵菌的概念、特点；铜绿假单胞菌的生物学特性及微生物检验。
5. 熟悉铜绿假单胞菌、幽门螺杆菌、不动杆菌属、产碱杆菌属的临床意义。

弧菌科（Vibrionaceae）细菌是一类氧化酶阳性、菌体短小、弯曲呈弧形或直杆状、具有单端鞭毛、运动活泼的革兰阴性细菌。弧菌科细菌广泛分布于自然界，以水中最多见，包括弧菌属（*Vibrio*）、气单胞菌属（*Aeromonas*）、邻单胞菌属（*Plesiomonas*）和发光杆菌属（*Photobacterium*）四个菌属，其中发光杆菌属主要存在于海水中，对人类不致病，本节主要叙述弧菌属、气单胞菌属和邻单胞菌属，其主要特性见表 3-1。

表 3-1　弧菌科三个菌属的特性

特性	弧菌属	气单胞菌属	邻单胞菌属
氧化酶	+	+	+
葡萄糖发酵	+	+	+
甘露醇产酸	+/−	+	−
明胶液化	+	+	
鸟氨酸	+/−		+
精氨酸	+/−		+
O/129 敏感	S	R	S
TCBS 生长	+	−	−
嗜盐性	+/−		−

注：S 表示敏感；R 表示耐药；+/−表示 90％阳性

任务 1　弧菌属的鉴定

弧菌属细菌广泛分布于自然界，以淡水及海水中最多。根据细菌抗原性、生化反应、DNA 同源性、致病性及耐盐性等不同将弧菌分为四类：O1 群霍乱弧菌；不典型 O1 群霍乱弧菌；非 O1 群霍乱弧菌；其他弧菌。本属细菌共有 36 种，多数为非致病菌，其中 12 种已被证明能引起人类感染或可从临床标本中分离得到，其中以霍乱弧菌和副溶血性弧菌最为重要，分别引起霍乱和食物中毒。

1.1　霍乱弧菌的鉴定

霍乱弧菌（V. cholera）分为古典生物型和埃尔托（Eltor）生物型两个生物型，是引起霍乱的病原体。霍乱为一种烈性肠道传染病，发病急，传染性强，死亡率高。自 1817 年以来，已发生过 7 次世界性霍乱大流行，前 6 次均由古典生物型引起，第 7 次大流行由 Eltor 生物型引起。1992 年，在印度、孟加拉等国发现一个新的流行株 O139 群。

1.1.1　生物学特性

（1）形态染色　从患者标本中新分离的霍乱弧菌形态典型，呈弧形或逗点状，无芽胞，有菌毛，有单端鞭毛，运动活泼。取患者米泔水样粪便作悬滴观察，可见该菌呈穿梭样或流星状运动。液体培养物涂片染色镜检，可见排列如"鱼群状"革兰阴性弧菌。

（2）培养特性　本菌营养要求不高，兼性厌氧，在普通培养基上生长良好。耐碱不耐酸，在 pH 为 6.8～10.2 范围均可生长，尤其在 pH 为 8.4～9.2 碱性蛋白胨水或碱性琼脂平板上生长迅速，其他杂菌被抑制生长。在碱性蛋白胨水中经 35 ℃培养 6～9 h，在液体表面大量繁殖形成菌膜。在碱性琼脂平板上，经 35 ℃培养 18～24 h，形成较大、圆形、扁平、无色透明或半透明似水滴状菌落。在硫代硫酸盐－柠檬酸盐－胆盐－蔗糖琼脂平板（TCBS）上，因发酵蔗糖产酸而形成黄色菌落。在含亚碲酸钾琼脂平板上，因还原亚碲酸钾盐生成单质碲而使菌落中心呈灰褐色。能在无盐培养基上生长，在血琼脂平板上菌落较大，Eltor 生物型可形成 β 溶血环。

（3）生化反应　本菌动力阳性，赖氨酸、鸟氨酸脱羧酶阳性，精氨酸双水解酶阴性。能分解甘露醇、葡萄糖、蔗糖、麦芽糖，产酸不产气，迟缓发酵乳糖，不分解阿拉伯糖。氧化酶、明胶酶试验和 ONPG 试验均阳性。能产生靛基质，霍乱红反应（即亚硝基靛基质试验）阳性。

（4）抗原构造　霍乱弧菌有耐热的 O 抗原和不耐热的 H 抗原。H 抗原为弧菌属所共有，无特异性。O 抗原特异性高，具有群特异性和型特异性，是分群和分型的基础。根据 O 抗原的不同将霍乱弧菌分为 155 个血清群，其中 O1 群、O139 群引起霍乱，O2 群～O138 群只引起人类胃肠炎，不引起霍乱流行，称为非 O1 群霍乱弧菌。根据 O1 群霍乱弧菌菌体抗原含有 A、B、C 三种抗原因子的不同，又可将其分为小川型、稻叶型和彦岛型三个血清型（表 3-2），以小川型和稻叶型为常见流行型。

表 3-2　O1 群霍乱弧菌血清型

血清型	O1 群多价血清	O1 群单价血清		
		A	B	C
小川型	+	+	+	−
稻叶型	+	+	−	+
彦岛型	+	+	+	+

根据霍乱弧菌在生物学特性上的差异，分为古典生物型和 Eltor 生物型两个生物型（表 3-3），两个生物型的抗原同属 O1 群霍乱弧菌。

表 3-3　霍乱弧菌的生物分型

生物学特性	古典生物型	Eltor 生物型
V-P 试验	−	+
羊红细胞溶血	−	+
鸡红细胞凝集	−	+
多黏菌素 B 敏感试验	S	R
IV 组噬菌体裂解	+	−
V 组噬菌体裂解	−	+

注：S 表示敏感；R 表示耐药

（5）抵抗力　霍乱弧菌在淡水及海水中存活 1～3 周。对热、干燥、日光、酸、消毒剂敏感，耐碱力较强。100 ℃ 1～2 min 即死亡；在正常胃酸中仅能生存 4 min；0.5 ppm 氯15 min 能杀死；对链霉素、氯霉素和四环素敏感，对庆大霉素耐药。

1.1.2　临床意义

霍乱弧菌是烈性肠道传染病霍乱的病原体，霍乱是我国法定的甲类传染病，临床表现为剧烈的呕吐和腹泻，粪便为米泔水样，可导致严重脱水、电解质紊乱和代谢性酸中毒，如治疗不及时，患者常因肾衰竭和休克而死亡。人类是该菌唯一易感者，传染源为患者和带菌者，主要通过污染的水源或饮食经消化道感染。正常情况下，胃液中的胃酸可消灭食物中的霍乱弧菌，但在胃酸降低或摄入大量霍乱弧菌时，该菌可从胃进入肠道，通过鞭毛运动穿过肠黏膜表面的黏液层，由菌毛定植于肠黏膜上皮细胞表面繁殖，产生对热不稳定的霍乱肠毒素，是主要的致病物质。

霍乱病后可获得牢固的免疫力，发病数日后，血液和肠腔中出现保护性抗体，同时小肠内出现 SIgA，保护肠黏膜免受霍乱弧菌及其肠毒素的侵袭。

1.1.3　微生物检验

（1）标本采集　标本以粪便为主，在发病早期，尽可能在患者用药之前采集标本。可用无菌棉拭子采取自然排出的新鲜粪便，亦可采取呕吐物或肛拭子。采集的标本应及时接种于碱性蛋白胨水增菌；不能及时接种者，应将标本置于文-腊二氏保存液或卡-布运送培养基中由专人运送。

（2）细菌鉴定

1）涂片镜检

①涂片染色：取标本直接涂片革兰染色，油镜下观察到呈鱼群状排列的革兰阴性弧菌可初步报告。

②动力及制动试验：取患者粪便制成悬滴（或压滴）标本，观察细菌动力，见穿梭样或流星样运动，O1 群霍乱弧菌多价血清制动试验阳性，可早期报告。

2）分离培养

将粪便标本经过碱性蛋白胨水增菌后，用 TCBS 琼脂和碱性琼脂平板分离培养，挑取可疑菌落进行鉴定。

3）鉴定试验

①确定血清群：取可疑菌落与 O1 群多价抗血清做凝集试验，确定属于 O1 群还是非 O1 群霍乱弧菌。

②确定血清型：若为 O1 群霍乱弧菌，再取菌落分别与 O1 群单价分型血清 A、B、C 做凝集试验，确定血清型（表 3-2）。

③生物分型：根据生物学特性，做生化试验进行生物分型，确定是古典生物型还是 Eltor 生物型（表 3-3）。

④鉴别要点：从腹泻患者粪便中分离的细菌，若菌落形态和初步生化反应与霍乱弧菌相似，还需要与弧菌科其他细菌相鉴别。

菌落涂片染色镜检为革兰阴性弧菌或杆菌，动力检查运动活泼，制动试验阳性，氧化酶试验、靛基质试验和黏丝试验阳性，且与 O1 群霍乱弧菌多价诊断血清发生明显凝集反应，可确定为霍乱弧菌，可进一步用霍乱弧菌单价诊断血清进行血清学分型，必要时还可进行生物分型和噬菌体分型。

如果与 O1 群霍乱弧菌多价诊断血清不发生明显凝集反应，应根据生物学特性进一步鉴定是否为非 O1 群霍乱弧菌或弧菌科其他菌种（表 3-4）。

表 3-4 弧菌属的分群鉴定

试验	1 群		2 群	3 群	4 群	5 群			6 群			
	霍乱弧菌	拟态弧菌	麦氏弧菌	辛辛那提弧菌	霍利斯弧菌	海鱼弧菌	河弧菌	弗尼斯弧菌	溶藻弧菌	副溶血弧菌	创伤弧菌	鲨鱼弧菌
氧化酶	+	+	−	+	+	+	+	+	+	+	+	+
硝酸盐	+	+	−	+	+	+	+	+	+	+	+	+
精氨酸	−	−	+/−	−	−	+	+	+	−	−	−	−
赖氨酸	+	+	−/+	−/+	−	+/−	−	−	+	+	+	+

试验	1 群		2 群	3 群	4 群	5 群			6 群			
	霍乱弧菌	拟态弧菌	麦氏弧菌	辛辛那提弧菌	霍利斯弧菌	海鱼弧菌	河弧菌	弗尼斯弧菌	溶藻弧菌	副溶血弧菌	创伤弧菌	鲨鱼弧菌
鸟氨酸	+	+	−	−	−	−	−	−	+/−	+	+/−	−
肌醇	−	−	−	+	−	−	−	−	−	−	−	−
0%NaCl 中生长	+	+	−	−	−	−	−	−	−	−	−	−
1%NaCl 中生长	+	+	+	+	+	+	+	+	+	+	+	+

注：+表示 90%以上为阳性；−表示 90%以上为阴性；+/−表示大多数阳性；−/+表示大多数阴性

1.2 副溶血性弧菌的鉴定

副溶血性弧菌是一种嗜盐性弧菌。常存在于海水、海底沉淀物、鱼虾类、贝类等海产品及盐渍食品中，主要引起食物中毒，是我国沿海地区食物中毒最常见的病原菌。

1.2.1 生物学特性

（1）形态染色　为革兰阴性、直或微弯的杆菌，在不同培养基上菌体形态差异较大，有卵圆形、棒状、球杆状、梨状、弧形等多种形态，无芽胞、无荚膜，有单鞭毛，运动活泼。该菌两极浓染。

（2）培养特性　本菌营养要求不高，需氧或兼性厌氧，具有嗜盐性，在无盐培养基中不生长，最适生长温度 35 ℃，生长所需最适 NaCl 浓度为 3.5%，最适 pH 为 7.7～8.0，pH 为 9.5 时仍能生长。在碱性蛋白胨水中经 6～9 h 增菌形成菌膜。在 3.5%NaCl 琼脂平板上呈蔓延生长，菌落边缘不整齐，凸起、光滑湿润，不透明；在羊血琼脂平板上，形成 2～3 mm、圆形、隆起、湿润、灰白色菌落，某些菌株可形成 β 溶血；在 SS 平板上不生长或长出 1～2 mm 扁平无色半透明的菌落，不易挑起，挑起时呈黏丝状；在 TCBS 琼脂上形成 1～2 mm、不发酵蔗糖而呈蓝绿色的菌落，与霍乱弧菌相区别。

（3）生化反应　本菌在 3.5%NaCl 培养基中生长，在无盐和 10%NaCl 培养基中不生长。从粪便中分离的致病菌株能使人或兔红细胞发生溶血，对马红细胞不溶血，称神奈川现象（Kanagawa phenomenon，KP）。副溶血性弧菌的生化特性见表 3-5。

（4）抵抗力　本菌抵抗力弱，不耐热，90 ℃1 min 即死亡。耐碱不耐酸，在 1%醋酸或 50%食醋中 1 min 死亡。在淡水中生存不超过 2 d，但在海水中能存活 47 d 以上。

表 3-5　副溶血性弧菌的生化特性

生化试验	结果	生化试验	结果
氧化酶	+	葡萄糖	+
吲哚	+	乳糖	−

生化试验	结果	生化试验	结果
甲基红	＋	麦芽糖	＋
V-P	－	蔗糖	－
枸橼酸盐利用	－	甘露醇	＋
尿素酶	＋/－	阿拉伯糖	＋/－
硫化氢	－	0％NaCl 中生长	－
精氨酸双水解酶	－	1％NaCl 中生长	＋
鸟氨酸	＋	7％NaCl 中生长	＋
赖氨酸	＋	10％NaCl 中生长	＋

注：＋表示 90％以上为阳性；－表示 90％以上为阴性；＋/－表示大多数为阳性

1.2.2　临床意义

致病性副溶血性弧菌能产生两种致病因子：一种是耐热直接溶血素（TDH），动物试验表明此毒素具有溶血毒、细胞毒、心脏毒和肠毒素等作用；另一种是耐热相关溶血素（TRH），其功能与 TDH 相似。此外，黏附素与黏附素酶也与致病性有关。

人因食入烹饪不当的海产品或污染本菌的盐腌渍食物而感染，导致食物中毒。主要症状有腹痛、腹泻，呕吐和低热，粪便呈水样或糊状，偶有血便，病程 2～3 d，恢复较快。

1.2.3　微生物检验

（1）标本采集　可采集患者的粪便、肛拭子和可疑食物。采集的标本应及时送检，如不能及时送检，应将标本置于 3.5％NaCl 蛋白胨水或卡-布运送培养基中送检。

（2）细菌鉴定

1）增菌培养：取标本 0.5～1 mL 接种于 3.5％NaCl 蛋白胨水中，35 ℃培养。若有本菌存在，一般数小时后会出现明显混浊，即可分离培养。

2）分离培养：将标本或增菌培养物接种于 TCBS 平板或 3.5％NaCl 琼脂培养基，35 ℃培养 18～24 h 观察结果。副溶血性弧菌在 TCBS 平板上因不发酵蔗糖，形成 1～2 mm、绿色或蓝绿色、不透明的菌落。

3）鉴定试验

①根据其形态、染色性、多形性、运动活泼等特点，以及在选择培养基上的菌落特征，取可疑菌落通过生化试验进行鉴定（表 3-5）。

②鉴别要点：溶藻弧菌亦为嗜盐性弧菌，也可从腹泻患者粪便中分离得到，其生化反应与副溶血性弧菌非常相似，应注意鉴别（表 3-6）。

表 3-6　副溶血性弧菌与溶藻弧菌的鉴别

鉴别要点	副溶血性弧菌	溶藻弧菌
蔗糖发酵试验	－	＋
V-P 试验	－	＋

鉴别要点	副溶血性弧菌	溶藻弧菌
7%NaCl 中生长试验	+	+
10%NaCl 中生长试验	−	+

任务 2 气单胞菌属的鉴定

气单胞菌属（Aeromonas）为一群氧化酶试验阳性、发酵葡萄糖的革兰阴性杆菌。广泛分布于自然界中，可从水源、土壤以及人类粪便中分离，当机体抵抗力低下时，可引起人类腹泻及肠道外感染。

目前，该属共有 10 个种，即嗜水气单胞菌、豚鼠气单胞菌、温和气单胞菌、杀鲑气单胞菌、中间气单胞菌、维隆气单胞菌、嗜矿泉气单胞菌、舒伯特气单胞菌、简达气单胞菌和易损气单胞菌，除杀鲑、中间和嗜矿泉气单胞菌外，其余 7 种均有临床意义。

2.1 生物学特性

2.1.1 形态染色

为革兰阴性直杆菌，有时呈球杆状或丝状，大小（0.3～1.0）μm×（1.0～3.5）μm，无芽胞，无荚膜，除杀鲑气单胞菌外，均有单端鞭毛，运动极为活泼。

2.1.2 培养特性

需氧或兼性厌氧，营养要求不高，在普通培养基上经 35 ℃培养 24～48 h，形成 1～3 mm大小、微白色半透明的菌落；在血琼脂上形成大而扁平的 β 溶血性菌落，但也有不溶血的菌株；在肠道选择培养基上，形成扁平无色的乳糖不发酵菌落；在 TCBS 琼脂上生长不良。

2.1.3 生化反应

发酵葡萄糖产酸，氧化酶和触酶试验阳性，在 6.5% NaCl 中不生长。其主要生化反应见表 3-7。

表 3-7 气单胞菌属主要菌种生化特性

试验	嗜水气单胞菌	豚鼠气单胞菌	温和气单胞菌	维隆气单胞菌	舒伯特气单胞菌	简达气单胞菌	易损气单胞菌
动力	+	+	+	+	−	+	+
吲哚	+	+	+	+	−	+	+
V-P	+	−	+	+	−	+	−
七叶苷	+	−	+	+	−	−	−

试验	嗜水气单胞菌	豚鼠气单胞菌	温和气单胞菌	维隆气单胞菌	舒伯特气单胞菌	简达气单胞菌	易损气单胞菌
葡萄糖产气	+	−	+	+	−	−	+
乳糖	−	+	−	−	−	−	−
蔗糖	+	+	+	+	−	−	−
阿拉伯糖	+	+	−	+	−	−	−
甘露醇	+	+	+	+	−	+	+
肌醇	−	−	−	−	−	−	−
精氨酸	+	+	+	−	+	+	+
赖氨酸	+	−	+	+	+	+	+
鸟氨酸	−	−	−	+	−	−	−
β溶血（羊血）	+	−	+	+	V	+	V
头孢噻吩	R	R	S	S	S	R	R
氨苄青霉素	R	R	R	R	R	R	S

注：S表示敏感；R表示耐药；V表示不定

2.2　临床意义

气单胞菌主要致病物质为溶血毒素和细胞毒素，主要引起人类肠道内和肠道外感染，肠道内感染主要引起腹泻；肠道外感染主要为皮肤及软组织感染，机体免疫力低下时，也可引起眼部感染、脑膜炎、肺炎、骨髓炎、胸膜炎、腹膜炎、关节炎、血栓性静脉炎和胆囊炎等。

2.3　微生物检验

2.3.1　标本采集

腹泻患者采集粪便或肛拭子，肠道外感染采集血液、脓液、脑脊液或尿液标本。

2.3.2　细菌鉴定

（1）涂片镜检　取标本直接涂片革兰染色镜检，可见革兰阴性短杆菌。悬滴法可见细菌运动活泼。

（2）分离培养　血液标本增菌后接种血平板；脓汁、分泌物直接接种血平板；粪便标本接种肠道选择培养基；部分标本可接种于PBS置4℃冷增菌后，分别于1、3、5、7、14 d移种分离平板上，35℃培养24～48 h观察菌落。

（3）鉴定试验

1）根据形态、染色性、动力等特点，以及在培养基上的菌落特征，取可疑菌落做氧化酶、吲哚、硝酸盐还原及O/F等生化试验进行鉴定（表3-7）。

2）鉴别要点：本菌属注意首先与肠杆菌科细菌以及非发酵菌区别，然后与弧菌科的其他菌属区别。

①与肠杆菌科及非发酵菌区别：本属细菌氧化酶阳性，能发酵葡萄糖，据此可与氧化酶阴性的肠杆菌科及不发酵葡萄糖的非发酵菌相鉴别。

②与弧菌属其他菌属区别：本属细菌对 O/129 耐药、在 TCBS 平板上不生长、在无盐培养基上生长，可与弧菌属和邻单胞菌属鉴别（表 3-1）。

任务 3　邻单胞菌属的鉴定

3.1　生物学特性

类志贺邻单胞菌为革兰阴性直杆菌，呈双或短链状排列，有 1～5 根极端鞭毛，运动活泼。兼性厌氧，最适生长温度为 35 ℃，在血平板上 35 ℃培养 18～24 h，可形成不溶血的灰白色菌落。在营养肉汤及营养琼脂培养基上生长良好。在肠道选择培养基上不发酵乳糖，形成无色菌落。

该菌氧化酶、触酶和靛基质试验均为阳性，还原硝酸盐，发酵葡萄糖和其他碳水化合物产酸不产气，对 O/129 敏感，赖氨酸脱羧酶、鸟氨酸脱羧酶和精氨酸双水解酶试验均为阳性。在 TCBS 平板和 6％NaCl 肉汤中不生长。

3.2　临床意义

邻单胞菌属只有一个菌种，即类志贺邻单胞菌（*P. shigelloides*）。该菌主要存在于水、鱼、动物和人类肠道。能引起人类水样腹泻和食物中毒，在机体免疫力降低时，可引起蜂窝组织炎、骨髓炎、脑膜炎和败血症等。

3.3　微生物检验

本菌氧化酶阳性和发酵葡萄糖可与肠杆菌科和非发酵菌区别；根据嗜盐性、精氨酸、甘露醇试验可与弧菌属及气单胞菌属区别。

任务 4　弯曲菌属的鉴定

弯曲菌属（*Campylobacter*）隶属于弯曲杆菌科，共有 16 个菌种，其中少数菌种可引起人类和动物的腹泻、胃肠炎及肠外感染。

4.1 生物学特性

4.1.1 形态染色

弯曲菌属革兰染色阴性，菌体细长，呈弧形、螺旋形、S形或纺锤形，陈旧培养物可呈球形或长丝状，大小为 $(0.2\sim0.9)$ $\mu m \times (0.5\sim5.0)$ μm，无芽胞，端极单鞭毛，运动活泼。

4.1.2 培养特性

微需氧，初次分离时，需在含 $5\%O_2$、$10\%CO_2$、$85\%N_2$ 的气体环境中生长。本菌最适生长温度随菌种而异。空肠弯曲菌、大肠弯曲菌在 43 ℃生长，在 25 ℃不生长；胎儿弯曲菌在 25 ℃生长，而在 43 ℃不生长；简明弯曲菌在 25 ℃和 43 ℃均不生长，但各种弯曲菌在 37 ℃均可生长，生长温度差异可用于菌种鉴别。营养要求高，在普通培养基上不易生长，需用营养丰富的布氏肉汤加入血液或血清，分离用培养基需加抗生素。

4.1.3 生化反应

不活泼，不氧化糖类，也不发酵糖类，氧化酶和触酶试验阳性，还原硝酸盐，不液化明胶。

4.1.4 抗原构造

有耐热菌体（O）抗原、热不稳定抗原（HL）和鞭毛（H）抗原。根据 O 抗原不同，可将空肠弯曲菌和大肠弯曲菌分为 65 个血清型；根据 HL 系统将空肠弯曲菌、大肠弯曲菌和海鸥弯曲菌至少分为 160 个血清型。

4.2 临床意义

被感染的人和动物粪便中的活菌可以污染环境，临床上主要以食物和水的传播为多见，未经处理的水及生牛乳是人类感染的主要来源。

4.2.1 致病物质

弯曲菌可借助鞭毛和特异性外膜蛋白与空肠、回肠上皮细胞结合，然后侵入上皮细胞生长繁殖，产生肠毒素、细胞毒素、内毒素等致病物质。

4.2.2 所致疾病

主要引起肠炎和肠道外感染。腹泻是空肠弯曲菌感染最常见的临床表现。胎儿弯曲菌主要引起肠外感染，其中胎儿亚种是人类的主要致病菌，可引起菌血症、心内膜炎、活动性关节炎、脑膜炎、胸膜炎等。

4.2.3 免疫特点

感染弯曲菌后机体能产生特异性抗体，早期血清中可查出 IgM，恢复期患者血清中可检出 IgG 和 IgA。

4.2.4 治疗

空肠弯曲菌、大肠弯曲菌对大环内酯类、喹诺酮类、氨基糖苷类、四环素类敏感。胎儿弯曲菌可选用红霉素、阿莫西林、氨基糖苷类和氯霉素。

4.3 微生物检验

4.3.1 标本采集

取腹泻患者新鲜粪便或肛拭子立即送检。血液或脑脊液标本应立即接种布氏肉汤增菌。由于本属细菌为微需氧菌，且对理化因子抵抗力不强，故标本采集后应即时接种，尽量缩短在空气中暴露的时间。若不能及时接种，应置冰箱保存或接种卡-布运送培养基。

4.3.2 检验程序设计

弯曲菌属检验程序见图 3-1。

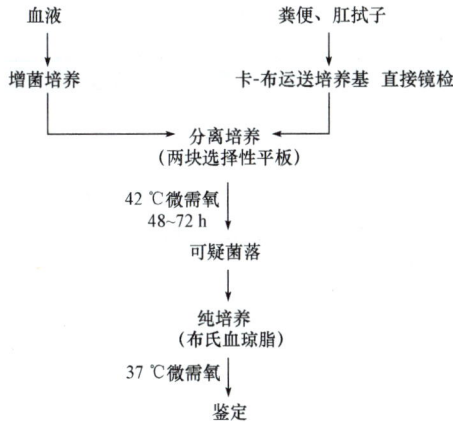

血液　　　　　　　　　　粪便、肛拭子
↓　　　　　　　　　　　　↓
增菌培养　　　　卡-布运送培养基　直接镜检
　　└──────→ 分离培养 ←──────┘
　　　　　　　（两块选择性平板）
　　　　42 ℃微需氧 ↓
　　　　48~72 h
　　　　　　　可疑菌落
　　　　　　　　↓
　　　　　　　纯培养
　　　　　　（布氏血琼脂）
　　　　37 ℃微需氧 ↓
　　　　　　　鉴定

图 3-1 弯曲菌属检验程序

4.3.3 鉴定试验

（1）涂片镜检　粪便和肛拭子可直接涂片，革兰染色，菌体细长，呈弧形、螺旋形、S形或纺锤形的革兰阴性小杆菌。悬滴法观察有投镖样或螺旋状运动的细菌。

（2）分离培养　常用的培养基有改良弯曲菌培养基（Campy-BAP）。在 Campy-BAP上，经 48 h 孵育，可形成两种形态的菌落：一种为扁平、湿润、灰或蓝灰白色、边缘不整齐、常沿接种线扩散生长的菌落；另一种为圆形、凸起、湿润、周围有黏液样外观，直径 1~2 mm，不溶血菌落。在布氏肉汤内呈均匀混浊生长。

（3）鉴定试验

1）核酸检查：PCR 方法检测粪便中弯曲菌的核酸序列。

2）生化试验：氧化酶和触酶试验阳性，还原硝酸盐试验阴性。

3）免疫学方法：特异性抗体包被乳胶颗粒，鉴定空肠弯曲菌和大肠弯曲菌。

4）鉴别要点：见表 3-8。

表 3-8 弯曲菌属主要致病菌种的鉴别特征

	触酶	还原硝酸盐	还原亚硝酸盐	生长需要氢气	尿素酶	产生硫化氢	马尿酸水解	醋酸吲哚酚水解	25℃生长	42℃生长	3.5%氯化钠生长	1%甘氨酸生长	0.1%盐酸三甲胺生长	萘啶酸敏感(30μg)	头孢唑啉敏感(30μg)
胎儿弯曲菌胎儿亚种	+	+	−	−	−	−	−	−	+	−	−	+	−	R	S
性病亚种	+	+	−	−	−	−	−	−	+	−	−	−	−	R	S
空肠弯曲菌空肠亚种	+	+	−	−	−	−	+	+	−	+	−	−	−	S	R
多依尔亚种	V	−	−	−	−	−	V	+	−	+	−	−	−	S	S
大肠弯曲菌	+	+	−	−	−	−	−	+	−	+	−	+	−	S	R

注：＋表示阳性；－表示阴性；V 表示不定；S 表示敏感；R 表示耐药

任务5　螺杆菌属的鉴定

螺杆菌属有 20 多个种，与人类疾病相关的有 9 种，分别是毕氏螺杆菌、犬螺杆菌、加拿大螺杆菌、同性恋螺杆菌、菲氏螺杆菌、幼禽螺杆菌、幽门螺杆菌、螺杆菌种"曲挠"菌株、温哈门螺杆菌。最常见的为幽门螺杆菌（*Helicobacter pylori*，HP）。

5.1　生物学特性

5.1.1　形态染色

幽门螺杆菌革兰阴性，菌体细长呈弧形、S 形和螺旋状，大小为（0.3～1.0）μm ×（1.5～10.0）μm，陈旧培养物可呈球形。双端多根带鞘鞭毛，运动活泼，无芽胞。在胃黏膜层中常呈鱼群样排列。

5.1.2　培养特性

微需氧菌，在含 2%～8%O_2 和 5%～10%CO_2 气体环境中生长良好，在大气中和绝对厌氧条件下不生长。最适温度 37 ℃，最适 pH 为 7.0，生长时需要一定湿度，以相对湿度 98% 以上为宜。

5.1.3 生化反应

生化反应不活泼，不能利用糖类，氧化酶和触酶试验阳性，尿素酶试验呈强阳性。

5.2 临床意义

5.2.1 致病物质

螺杆菌属的致病作用与黏附作用、尿素酶、蛋白酶、细胞毒素和内毒素等有关。该菌利用其特征性的菌体和鞭毛结构穿透黏膜层，并利用菌体表面菌毛样网状结构稳固的定居于胃黏膜上皮细胞表面，引起炎症。HP 可产生大量的尿素酶，尿素酶可迅速分解胃液中的尿素产生大量的 NH_3，NH_3 覆盖于菌体表面，保护其不被胃酸杀灭，同时 NH_3 对组织细胞有毒性作用，加重了胃黏膜上皮细胞的损伤。HP 还产生细胞空泡毒素、壁细胞毒素，均可损伤胃黏膜上皮细胞，造成炎症。HP 合成的蛋白酶破坏胃黏蛋白可使胃黏膜屏障受损，导致 H^+ 回渗，对胃炎和溃疡的形成起一定的作用。此外，HP 感染还可能是胃癌的危险因子。

5.2.2 所致疾病

幽门螺杆菌与消化性溃疡、胃肠道肿瘤的发生有关，是引起消化性溃疡的主要病因，感染本菌两周后可能发生急性胃炎；绝大多数感染者通常引发慢性活动性胃窦炎，长期感染者可发展为萎缩性胃炎、溃疡、腺癌和胃黏膜相关淋巴瘤。

5.2.3 治疗

螺杆菌对青霉素、头孢菌素和氨基糖苷类等敏感。

5.3 微生物检验

5.3.1 标本采集

通过胃镜采取胃黏膜活检标本，胃窦和胃体各取一块，置运送培养基送检。

5.3.2 检验程序设计

幽门螺杆菌检验程序见图 3-2。

5.3.3 细菌鉴定

（1）涂片镜检　胃黏膜活检标本涂片，革兰染色镜检，螺杆菌菌体细长呈弧形、S 形或螺旋状，革兰阴性，呈鱼群样排列，可报告"疑似幽门螺杆菌"。

（2）分离培养　选用哥伦比亚琼脂、心脑浸液琼脂、布氏琼脂及 M-H 琼脂等作基础，加入 5%～7%的全血或胎牛血清。培养基中加入 1%淀粉或 0.2%活性炭有利于吸收培养基

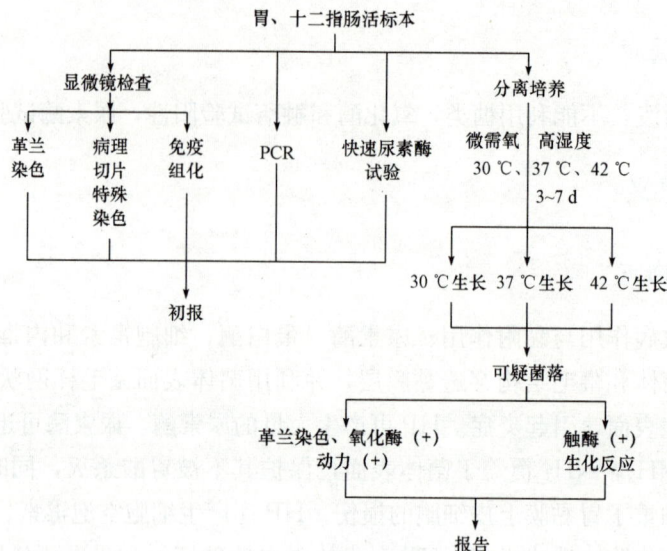

图 3-2 幽门螺杆菌检验程序

中衍化产生的毒性氧离子。选择性培养基可采用改良的 Skirrow 琼脂。为了抑制兼性厌氧菌和真菌的生长，常需加入万古霉素、甲氧苄啶、多黏菌素 B、两性霉素组合的抑菌剂。该菌生长缓慢，培养 3 d 后可形成针尖大小、圆形、光滑、无色透明、边缘整齐、凸起的菌落。在血琼脂平板上，有轻度 β 溶血。

（3）鉴定试验

1）快速尿素酶试验：将标本种入尿素培养基，阳性者培养基由黄变红。

2）免疫组化法：可检出胃黏膜组织切片中完整的 HP。

3）PCR 检测：该方法具有敏感度高、特异性强的优点。但需有合适的引物和严格的实验条件才能进行。临床实验室应用较少。核酸探针检测 HP，用合成的寡核酸探针顺序同 HP 的 16rRNA 顺序互补，以检测 HP 的存在。此法敏感性和特异性均高。

4）生化反应：氧化酶和过氧化氢酶试验阳性，尿素酶试验呈强阳性。

5）鉴别要点：见表 3-9。

表 3-9 螺杆菌属主要菌种的特性

	触酶	硝酸盐还原	碱性磷酸酶	脲酶	醋酸吲哚酚水解	γ-谷氨酰转移酶	42 ℃生长	1%甘氨酸生长	萘啶酸耐药	头孢噻吩耐药	鞭毛
毕氏螺杆菌	+	+	+	+	+	+	+	−	R	S	两端
犬螺杆菌	−	−	+	−	+	+	+	−	S	I	两端
加拿大螺杆菌	+	+/−	−	−	+	−	+	+	R	R	一端/两端
同性恋螺杆菌	+	+	+	−	+	−	−	+	S	I	两端
菲氏螺杆菌	+	+	−	−	+	−	+	−	S	S	两端
幼禽螺杆菌	+	+	−	−	ND	+	−	−	R	S	一端

	触酶	硝酸盐还原	碱性磷酸酶	脲酶	醋酸吲哚酚水解	γ-谷氨酰转移酶	42 ℃生长	1%甘氨酸生长	萘啶酸耐药	头孢噻吩耐药	鞭毛
幽门螺杆菌	+	−	+	+		+	−	−	R	S	一端
螺杆菌种"曲挠"菌株	+/−	−	−	+	−	+	+	−	R	R	两端
温哈门螺杆菌	−	−	−	+	+	ND	−	+	R	R	两端

注：＋表示阳性；−表示阴性；ND 表示未测定；S 表示敏感（抑菌环＞20 mm）；R 表示耐药（完全没有抑菌环）；
　　Ⅰ表示中介（抑菌环＜15 mm）

项目4 非发酵革兰阴性菌的检验

学习目标

1. 掌握非发酵菌的概念；铜绿假单胞菌的生物学特性与微生物检验。
2. 熟悉不动杆菌属、产碱杆菌属的主要生物学特性。
3. 熟悉铜绿假单胞菌、不动杆菌属、产碱杆菌属的临床意义。

非发酵菌（nonfermenters）是指一群不发酵糖类或仅以氧化形式利用糖类的需氧或兼性厌氧、革兰阴性、多为条件性致病的无芽胞杆菌。近年来，由该类细菌引起感染的报道日益增多，已引起临床及检验医学工作者的广泛关注。

非发酵革兰阴性杆菌主要包括假单胞菌属（*Pseudomonas*）、不动杆菌属（*Acinetobacter*）、产碱杆菌属（*Alcaligenes*）、黄杆菌属（*Flavobacterium*）、莫拉菌属（*Moraxella*）等。非发酵革兰阴性杆菌的鉴定应根据葡萄糖氧化发酵（O/F）试验、氧化酶试验、动力观察等先进行初步分群，然后再进一步做属种鉴定（表4-1）。

表4-1　临床常见非发酵菌的主要生化特征

试验	假单胞菌属	不动杆菌属	产碱杆菌属	黄杆菌属	莫拉菌属
氧化酶	+	−	+	+	+
O/F	O/−	O/−	−	O/F	−
动力	+	−	+	−	−
触酶	+	+	+	+	+

任务1　假单胞菌属的鉴定

假单胞菌属根据rRNA同源性分为5群及未确定RNA同源群。本属的共同特点是：专性需氧，触酶和氧化酶试验阳性，氧化分解葡萄糖产酸；多数菌有鞭毛；对温度适应范围较广，多数菌在25～37 ℃可生长，少数菌在4 ℃或42 ℃可生长；对营养需求不高，在普通琼脂平板培养基上生长良好，多数菌在麦康凯琼脂培养基上可生长，个别菌在SS琼脂培养基上可被抑制。本菌属许多菌可产生色素，如绿脓素、红脓素、青脓素和黑脓素等，有些菌还产生荧光素。以上特点均可作为鉴定依据。

本菌属分布广泛，空气、水和土壤以及人体皮肤、消化道和呼吸道内均存在，共有 200 余种菌，多数为腐生菌，少数为寄生菌，其中大多数为条件致病菌。临床标本血、尿、便、胸腹水、脑脊液、脓汁、痰和各种引流液中均能分离出本属菌。具有多重耐药特性，能天然抵抗多种抗生素。可引起呼吸道感染、烧伤感染、泌尿道感染、中耳炎、角膜炎、心内膜炎、胃肠炎、脓胸，甚至败血症等。本菌属中与临床致病性有关的有：铜绿假单胞菌（*P. aeruginosa*）、嗜麦芽假单胞菌（*P. maltophilia*）、鼻疽伯克霍尔德菌（*Burkholderia mallei*）、假鼻疽伯克霍尔德菌（*B. pseudomallei*）、荧光假单胞菌（*P. fluorescens*）、恶臭假单胞菌（*P. putida*）、斯氏假单胞菌（*P. stutzeri*）等。

1.1 铜绿假单胞菌

铜绿假单胞菌是假单胞菌属的代表菌种，在临床标本中，铜绿假单胞菌是最常见的条件致病菌，其感染日趋严重。

1.1.1 生物学特性

（1）形态染色　革兰阴性，菌体细长且长短不一，铜绿假单胞菌有时呈球杆状或线状，大小为（0.5～0.8）μm×（1.5～3.0）μm，成对或短链状排列。菌体的一端有 1～3 根鞭毛，无芽胞，有荚膜。在暗视野显微镜或相差显微镜下观察可见细菌运动活泼。

（2）培养特性　本菌为专性需氧菌，生长温度范围 25～42 ℃，最适生长温度为 25～30 ℃，特别是该菌在 4 ℃不生长而在 42 ℃可以生长的特点可用以鉴别。在普通培养基上生长良好，菌落大小不一，平均直径 2～3 mm，扁平，边缘不整齐，且常呈相互融合状态。由于本菌产生水溶性色素，使培养基被染成蓝绿色或黄绿色。在血琼脂平板上菌落较大，有金属光泽和生姜气味，菌落周围形成透明溶血环。在肉汤中形成菌膜，肉汤澄清或微混浊，菌液上层呈绿色。在血琼脂、麦康凯琼脂均可形成五种不同形态的菌落，包括典型型、大肠菌样型、黏液型、侏儒型和粗糙型。

（3）抗原构造　该菌含有 O 抗原（菌体抗原）以及 H 抗原（鞭毛抗原）。O 抗原包含两种成分：一种是其外膜蛋白，为保护性抗原；另一种是脂多糖，有特异性。O 抗原可用以分型。根据 O 抗原可将铜绿假单胞菌分成 4 群 20 个血清型。

1.1.2 临床意义

铜绿假单胞菌在自然界分布广泛，也存在于人的皮肤、肠道、呼吸道及医院病房和医疗器械等处，人可通过多种传播途径感染。本菌是最常见的条件致病菌。致病物质有外毒素、内毒素、溶血素、杀白细胞素、蛋白酶、荚膜、菌毛等。本菌对多种抗生素耐药，为临床治疗工作带来许多困难。当多种原因导致机体免疫力低下时，可引起呼吸道感染、烧伤感染、泌尿道感染、菌血症甚至败血症等严重疾患。近年来，铜绿假单胞菌感染有逐渐增多趋势，已成为医院内感染的主要原因之一。

1.1.3 微生物检验

（1）标本采集　从感染部位采集标本，可采集患者的血液、痰、尿液、脓汁、脑脊液、胸腹水、粪便等；对环境监测时，可采集医院病区或手术室的空气、水、地面标本。

（2）检验程序设计　铜绿假单胞菌检验程序见图 4-1。

（3）鉴定试验

1）涂片镜检：为革兰阴性菌，菌体细长且长短不一，有时呈球杆状或线状，成对或短链状排列。菌体的一端有一根鞭毛。

2）分离培养与鉴定：专性需氧，最适生长温度为 25～30 ℃。在血琼脂平板培养基上，经 18～24 h 培养，可形成扁平、湿润、有金属光泽、有特殊气味的绿色菌落，产生 β-溶血环；在普通琼脂平板培养基上生长良好，经 18～24 h 培养可形成大小不一、

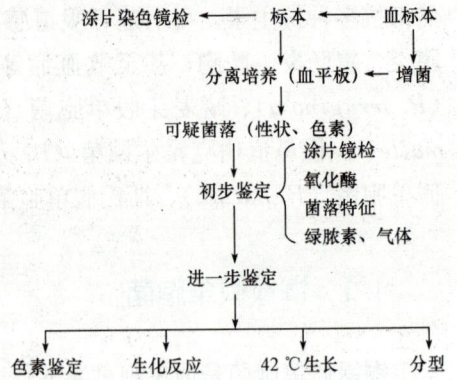

图 4-1　铜绿假单胞菌检验程序

边缘不整齐、扁平、光滑、湿润、常成融合状态之菌落，并伴有臭味，能产生绿脓素和荧光素，二者均为水溶性，琼脂被染成绿色或黄绿色；在麦康凯琼脂培养基上，形成微小无光泽半透明菌落；在 SS 琼脂培养基上可形成类似沙门菌的菌落。铜绿假单胞菌产绿脓素和荧光素生化反应鉴定见《全国临床检验操作规程》。

3）核酸检测：脉冲场凝胶电泳（PFGE）分析是琼脂糖凝胶电泳的一种改良方法，经限制性内切酶消化后，可检测较大的细菌染色体 DNA 片段。PFGE 是目前检测铜绿假单胞菌核酸较为理想的方法，可分析细菌的来源、检测突变及耐药性的改变。但本法需要特殊而昂贵的设备，技术条件很高，故只能在有条件的实验室推广应用。其他如质粒指纹图谱分析、核酸杂交技术、基因芯片技术、PCR 技术等也可用于铜绿假单胞菌的鉴定和分型。

4）生化试验：该菌能氧化分解葡萄糖但不分解甘露醇、麦芽糖和蔗糖，不产生吲哚，常不液化明胶，可分解尿素，还原硝酸盐为亚硝酸盐并产生氮气。该菌在 4 ℃不生长而在 42 ℃可以生长。

1.2　嗜麦芽假单胞菌

1.2.1　生物学特性

嗜麦芽假单胞菌亦称嗜麦芽窄食单胞菌，归于假单胞菌属。嗜麦芽假单胞菌为革兰阴性杆菌，单端丛鞭毛 1～8 根，多为 3 根以上，无芽胞，无荚膜。

1.2.2　临床意义

本菌广泛存在于自然界中，为条件致病菌。随着抗生素的广泛应用，各种创伤检查和治疗手段的增加，临床感染机会越来越常见。经常发生于免疫功能低下、气管插管机械通

气、恶性肿瘤等严重感染者。可引起心内膜炎、败血症、肺炎、尿路感染等，由于该菌繁殖能力强、生长条件要求低，对许多常用抗菌药物有天然耐药性，易引起交叉感染，给临床治疗带来困难。

1.2.3 微生物检验

血液标本应先增菌后分离培养，其他标本直接接种于培养基。营养要求低，最适生长温度为 35 ℃，在厌氧环境、4 ℃不生长。在血琼脂培养基和普通培养基上 35 ℃培养 18～24 h，长成圆形、凸起、光滑、边缘整齐、中等大小的菌落，产生微黄色色素。在 SS 培养基上不生长。生化反应鉴定见《全国临床检验操作规程》。

1.3 鼻疽伯克霍尔德菌与假鼻疽伯克霍尔德菌

1.3.1 生物学特性

鼻疽伯克霍尔德菌与假鼻疽伯克霍尔德菌是鼻疽病与类鼻疽病的病原体。鼻疽伯克霍尔德菌与假鼻疽伯克霍尔德菌为细长稍带弯曲的杆菌，两端钝圆，单个存在或成双排列；不形成芽胞和荚膜，前者无鞭毛，后者有单端丛鞭毛（1～4 根）。

1.3.2 临床意义

鼻疽伯克霍尔德菌可引起马、驴等家畜感染，主要经伤口、呼吸道而进入体内。急性患者可有高热症状，主要引起呼吸道感染、脓肿溃疡和败血症等，从患者血液、痰液、脓汁中可分离此菌。

假鼻疽伯克霍尔德菌病是热带地区的人兽共患病，海南岛是我国南方假鼻疽病的主要疫区，近年来不断发现人假鼻疽病。引起的主要疾病有组织器官脓肿、溃疡感染、胰腺炎、关节炎、肾炎、糖尿病合并感染。本菌是一种高致死性的环境病原菌，近年来发现的病例致死率为 50％以上。

1.3.3 微生物检验

（1）标本采集 根据不同类型的鼻疽病和假鼻疽病，采集血液、痰液、脓汁等标本。

（2）直接显微镜检查 临床可采用直接荧光法染色镜检，该法特异性较强。

（3）分离培养与鉴定 鼻疽伯克霍尔德菌和假鼻疽伯克霍尔德菌均为需氧菌，最适生长温度为 35 ℃。前者对营养苛求，菌落细小、灰白色、透明，长时间培养变黄不透明；后者对营养需求不高，菌落凸起、透明、有光泽，培养时间延长，菌落中央有皱褶并形成红棕色。前者生化反应不活泼，后者生化反应活泼。两者均不产生绿脓素或荧光素。

1.4 其他假单胞菌

1.4.1 荧光假单胞菌

荧光假单胞菌两端钝圆，部分菌体呈微弯曲，无芽胞，无荚膜，单端丛鞭毛。可引起呼吸道、尿道和烧伤创面的感染、菌血症以及其他化脓性感染，因能在 4 ℃生长，故常污染血库血。最适生长温度为 25～30 ℃，可在室温增菌后，再接种血琼脂培养基，菌落大小 1 mm 左右，灰色或灰白色、扁平、边缘整齐、湿润，有黏性；产生荧光素，在紫外线下呈黄绿色荧光；少数细菌有溶血。在麦康凯培养基上生长。在 42 ℃不生长，不产生绿脓素，可以与铜绿假单胞菌区别。

1.4.2　恶臭假单胞菌

恶臭假单胞菌为卵圆形，一端有丛鞭毛（3 根以上），运动活泼。本菌为人类和鱼类共患病原菌。可引起败血症、化脓性中耳炎、尿路感染、皮肤感染、角膜巩膜炎、食物中毒和痢疾样腹泻。最适生长温度为 25～30 ℃，在血琼脂培养基生长，菌落呈灰色、中等大小、边缘整齐、不溶血；产生荧光素而不产生绿脓素。42 ℃不生长，可与铜绿假单胞菌区别，不液化明胶。

1.4.3　斯氏假单胞菌

斯氏假单胞菌为细长杆菌，一端有单根鞭毛，运动活泼。引起伤口感染和肺炎等疾病，许多患者在感染该菌时持续发热，体温多波动在 38～39.8 ℃，畏寒，并伴有轻度咳嗽、恶心等典型感染症状。在 4 ℃不生长，大多数菌株可在 42 ℃生长。对营养要求不高，可在普通培养基和 6.5% 高盐培养基上生长。血培养基上生长良好，菌落有黏液性，光滑或皱起，坚韧，有时凹陷于血平板中。可迁徙生长，可产生黄色素，无荧光。生化反应鉴定见《全国临床检验操作规程》。

任务 2　不动杆菌属的鉴定

不动杆菌属中临床常见菌种为：醋酸钙不动杆菌（A. calcoaceticus）、洛菲不动杆菌（A. lwoffi）、溶血不动杆菌（A. haemolyticus）、鲍曼不动杆菌（A. baumannii）、琼氏不动杆菌（A. junii）和约翰逊不动杆菌（A. johnsonii）。

2.1　生物学特性

球杆菌，大小（1.5～2.5）μm×（1.0～1.5）μm，呈多形性，有时形成丝状或链状，成双排列，也可单个存在，无芽胞及鞭毛，大多有荚膜，革兰染色不易脱色。抗原有 3 种，即荚膜抗原、O 抗原和 K 抗原。

2.2　临床意义

不动杆菌是人体正常菌群中的成员，寄居在人的皮肤、结膜、鼻咽、胃肠道、泌尿生殖道及唾液中，为医院感染的常见病原菌。引起各种机会感染，包括败血症、心内膜炎、脑脓肿、脑膜炎、肺炎、肺脓肿、皮肤伤口感染及泌尿生殖道感染等，也可引起院外获得性感染。本属细菌在非发酵菌的感染中仅次于假单胞菌。

2.3 微生物检验

2.3.1 标本采集

从感染部位采集标本，可采集患者痰、尿、脓汁、血液和脑脊液等标本，直接革兰染色，接种血琼脂和麦康凯琼脂培养基，血液和脑脊液标本可先增菌培养，再接种培养。

2.3.2 涂片镜检

标本直接涂片革兰染色，可在吞噬细胞内或外见到成双排列的革兰阴性球杆菌，注意与奈瑟菌区别，另外，本群细菌革兰染色不易脱色，可能出现革兰染色假阳性。

2.3.2 分离培养及鉴定

专性需氧，在普通培养基上生长良好，最适生长温度为 35 ℃。在血琼脂培养基上，可形成圆形凸起、光滑、边缘整齐、不透明的菌落，部分菌种菌落有黏性，部分有难闻气味；大多不产生色素；其中洛菲不动杆菌菌落较小，且培养 48 h 可产生棕色色素；溶血不动杆菌可形成 β 溶血环。部分菌种在 SS 平板上生长良好。硝酸盐还原试验阴性可与肠杆菌科鉴别；氧化酶反应阴性可与形态相似的奈瑟菌属区别。生化反应鉴定见《全国临床检验操作规程》。

任务 3   产碱杆菌属的鉴定

产碱杆菌属分为以下几种：粪产碱杆菌（*A. faecalis*）、皮乔特产碱杆菌（*A. piechaudii*）、木糖氧化产碱杆菌脱硝亚种（*A. xylosoxidans subsp. denitrificans*）、木糖氧化产碱杆菌木糖氧化亚种（*A. xylosoxidans subsp. xylosoxidans*）、真养产碱杆菌（*A. eutrophus*）、广泛产碱杆菌（*A. latus*）和争论产碱杆菌（*A. paradoxus*）。典型菌种为粪产碱杆菌。

3.1 生物学特性

菌体呈杆状、球杆状或球状，大小（0.5～1.0）μm×（0.5～2.5）μm，革兰染色阴性，通常单个存在，具有 1～8 根（有时达 12 根）周鞭毛，无芽胞，多数菌株无荚膜。

3.2 临床意义

粪产碱杆菌是本属中经常分离到的菌种，它与假单胞菌属有相似的栖息场所。在自然界中，可存在于水和土壤中，该菌也是人体的正常菌群，可在人体的皮肤、黏膜及肠道中分离到。在医院内，可存在于潮湿的器械中，如呼吸器、血液透析器、静脉注射液等，是医院感染的病原菌之一。可从患者血液、痰、尿等临床标本分离，此与污染的透析液和静脉注射液等有关。木糖氧化产碱杆菌木糖氧化亚种似乎是大肠中固有的菌群，曾在医院水中发现，也曾从血、尿、伤口、痰中分离出，并曾从化脓性脑膜炎的脑脊液及化脓性耳分泌物中分离到，故木糖氧化亚种的检出具有一定的意义，特别是医院感染引起的败血症；脱硝亚种曾自尿液、血液及脑脊液中分离出来。

3.3 微生物检验

3.3.1 标本采集

从感染部位采集相应标本，先进行革兰染色，但不能鉴定本菌，然后再直接接种血琼脂及麦康凯琼脂平板上，血液标本可先增菌培养后再分离培养。

3.3.2 分离培养及鉴定

专性需氧，对营养需求不高，在普通培养基上生长良好，适宜生长温度为25～37 ℃。在血琼脂平板上可形成灰色、扁平、边缘薄的菌落，菌落大小因菌种而异，脱硝产碱杆菌菌落较小，某些菌株可见绿色变色区。本群细菌在麦康凯琼脂上生长，形成无色透明菌落；多数菌在SS琼脂上可生长；有的菌株在含硝酸盐或亚硝酸盐时能厌氧生长。三糖铁斜面35 ℃18～24 h后可见斜面产碱、底层不变的反应。生化反应鉴定见《全国临床检验操作规程》。

任务4 黄杆菌属的鉴定

黄杆菌属因具有典型的黄色素而得名。黄杆菌属细菌目前仍未能定科，与临床相关的菌种已正式命名的有8个种：脑膜炎败血黄杆菌、水生黄杆菌、短小黄杆菌、芳香黄杆菌、嗜糖黄杆菌、嗜醇黄杆菌、嗜温黄杆菌和薮内黄杆菌，同时，还有多种黄杆菌的分类尚未定。代表菌种为水生黄杆菌。

4.1 生物学特性

细长的革兰阴性杆菌，两端钝圆，大小 0.5 μm×（1.5～3.0）μm，无鞭毛、荚膜和芽胞。

4.2 临床意义

本属细菌不是人体正常菌群，但可从正常人上呼吸道和皮肤中检出，为机会致病菌，同时也是引起医院感染的常见菌。本属中与人类疾病有关的有 3 种：脑膜炎败血黄杆菌、短小黄杆菌、芳香黄杆菌，临床上引起感染尤以脑膜炎败血黄杆菌最为常见。可引起外伤感染、手术后的菌血症、亚急性心内膜炎、肺炎、尿道炎、化脓性脑膜炎等。对婴幼儿有很高的选择性和毒性。此菌的毒力作用与其产生的蛋白酶和明胶酶有关，该菌感染的患者的病死率可高达 70%。

4.3　微生物检验

4.3.1　标本采集

从感染部位采集相应标本，先进行革兰染色，但不能鉴定本菌，然后再直接接种血琼脂及麦康凯琼脂平板，血液标本可先增菌培养后再接种培养。

4.3.2　分离培养与鉴定

专性需氧，最适生长温度为 35 ℃。在血平板上形成中等大小、圆形、光滑、湿润、微凸、不溶血、边缘整齐的淡黄色菌落，随培养时间的延长，色素由淡黄色、黄色至金黄色。产生黄色素是本菌重要特征，但在鉴定过程中应注意与肠杆菌科的阪崎肠杆菌、聚团肠杆菌及非发酵的嗜麦芽假单胞菌区别。本属细菌可缓慢发酵葡萄糖，通常需 48 h 或 1 周以上，且产酸量较少，常将其按氧化菌来处理，而实际上它是发酵菌。生化反应鉴定见《全国临床检验操作规程》。

任务 5　莫拉菌属的鉴定

莫拉菌属隶属奈瑟菌科。目前和临床有关的有 7 个菌种，分别是缺陷莫拉菌、犬莫拉菌、非液化莫拉菌、亚特兰大莫拉菌、林肯莫拉菌、苯丙酮酸莫拉菌、奥斯陆莫拉菌。

5.1　生物学特性

本属细菌为革兰阴性球杆菌，成对或短链状排列，具有多形性，幼龄菌细长，老龄菌成球杆状，革兰染色不易褪色，无芽胞、无鞭毛，多数菌株有荚膜。

5.2　临床意义

本菌属可从人类或温血动物体内检出，能引起气管炎、肺炎、脑膜炎、心包炎、心内膜炎、泌尿生殖系统炎症和败血症等。

5.3　微生物检验

5.3.1　标本采集

从感染部位采集相应标本，直接接种血琼脂及麦康凯琼脂平板，血液标本可先增菌培养后再接种培养。

5.3.2　分离培养及鉴定

专性需氧，营养要求较高，在血琼脂培养基上生长良好，也可在巧克力培养基和麦康凯培养基上生长，但在 SS 培养基上不生长，部分菌株在普通培养基上生长。最适生长温度 33～35 ℃，42 ℃也可生长。初次分离培养基内需加血液或血清并且要有较高湿度才能生长良好。本属细菌在兔血培养基上的生长特点是：缺陷莫拉菌、亚特兰大莫拉菌和苯丙酮酸莫拉菌培养 24 h 后，出现针尖大小、圆形凸起、光滑湿润、无色不溶血的透明菌落，而非液化莫拉菌和奥斯陆莫拉菌菌落较大，且有时呈黏液状。IMViC 试验－－－＋，不产生硫化氢，其他生化反应鉴定见《全国临床检验操作规程》。

项目 5　需氧菌、分枝杆菌及其他革兰阴性杆菌的检验

学习目标

1. 掌握白喉棒状杆菌、炭疽杆菌及结核分枝杆菌的生物学特性及微生物检验。
2. 熟悉白喉棒状杆菌、炭疽杆菌及结核分枝杆菌的临床意义。
3. 熟悉嗜血杆菌属、鲍特菌属、布鲁菌属和军团菌属的主要生物学特性。
4. 了解嗜血杆菌属、鲍特菌属、布鲁菌属和军团菌属中常见菌种的临床意义。

任务 1　需氧菌的鉴定

革兰阳性需氧和兼性厌氧杆菌种类繁多，本项目主要阐述临床常见的棒状杆菌属的白喉棒状杆菌，李斯特菌属中产单核细胞李斯特菌，丹毒丝菌属中红斑丹毒丝菌，芽胞杆菌属的炭疽芽胞杆菌和蜡样芽胞杆菌。

1.1　革兰阳性无芽胞杆菌属的鉴定

1.1.1　白喉棒状杆菌

白喉棒状杆菌是白喉的主要病原菌。白喉是一种急性呼吸道传染病，该菌主要侵犯口咽、鼻咽等部位，局部形成灰白色假膜，故名白喉。

（1）生物学特性

1）形态染色：革兰染色阳性，为菌体细长微弯曲的棒状杆菌，菌体两端或一端常膨大呈棒状，排列不规则，常呈 V、Y、L 等字形排列。无芽胞、鞭毛及荚膜。白喉棒状杆菌革兰染色时常呈着色不均匀现象。如用美蓝、甲苯胺蓝或奈瑟（Neisser）染色，菌体一端、两端或中央可见明显浓染颗粒，称为异染颗粒。其主要成分是多磷酸盐和核糖核酸，它是该菌储存的养料。用 Neisser 染色，菌体黄褐色，颗粒呈蓝色或深蓝色；Albert 染色，菌体绿色，颗粒蓝黑色。异染颗粒为白喉棒状杆菌的鉴别特征。

2）培养特性：本菌为需氧菌或兼性厌氧菌，最适温度 34～36 ℃，最适 pH 为 7.8～8.0。营养要求较高，需一种或多种维生素、氨基酸、嘌呤及嘧啶，加血清或其他体液于培

养基中有助于生长。在吕氏血清培养基或鸡蛋斜面培养基上生长良好，形成细小有光泽的圆形、灰白色、凸起、光滑的菌落。涂片染色菌体形态典型和异染颗粒明显。在亚碲酸钾血平板上，由于含 $0.3\sim0.4$ g/L 的亚碲酸钾，能抑制其他细菌生长。本菌可生长，并能吸收碲盐，使其还原成单质碲，形成黑色或灰黑色菌落。此培养基可作为棒状杆菌的选择和鉴定之用。白喉棒状杆菌在液体培养基中生长，表面形成菌膜，同时有颗粒沉淀；在麦康凯平板上不生长。

3）生化反应：触酶和硝酸盐还原阳性，不分解尿素，不产生吲哚，氧化酶阴性，发酵葡萄糖和麦芽糖，产酸不产气，海藻糖和蔗糖阴性。

4）抵抗力：白喉杆菌对热抵抗力不强，$60\,^{\circ}\mathrm{C}\,10\sim15$ min 即被杀死。对干燥、光线、寒冷、冰冻的抵抗力较其他无芽胞菌强，对常用消毒剂敏感。对 β-内酰胺类抗生素包括青霉素敏感，但对磺胺类耐药。

（2）临床意义　传染源为白喉患者、恢复期带菌者或健康带菌者。致病物质主要是白喉外毒素。当 β-棒状杆菌噬菌体侵袭无毒白喉棒状杆菌时，其编码外毒素的 tox 基因与宿主染色体整合，无毒白喉棒状杆菌则变为产毒的白喉棒状杆菌，而产生白喉外毒素。此菌经飞沫或接触污染物品而传播，侵入上呼吸道，在鼻咽部黏膜繁殖并产生毒素，使局部毛细血管扩张、充血，上皮细胞发生坏死，白细胞及纤维素渗出，形成灰白色膜状物，称为假膜。若假膜覆盖于喉部或脱落于气管内可引起窒息致死。外毒素进入血流，迅速与易感组织结合而导致细胞损害。常侵入心肌及外周神经，以支配腭肌、咽肌的神经受损较多，临床上常引起心肌炎、软腭肌麻痹及肝、肾、肾上腺组织严重病变，病死率为 $10\%\sim15\%$。白喉棒状杆菌一般不侵入血流，但产生的外毒素可自局部进入血流，造成毒血症。

（3）微生物检验

1）标本采集：标本应由临床专科医师采集。用无菌长棉拭子，取患者咽喉或假膜边缘和其他可疑病灶处的分泌物，未见假膜的疑似患者或带菌者可采集鼻咽部或扁桃体黏膜上的分泌物。如做培养，则应在用药前采集标本。如标本不能及时进行检查，应将标本浸于生理盐水或 15％甘油盐水中保存。标本应取双份。

2）细菌鉴定

①涂片镜检：将检材直接制成两张涂片，分别作革兰染色和异染颗粒染色，镜检如出现革兰阳性棒状杆菌，形态典型具有明显异染颗粒，即可作"直接涂片检出具有异染颗粒的革兰阳性杆菌"的初步报告，供临床参考，以免贻误诊治。继续做培养鉴定后再次报告。

②分离培养：同时接种血平板及胱氨酸－亚碲酸钾血平板或吕氏血清斜面。35 ℃孵育 48 h，挑取可疑菌落镜检，革兰染色和异染颗粒染色。棒状杆菌在麦康凯平板上不生长。若在麦康凯平板生长的革兰阳性棒状杆菌，则可能为快速生长群分枝杆菌。

白喉棒状杆菌鉴定要点为：革兰阳性，着色不均匀，菌体细长微弯曲，排列不规则，有 X、V 形状，具有异染颗粒，触酶阳性，无动力，无芽胞。在吕氏血清斜面为灰白小菌落。亚碲酸盐血平板为黑色或灰黑色菌落。

棒状杆菌在以下情况下须鉴定到种：a. 来自无菌体液如血液（多个标本仅一次阳性除外）；b. 优势菌；c. 尿标本纯培养（$>10^4$ CFU/mL）或优势菌（$>10^5$ CFU/mL）。

以下情况棒状杆菌是有临床意义的：a. 多个标本均分离到同一种棒状杆菌；b. 标本直接染色找到棒状杆菌，同时有白细胞反应；c. 标本分离到其他致病性较弱的细菌。

③毒力试验：人类临床标本中检出白喉棒状杆菌，并非都能产生毒素，产外毒素的菌株是由于携带 β-棒状杆菌噬菌体。毒素产生是决定菌种的毒力基础，可用 Elek's 琼脂扩散法体外试验或用实验动物（豚鼠、家兔）体内毒力测定，具体方法可参考国家标准《白喉诊断标准及处理原则》（GB 15997—1995）附录 A 进行。

3）抗菌药物敏感试验和抗菌药物敏感性：虽然美国临床和实验室标准协会（Clinical and Laboratory Standards Institute，CLSI）没有公布棒状杆菌的药敏标准，但实验室可以用纸片扩散法做药敏试验，培养基采用含 5% 羊血的 M-H 琼脂平板，35 ℃ 孵育 24 h，少数嗜脂性棒状杆菌可延长至 48 h，解释标准参照链球菌。也可用 E-test 或琼脂稀释法测定 MIC，但培养基还是选用 5% 羊血的 M-H 琼脂。棒状杆菌属菌种通常对 β-内酰胺类抗生素包括青霉素敏感。

1.1.2 产单核细胞李斯特菌

产单核细胞李斯特菌（*L. monocytogenes*）属于李斯特菌属。本菌属包括产单核细胞李斯特菌、格氏李斯特菌、默氏李斯特菌三种，其中仅有产单核细胞李斯特菌对人致病。

（1）生物学特性

1）形态染色：产单核细胞李斯特菌是革兰阳性的短小杆菌或球杆菌，常成双排列，多数菌体一端膨大，似棒状，常呈 V 字形排列。无芽胞、一般无荚膜，在含血清的葡萄糖蛋白胨水中能形成黏多糖荚膜。20～25 ℃ 环境中可形成 1～5 根鞭毛，有动力，37 ℃ 动力缓慢。

2）培养特性：本菌为需氧或微需氧，最适生长温度为 30～37 ℃，4 ℃ 时需要几天才生长，对营养要求不高，在血琼脂平板上形成较小、圆形、光滑而有狭窄 β 溶血环的菌落，在液体培养基中呈均匀混浊生长，在半固体培养基中，20～25 ℃ 时，动力自穿刺线向四周蔓延生长，呈倒伞状。耐 8.5% NaCl。

3）生化反应：触酶试验阳性，氧化酶阴性，CAMP 试验阳性。35 ℃ 培养 24 h 内可发酵多种糖类，如葡萄糖、麦芽糖、果糖、蕈糖和水杨素，产酸不产气，V-P 和 MR 阳性，能水解精氨酸产氨，不形成吲哚，不还原硝酸盐，不液化明胶，不分解尿素，能水解七叶苷，有时可产生硫化氢。

（2）临床意义　健康带菌者是本病的传染源。传播途径是粪-口传播。也可通过胎盘或产道感染新生儿，此为本病的重要特点。最常见的是引起脑膜炎、脑炎、败血症，死亡率甚高。此外，还可引起成人的心内膜炎、局部脓肿、皮肤损害、结膜炎、尿道炎等。该菌适应 4 ℃ 生长，故有许多机会进入食品生产或加工过程，人类摄入被李斯特菌污染的食品，会引起感染。

（3）微生物检验

1）标本采集：由本菌引起的败血症和脑膜炎患者，可采集脑脊液、血液进行培养检查；根据病情还可采集子宫、阴道、鼻咽部等分泌物以及病变组织和粪便；另外还可采集病死畜、禽的血、肝、脾和脑的病变组织等。

2）细菌鉴定

①涂片镜检：脑脊液等液体标本，离心后取沉淀涂片，其他标本可直接涂片，革兰染色后镜检，在细胞内外可见有革兰阳性球杆菌或双杆菌。如果染色不好，易与流感杆菌混淆。

②分离培养

a. 脑脊液标本取其沉淀物，接种血琼脂平板，5％～10％CO_2环境，经35 ℃培养18～24 h观察结果；将剩余的沉淀物接种于5 mL胰胨肉汤，置4 ℃冰箱中，每周用血琼脂平板分离一次，至少分离4次。

b. 血液标本，取5 mL血液注入含有50 mL培养基的血培养瓶中，在5％～10％CO_2环境中进行培养，或应用血培养仪进行培养。

c. 咽拭子、组织和粪便等标本，可将其接种于肉汤培养基中，置4 ℃冰箱中进行冷增菌，其他杂菌会逐渐减少，而产单核细胞李斯特菌则大量繁殖。然后转种血琼脂平板培养后观察结果。

③鉴定试验

a. 李斯特菌属菌株鉴定：特点是革兰染色阳性杆菌，细菌在湿片中呈翻筋斗运动，触酶阳性，七叶苷阳性，加上发酵葡萄糖产酸，MR和V-P试验阳性证实。

b. 与其他菌属的鉴别：该菌与革兰阳性细菌如链球菌的鉴别，通过革兰染色形态、动力、触酶试验；与丹毒丝菌属、乳杆菌属菌种鉴别通过动力、触酶、4 ℃生长等。

c. 抗菌药物敏感试验和抗菌药物敏感性：CLSI推荐李斯特菌抗菌药物敏感试验：肉汤稀释法：用含阳离子M-H培养基，加2％～3％溶解马血；孵育温度35 ℃；16～20 h观察结果；产单核细胞李斯特菌不是真正的苛养菌，试验用M-H肉汤不补充血液，也能获得满意结果。青霉素MIC敏感断点≤2 μg/mL，氨苄西林MIC敏感断点≤2 μg/mL。

体外敏感试验或动物试验模型研究表明，一种氨基糖苷类抗菌药物能增强青霉素对产单核李斯特菌抗菌（杀菌）活性。耐药质粒介导的对氯霉素、大环内酯、四环素耐药。有关资料强调，虽然头孢菌素在体外可能出现敏感，但体内无疗效，决不用头孢菌素治疗李斯特菌感染。实验室无论任何时候，从直接涂片、培养物中，发现疑似产单核细胞李斯特菌信息，应该快速传递给临床。

1.1.3　红斑丹毒丝菌

红斑丹毒丝菌（*Erysipelothrixrhusiopathiae*）是丹毒丝菌属的代表菌种，为红斑丹毒丝菌病的病原菌。

（1）生物学特性　革兰染色阳性，但易脱色呈阴性，阳性菌体呈颗粒结节状，串珠样。光滑型菌株细胞呈杆形或球杆状，有时短链状，粗糙菌落的菌体长丝形，超过60 μm。触酶阴性，乳糖、H_2S阳性。红斑丹毒丝菌最显著特点是三糖铁培养基上产生H_2S，临床分离的革兰阳性菌，除了需氧芽胞菌属某些菌种外，极少在三糖铁上产生H_2S，同芽胞菌种的鉴别是菌体形态、芽胞形成和触酶试验。另外，红斑丹毒丝菌进行明胶穿刺培养，22 ℃

孵育，出现"试管刷"状生长。

（2）临床意义　本菌是丹毒丝菌病的病原菌。在自然条件下鱼类、猪、羊、马等动物可感染，引起人类疾病主要是因接触患病的鱼、病畜或其产品经皮肤损伤后感染，一般在手指上形成病灶，俗称"鱼毒"。病灶很少发生播散，也有发生菌血症而引起关节炎、心内膜炎，甚至死亡。

（3）微生物检验　局部感染可自病灶边缘取组织碎片或液体标本，直接接种在血平板上；或将标本接种于含 1% 葡萄糖肉汤中，初次培养时最好置厌氧或 CO_2 环境中，在 35～37 ℃进行增菌培养 24～48 h，然后用含 5% 兔血的心浸液琼脂平板进行分离培养。选可疑菌落做涂片染色及进一步鉴定。应与类白喉杆菌及产单核细胞李斯特菌鉴别。如形态染色、生化反应与本菌一致，特别是产生硫化氢，可初步鉴定是红斑丹毒丝菌。

1.2　革兰阳性需氧芽胞杆菌属的鉴定

革兰阳性需氧芽胞杆菌属是一大群革兰阳性能产生芽胞的大杆菌，为需氧或兼性厌氧菌。本属细菌广泛存在于泥土、灰尘中，少数寄生于动物或昆虫体内并对人类及动物致病。本菌属包括炭疽芽胞杆菌、蜡样芽胞杆菌等。

1.2.1　炭疽芽胞杆菌的鉴定

炭疽芽胞杆菌主要引起动物和人类炭疽病。炭疽病是一种人畜共患的急性传染病。

（1）生物学特性

1）形态染色：炭疽芽胞杆菌为致病菌中最大的革兰阳性粗大杆菌，为（1～1.25）$\mu m \times$（3～5）μm，两端平截，在动物或人体标本中，菌细胞常单个或呈短链状排列，有明显荚膜，无鞭毛。经培养后则呈长链如竹节状排列。在有氧及温度适宜（25～30 ℃）的环境中，易形成椭圆形芽胞，位于菌体中央，小于菌体，折光性强。

2）培养特性：需氧或兼性厌氧菌，生长要求不高，最适生长温度 30～35 ℃。在普通培养基上形成灰色、扁平、干燥、不透明、无光泽、边缘不整齐的粗糙型菌落，边缘呈卷发状，低倍显微镜下观察明显。在血平板上菌落不溶血或弱溶血。碳酸氢钠琼脂平板上有毒株在 5%CO_2 环境中孵育 48 h，由于产生荚膜而形成黏液型菌落，用接种环挑取时可见拉丝状。在液体培养中生长卷绕成团呈絮状沉淀物，液体澄清无菌膜。在明胶培养基中，开始沿穿刺线生长，并向周围散发短的突起如倒置松树状。

3）生化反应：能发酵葡萄糖、麦芽糖、海藻糖，迟缓分解甘油及水杨素，产酸不产气，还原硝酸盐为亚硝酸盐，不产生靛基质和硫化氢，枸橼酸盐、脲酶阴性。

4）抗原构造

①荚膜抗原：具有抗吞噬作用，与毒力有关，无种属特异性。

②菌体抗原：为多糖抗原，由于耐热，此抗原在病畜皮毛或腐败脏器中虽经长时煮沸仍可与相应抗体发生沉淀反应，称为 Ascoli 热沉淀反应。与其他芽胞杆菌、14 型肺炎球菌多糖抗原、人类 A 血型物质有共同成分，能发生交叉反应。

③芽胞抗原：由芽胞的外膜、皮质等组成的芽胞特异性抗原，具有免疫原性和血清学诊断价值。

④炭疽毒素：由保护性抗原（PA）、致死因子（LF）和水肿因子（EF）三种蛋白质组成的复合物。炭疽毒素具有抗吞噬作用和免疫原性。其相应抗体对宿主有一定的保护作用。

5）抵抗力：本菌繁殖体的抵抗力不强，加热60℃30 min死亡，易被一般消毒剂杀灭。但芽胞的抵抗力很强，在自然条件下能存活数十年，芽胞对化学消毒剂的抵抗力也很强，在5%苯酚中需2 h才能杀灭。

（2）临床意义　炭疽芽胞杆菌主要为食草动物炭疽病的病原菌。炭疽病是人畜共患急性传染病。主要传播途径为摄入污染食物或皮肤接触，致病物质主要有荚膜与毒素。荚膜具有抗吞噬作用，炭疽毒素是造成感染者致病和死亡的主要原因。因侵入途径不同而产生三种不同类型的炭疽病：①皮肤炭疽：是最常见的一种，细菌直接经皮肤小伤口进入，初在局部形成小疖，中心有水疱，以后化脓，最后形成黑色坏死。②肺炭疽：由于吸入芽胞引起呼吸困难，痰内带血，甚至咯暗红色血块。③肠炭疽：主要由于食入未煮透的腐肉制品所致，患者症状有呕吐、便血、腹泻，排出水样大便。这三种炭疽病均可能并发败血症和炭疽性脑膜炎。

炭疽是一种死亡率很高的烈性传染病，预防重点应放在家畜感染的防治和牧场的卫生防护上。做好动物检疫，发现病畜立即隔离治疗；严禁食用病畜，病畜尸体应焚烧或深埋于地面2 m以下；对于兽医、放牧、屠宰等有关接触人员，应接种炭疽减毒活疫苗，患过炭疽病的人，可获得持久的免疫力。

（3）微生物检验

1）标本采集

①采取标本时必须遵循两条原则：尽可能在抗生素治疗开始前采取标本；除必要时在具备操作病毒细菌条件的实验室内，不得用解剖的方式获取标本，所需的血液与组织标本均应以穿刺方式取得。

②采集标本：血液、粪便与呕吐物、痰或咳碟物、脑脊液、动物尸体、肉类、毛皮或其他可疑污染物、水以及土壤标本。

2）细菌鉴定

①涂片镜检：用革兰染色、M'Fadyean荚膜染色法和炭疽芽胞染色镜检。如新鲜标本可见竹节状的革兰阳性大杆菌，并有明显的荚膜，在人工培养基上可见芽胞呈椭圆形，位于菌体中央，菌体不膨胀可形成长链，要确切诊断为炭疽芽胞杆菌，必须经过培养及鉴定方可做出最后的判断。

②分离培养：炭疽芽胞杆菌的分离应同时用血琼脂平板和选择性平板进行。一般采用血平板做常规分离培养，35℃培养24 h，观察菌落特点。污染严重的标本，最好用炭疽芽胞杆菌选择性培养基——戊烷脒多黏菌素B培养基，培养时间可稍长些，菌落特征同血平板上的表现，但菌落较小。

3）鉴定试验：上述平板经35℃培养24 h后，根据菌落形态，涂片染色，如疑似炭疽芽胞杆菌，画线接种于普通营养琼脂平板上，在画线区内分别贴上浸有诊断用炭疽芽胞杆菌噬菌体和青霉素的纸片，35 ℃孵育 24 h 后，在两种纸片的周围均出现明显的抑菌环，便可判定为炭疽芽胞杆菌。

①鉴别试验

a. 串珠试验：炭疽芽胞杆菌在含有 0.05～0.5 U/mL 青霉素的培养基中，可发生形态变异，形成大而均匀的圆球状并相连如串珠状，而类炭疽杆菌及其他需氧芽胞杆菌则无此现象。本试验有鉴别意义。b. NaHCO₃ 毒力试验：将待检菌株接种于含 0.5% NaHCO₃ 和 10% 马血清琼脂平板，置 10% CO₂ 培养 24～48 h 观察，有毒菌株形成荚膜，菌落为黏液型，无毒菌株不形成荚膜，菌落为粗糙型。c. 青霉素抑制试验：将待检菌株接种于含青霉素 5、10、100 U/mL 的普通琼脂平板上，37 ℃培养 24 h，炭疽芽胞杆菌在含 5 U/mL 的青霉素培养基上生长，在 10、100 U/mL 的青霉素培养基生长受抑制，某些芽胞也可以抑制，故应综合分析。d. 噬菌体裂解试验：炭疽杆菌噬菌体裂解试验阳性。

②抗菌药物敏感试验和抗菌药物敏感性：炭疽芽胞杆菌对青霉素、红霉素、庆大霉素、氯霉素、链霉素、环丙沙星、多西环素敏感，但对头孢菌素耐药。早期治疗应用氟喹诺酮类，联合一种敏感抗菌药物能提高生存率。

（4）试验方法

1）炭疽芽胞杆菌选择性平板：蛋白胨 2 g，氯化钠 0.5 g，酵母浸膏粉 0.5 g，EDTA 0.03 g，乙酸亚铊 0.004 g，水杨素 1 g，琼脂粉 1.8 g 加蒸馏水至 100 mL，调整 pH 为 7.6，加 0.2% 溴麝香草酚蓝 1.2 mL，高压蒸汽灭菌 121 ℃ 20 min，冷却至 45～50 ℃时，加入多黏菌素 B（3 000 U/mL）水溶液 0.1 mL，溶菌酶（30 000 U/mL 水溶液）0.1 mL，混匀后倾注平板。

2）M'Fadyean 荚膜染色法：0.05 mg 亚甲蓝溶于 1 mL（20 mmol/L pH 7.3）磷酸钾溶液中。标本制备完毕后，在空气中自干，用无水甲醇固定标本 2～3 min，继而直接滴亚甲蓝溶液于玻片上染 1 min，水洗，放入 10% 次氯酸溶液中，吸干或自干，镜检。细菌体被染为深蓝色，荚膜呈粉红色，包绕在菌体周围。

1.2.2　蜡样芽胞杆菌的鉴定

蜡样芽胞杆菌因在普通培养基上，形成似白蜡状菌落而得名。

（1）生物学特性

1）形态染色：蜡样芽胞杆菌是革兰阳性大杆菌，菌体两端稍钝圆，单个或长链状排列，无荚膜，有鞭毛，能运动。芽胞椭圆形，位于中央或近端。

2）培养特性：在普通琼脂平板上生长的菌落呈乳白色，不透明，边缘不整齐，直径 4～6 mm，菌落常沿画线蔓延扩展成片，如同白蜡，故名。在血平板上菌落浅灰色，毛玻璃样，伴草绿色溶血或透明溶血环。在卵黄培养基上培养 3 h 后尚未见细菌集落，但能看到卵磷脂分解形成白色混浊环，这称为乳光反应。在液体培养中生长均匀混浊，有菌膜。

3）生化反应：该菌能利用枸橼酸盐，产生淀粉酶，发酵葡萄糖、麦芽糖、蔗糖、水杨素和海藻糖。VP 试验阳性，不产生吲哚、硫化氢。

（2）临床意义　蜡样芽胞杆菌可引起败血症、心内膜炎、创伤和肺部感染以及爆发性食物中毒，以夏秋季为多见。该菌还可引起人爆发性眼感染，常导致眼球摘除或失明，若在眼睛分泌物中分离到该菌应立即与临床联系。蜡样芽胞杆菌引起食物中毒必须达到一定的感染量，即食物中毒含菌量达 10^6 个/mL 以上才能发病。食物中毒分两种类型：①呕吐型：由耐热的肠毒素引起，于进食 $1\sim6$ h 发病，主要是恶心、呕吐，仅少数有腹泻。②腹泻型：进食后发生胃肠炎症状，主要为腹痛、腹泻和里急后重，偶有呕吐和发热。

（3）微生物检验

1）标本采集　常采集患者食物、呕吐物、剩余食物、腹泻粪便等。

2）细菌鉴定

①涂片镜检：将可疑食物、粪便或呕吐物用无菌盐水制成菌悬液直接涂片，染色镜检，观察形态特征。

②分离培养：将可疑食物或粪便制成无菌乳悬液，呕吐物可直接接种，接种在普通琼脂平板上，35 ℃培养 $18\sim24$ h，观察菌落特点和做其他检查。活菌计数：将残余食物用生理盐水稀释成 $10^{-1}\sim10^{-2}$。a. 涂布法：取各稀释液 0.1 mL 分别接种于卵黄琼脂平板上，用 L 棒涂布均匀，置 35 ℃孵育 12 h，本菌在该平板上产生蜡样光泽。b. 倾注平板法：同上稀释法，将各稀释液 0.1 mL 注入空的无菌瓶中，将熔化冷至 50 ℃左右的营养琼脂适量倾入并立即混匀，冷凝后置 35 ℃培养 $24\sim48$ h，每个稀释度做两个平皿。将两个平板所计的菌落数乘以稀释倍数，即为每毫升样品所含活菌数。一般认为蜡样芽胞杆菌 $>10^5$ 个/mL时，即有发生食物中毒的可能。

③抗菌药物敏感试验和抗菌药物敏感性：蜡样芽胞杆菌对青霉素、氨苄西林、头孢菌素、甲氧苄啶耐药，但对克林霉素、红霉素、氯霉素、万古霉素、氨基糖苷类、四环素、磺胺类等抗菌药物敏感，口服环丙沙星对蜡样芽胞杆菌引起的伤口感染有效，早期克林霉素联合庆大霉素对眼部感染效果最佳。对其他芽胞杆菌，可选用青霉素及衍生物、头孢菌素。应注意在临床标本中已分离到的对万古霉素耐药菌株。

任务2　分枝杆菌的鉴定

分枝杆菌属（*Mycobacterium*）是一类细长或略弯曲、有的呈分支状或丝状的杆菌。本属细菌的主要特点是细胞壁含有大量脂质，可占其干重的 60%，这与本菌染色性、抵抗力和致病性等密切相关。一般不易着色，若经加温或延长染色时间而着色后，能抵抗 3% 盐酸乙醇的脱色作用，故又称抗酸杆菌（acid-fast bacilli）。需氧生长，无荚膜、芽胞等特殊结构。不产生外毒素、内毒素及侵袭性酶，其致病因素与菌体成分有关，引起的疾病都呈慢性，并伴有肉芽肿。

分枝杆菌属是分枝杆菌科（Mycobacteriaceae）内唯一菌属，DNA G+C mol% 为 $62\sim70$，与放线菌属（$60\sim69$）、诺卡菌属（$59\sim60$）及棒状杆菌属（$51\sim59$）的 DNA G+C 含量近似，后三属细菌也有抗酸性。

分枝杆菌属的种类很多，最早发现的是麻风分枝杆菌（1873 年），1882 年才了解结核分枝杆菌。结核分枝杆菌以外的其他分枝杆菌统称为非结核分枝杆菌或非典型分枝杆菌（表 5-1）。

表 5-1　分枝杆菌的分类

分类	生长速度	菌落和色素产生	代表菌种	致病性
结核分枝杆菌复合群	生长缓慢		结核分枝杆菌、牛分枝杆菌	结核病
非结核分枝杆菌				
Runyon I 组	生长缓慢	菌落不见光时为淡黄色，光照后则变为黄色或橙色	堪萨斯分枝杆菌（*M. kansasii*）、海分枝杆菌（*M. marinum*）	肺结核样病变；皮肤丘疹、结节与溃疡
Runyon II 组	在 37 ℃生长缓慢	在暗处培养时菌落呈橘红色	瘰疬分枝杆菌（*M. scrofulaceum*）	儿童淋巴结炎
Runyon III 组	40～42 ℃下生长慢	通常不产生色素	鸟-胞内分枝杆菌（*M. avium*）	结核样病变，多见于肺与肾
Runyon IV 组	在 25～45 ℃快速生长。培养 5～7d 即可见到菌落	个别种产生色素	偶发分枝杆菌（*M. fortuitum*）	极少致病
麻风分枝杆菌	人工培养基上不生长			麻风

2.1　结核分枝杆菌的鉴定

结核分枝杆菌（*M. tuberculosis*）简称结核杆菌，是引起人和动物结核病的病原体，DNA G＋C mol％为 66～68。目前已知在我国对人类致病的主要有人型和牛型结核分枝杆菌。

2.1.1　生物学特性

（1）形态染色　结核分枝杆菌为细长或略带弯曲的杆菌，大小（0.3～0.6）$\mu m \times$（1～4）μm。在培养基中可呈球状或丝状，陈旧培养物或干酪化的淋巴结中可见到分枝状。革兰染色阳性，但不易着色。一般用姜-尼（Ziehl-Neelsen）抗酸染色法，因菌体含有大量脂质而影响染料的穿入，以 5％苯酚复红加温染色后可以染上，但用 3％盐酸乙醇不易脱色，再用亚甲蓝复染后仍呈红色，属于抗酸杆菌的一种。显微镜下常堆积成团、成束，排列无序，也有呈链状、索状者。多数菌体含有一至数个异染颗粒，位于菌体次极端或中心。曾经在组织中发现革兰阳性的非抗酸颗粒，接种动物可产生典型的结核病变，后被称为

Much 颗粒，其实为结核分枝杆菌的 L 型，影响菌体细胞壁合成的因素均可导致其变为 L 型。金胺"O"等染色，在荧光显微镜下可发生荧光。本菌无芽胞、无鞭毛、无菌毛，一般亦无荚膜。

（2）培养特性　结核分枝杆菌专性需氧，8%～12%CO_2 可刺激其生长。烛缸不适合本菌培养，需用二氧化碳培养箱。培养温度适应范围较大，35～40 ℃均可生长，最适温度为 35～37 ℃。最适 pH 6.5～6.8，生长时还需适当的湿度。本菌生长缓慢，在一般的培养基中每分裂一代的速度为 18～24 h。在固体培养基上，一般需 2～4 周才能长出菌落。菌落呈干燥颗粒状，不透明，乳白色或米黄色，表面粗糙，形似菜花。在液体培养基中生长较快，多为表面生长，形成菌膜，其干燥，易碎而沉于管底。此种特性与菌体的疏水性有关。若在液体培养基中加入乳化剂聚山梨酯-80，则呈均匀分散生长。有毒力的菌株在液体培养基中可呈索状生长，无毒株则无此现象。色素形成可因菌型、培养条件以及暴露光线的程度而有差别。

结核分枝杆菌营养要求较高，必须在含有血清、卵黄、甘油、马铃薯以及无机盐类的特殊培养基（如罗氏培养基，Lowenstein-Jenson，L-J）上才能生长。但经多次传代或长期保存的菌种，也能在营养较简单的培养基中生长。培养基中加入动物血清或白蛋白，可中和脂肪酸的毒性作用；聚山梨酯-80 为水溶性脂肪酸酯，能湿润菌体表面，从而有助于细菌在液体中分散生长，且生长速度较快，也有利于药物敏感试验及动物接种。据报道，少量铁可促进结核分枝杆菌生长，铁可使细菌产生分枝杆菌生长素（mycobactin），作为细菌生长时所需的铁分子载体，提供细菌生长之用。选择培养基中加入抗生素药物或染料，以抑制标本中革兰阳性菌、真菌等污染菌的生长。常用的抑制剂有结晶紫、孔雀绿、青霉素、萘啶酸、林可霉素、多黏菌素 B 等。

（3）生化反应　各型结核分枝杆菌均不发酵糖类，能产生触酶，而耐热触酶试验大多阴性；非结核分枝杆菌则大多数耐热触酶试验阳性。人型结核分枝杆菌烟酸试验、硝酸盐还原和烟酰胺酶试验均为阳性，借此可与牛型结核分枝杆菌鉴别。

（4）抵抗力　结核分枝杆菌细胞壁含有大量脂质，乙醇较易渗入细胞壁将其杀死，故对 70%～75%的乙醇敏感。但是，脂质可防止菌体内水分丢失，故对干燥的抵抗力特别强，在干燥痰内可存活 6～8 个月，黏附在尘埃上能保持传染性达到 8～10 d 之久。对湿热敏感，在液体中加热 62～63 ℃15 min 或煮沸即被杀死。对紫外线敏感，直接日光照射数小时被杀死。对酸（3% HCl 或 6% H_2SO_4）或碱（4% NaOH）有抵抗力，可抵抗其作用长达 30 min，实验室常用此浓度的酸碱处理有杂菌污染的标本和消化标本中的黏稠物质，以便进行培养。另外，对 1∶75 000 结晶紫和 1∶13 000 孔雀绿有抵抗力，其加入培养基可抑制杂菌生长。

药物中异烟肼、利福平对细胞内外的结核分枝杆菌有快速强大的杀菌力；链霉素、卡那霉素对细胞外的细菌有杀灭作用；吡嗪酰胺对细胞内的细菌有杀灭作用；乙胺丁醇、对氨基水杨酸、环丝胺酸和乙硫异烟胺等仅有抑制作用。结核分枝杆菌对上述药物敏感，但长期用药易出现耐药性。

（5）变异性　结核分枝杆菌可发生形态、菌落、毒力、免疫原性和耐药性等变异。在体内经异烟肼作用可抑制此菌细胞壁中分枝菌酸的合成，致使细胞壁表层变薄、消失，细菌呈多形性。在不良环境中，菌落可由 R 型变为 S 型。近年来，世界各地结核分枝杆菌的耐药菌株逐渐增多，已分离出多重耐药菌株，甚至引起暴发流行。结核分枝杆菌对异烟肼、链霉素、利福平等较易形成耐药性，耐药菌株毒力减弱，如异烟肼耐药菌株的触酶活性消失。失去对豚鼠的毒力，但对人仍有一定的致病力。1908 年，Calmette 与 Guerin 二人将有毒的牛型结核分枝杆菌培养于含有甘油、胆汁、马铃薯的培养基中，经 13 年传种 230 代，获得减毒菌株，再接种动物，不能致病而使其获得免疫力，1921 年开始将其应用于人类，即预防结核病的卡介苗（BCG）。

2.1.2 临床意义

结核分枝杆菌不产生内、外毒素，无侵袭性酶。其致病性可能与细菌在组织细胞内大量繁殖引起炎症，菌体成分及代谢产物的毒性以及机体对菌体成分产生的免疫损伤有关。

（1）致病物质　与致病性有关的致病物质有脂质、蛋白质和多糖。

1）脂质：脂质的含量与毒力有密切关系，毒力强的结核分枝杆菌属的脂质含量占细胞壁干重的 60%。脂质中糖脂更为重要。索状因子为 6，6-双分枝菌酸藻糖，与结核分枝杆菌的毒力有密切关系，能破坏细胞线粒体膜，影响细胞呼吸，抑制白细胞游走和引起慢性肉芽肿。索状因子使细菌在液体培养基中生长时相互粘连，按纵轴平行排列成长索状。磷脂能促使单核细胞增生，并使炎症灶中的巨噬细胞转变为类上皮细胞，从而形成结核结节。分枝菌酸与抗酸性有关。蜡脂 D 是一种糖脂和分枝菌酸的复合物，具有佐剂作用，可激发机体产生迟发型超敏反应。硫酸脑苷脂（sulfatide）和硫酸多酰基化海藻糖（multiacylated trehalose sulfate），能结合中性红，使有毒菌株的菌落呈红色。该糖脂可抑制吞噬体与溶酶体的结合，使结核分枝杆菌能在吞噬细胞中长期存活。

2）蛋白质：结核分枝杆菌含有多种蛋白质成分，Koch（1890 年）制备的旧结核菌素（Old tuberculin，OT），其活性部分主要是蛋白质。Seibert（1926 年）从培养滤液中提取出纯化衍生物（purified protein derivative，PPD），证明结核菌素是蛋白质成分，可激发机体的结核菌素反应。蛋白质有免疫原性，其与蜡脂 D 结合能使机体发生迟发型超敏反应。蛋白质还可刺激机体产生抗体，但抗体对机体无保护作用。

3）多糖：由阿拉伯半乳糖、阿拉伯甘露聚糖、甘露聚糖及葡萄聚糖等组织。试管内能干扰抗原抗体反应，与免疫血清作用产生沉淀反应。能吸引中性粒细胞，诱发超敏反应。结核分枝杆菌的荚膜成分主要是多糖。

（2）所致疾病

结核分枝杆菌主要通过呼吸道、消化道和受损伤的皮肤侵入易感机体，引起多种组织和器官的结核病，其中以通过呼吸道引起的肺结核最多见。这是由于肺泡中无正常菌群，结核分枝杆菌可通过飞沫微滴或含菌尘埃的吸入进入肺泡，肺结核可分为原发感染和原发后感染。部分患者结核分枝杆菌可浸入血液循环，引起肺内、外播散，导致肺外感染，如脑、肾结核；痰菌被吞咽入消化道，可引起肠结核、结核性腹膜炎等。

（3）免疫性与超敏反应

1）免疫性：人类对结核分枝杆菌的感染率高，但发病率不高，这表明人类对结核分枝杆菌有较强的免疫力。结核分枝杆菌是胞内感染菌，其免疫主要是以 T 细胞为主的细胞免疫。致敏淋巴细胞和其产生的多种细胞因子，如 IL-2、IL-6、IFN-γ，与 TNFα 共同作用可杀死病灶中的结核分枝杆菌。浸润的细胞有的可直接杀伤靶细胞；有的产生细胞因子激活巨噬细胞，使吞噬作用加强，由于产生活性氧中介物和活性氮中介物而将病菌杀死。

结核的免疫属于传染免疫或带菌免疫，即指结核分枝杆菌或其组分在体内存在时，机体对再入侵的结核分枝杆菌才有较强的免疫力，当体内结核分枝杆菌及其组分消失后，抗结核免疫也随之消失。

机体感染结核分枝杆菌后，虽然能产生多种抗体，但这些抗体对机体无保护作用，与机体免疫程度也无平行关系。

2）超敏反应：在机体形成抗结核分枝杆菌特异性免疫的同时，也形成了对结核分枝杆菌的迟发型超敏反应。关于免疫性与超敏反应的关系可用科赫现象（Koch's phenomenon）加以说明。在初次注射毒性结核分枝杆菌于豚鼠皮下 10～14 d 后，注射部位出现小结节坏死溃疡，溃疡很难愈合，局部淋巴结肿大，细菌扩散至全身，表现为原发感染的特点。若再次给同一只动物皮下注射有毒力的结核分枝杆菌于另一部位，则该部位很快发生坏死和溃疡，但愈合很快，附近淋巴结不肿大，细菌亦很少扩散，表现为原发后感染特点。后一反应不同于初次反应的原因是机体已获得抗结核的免疫性与迟发超敏反应。近年来研究证明，这种免疫性与迟发超敏反应不是相同的细胞免疫反应；从结核分枝杆菌的结核菌核糖体中分离出的核糖核酸，能引起免疫性，但不引起皮肤迟发型超敏反应；而结核分枝杆菌的结核菌蛋白与蜡脂 D 一起能有效地引起皮肤超敏反应，而不引起明显的免疫性。免疫性与迟发型超敏反应可由不同类型 T 细胞介导，即两种抗原成分激活不同的 T 细胞亚群释放不同的细胞因子所致。

3）结核菌素试验：结核菌素试验是应用结核菌素进行皮肤试验，来检测受试者对结核分枝杆菌是否有细胞免疫功能及迟发型超敏反应的一种试验。以往常规试验取 OT5U 注射于前臂屈侧皮内，目前都用 PPD。PPD 有两种：人型结核分枝杆菌制成的 PPD-C 和卡介苗制成的 BCG-PPD。每 0.1 mL 含 5U。常规试验分别取两种 PPD5U 注射两前臂皮内，48～72 h 后红肿硬结超过 5 mm 者为阳性，表明受试者曾感染过结核分枝杆菌，但不一定患有结核病。≥15 mm 为强阳性，对临床诊断有意义。若 PPD-C 侧大于 BCG-PPD 侧，则为感染。反之，BCG-PPD 侧大于 PPD-C 侧，则可能为卡介苗接种所致。我国城市成年人中的结核分枝杆菌感染率为 80% 左右，因此，本实验对成年人来说意义不大。但对婴幼儿结核病的诊断有意义，阴性反应一般表示未感染过结核分枝杆菌，但感染初期、老年人、严重结核病患者或患有其他传染病（如麻疹）、获得性细胞免疫功能低下（如艾滋病）或使用免疫抑制剂致免疫功能受到抑制时，结核菌素试验均呈阴性。

结核菌素试验主要用于：①卡介苗接种后免疫效果的测定；②作为婴幼儿结核病诊断的参考；③测定肿瘤患者的细胞免疫功能。

4）防治原则：近 20 年来，国际卫生组织提出控制结核病的主要方法有：①发现和治疗痰菌阳性的患者。②新生儿接种卡介苗。经卡介苗接种者约 80％获得保护力。卡介苗是活疫苗，疫苗内活菌数直接影响免疫效果，故目前已有冻干疫苗供应。接种方法大多数国家采用皮内法。新的核糖体 RNA（rRNA）疫苗现处于试验阶段。对于结核病的治疗多数国家以利福平、异烟肼、乙胺丁醇、链霉素为第一线药物，并多以利福平与异烟肼合用以减少耐药性的产生。对严重感染，可将吡嗪酰胺、利福平及异烟肼合用。

2.1.3　微生物检验

（1）标本采集　根据感染部位的不同，可采取不同的标本。结核病患者各感染部位的标本中大多都混有其他杂菌，应采取能抑制污染菌的方法。若需分离培养，必须使用灭菌容器，患者应停药 1～2 d 后再采集标本。

1）痰：最好收集清晨第一口痰液，盛无菌痰盒或试管内送检。痰应来自肺部，可嘱患者进行深呼吸，使肺充满空气，然后用力从肺深处咳出。采用浓缩法或分离培养时，痰量宜多一些。取材时应挑取脓样干酪样颗粒或带褐色血丝的痰。有人报告，收集 24 h 痰比采集清晨痰阳性检出率高，但前者污染率高，通常生长较慢。结核病患者连续或间歇排菌取决于疾病的发展，Krasnow 认为取清晨痰标本不应少于 5 份，常可有效地确定活动性结核病患者。

2）尿：收集清晨第 1 次全部尿量或 24 h 尿沉淀 10～15 mL 送检，必要时无菌导尿送检。有人认为收集 24 h 尿可因结核分枝杆菌长时间暴露于尿内而引起细菌损伤。诊断尿路结核通常需 3～5 份标本。

3）粪：选取脓性部分粪便 5～10 g 放于灭菌的广口瓶中送检。但国外通常只做 AIDS 患者粪便的 MAC 检测。

4）胃液：于空腹时抽取胃液或洗胃液（特别是儿童）置无菌瓶中送检。于标本采集后或 4 h 内加入 100 mg 碳酸钠中和酸碱度。胃液常混有共生的分枝杆菌，故直接涂片染色检查无意义，须将分离的细菌做出鉴定。

5）脑脊液和胸、腹腔积液及关节液：应将脑脊液，胸、腹腔积液或关节液盛于无菌试管送检，或将上述标本直接接种于不同的液体培养基。脑脊液标本静置后，表面可有细薄凝块，取凝块涂片或接种培养。至少应取 2 mL 脑脊液。

6）脓液：尽可能用无菌注射器抽取脓汁或分泌物，置无菌试管送检。常规消毒皮肤后于皮肤坏死边缘的下方采标本。可用米氏 7H9 肉汤作为转运少量标本的培养基。

7）血液：针对获得性免疫缺陷，特别是 AIDS 患者，可取血液分离培养分枝杆菌，导致感染的分枝杆菌主要是 MAC。可用分离溶解离心系统（ILCS）或有放射性的 BACTEC13A 血液培养瓶做血培养。

（2）细菌鉴定

1）涂片镜检

①直接涂片：a. 薄涂片：挑取痰或其他处理过的标本约 0.01 mL，涂于载玻片上，用姜—尼（热染法）或 Kinyoun（冷染法）抗酸染色，镜检，报告方式见表 5-2；b. 厚涂片：取标本 0.1 mL 涂片，抗酸染色，镜检，报告方法同薄涂片法。

表 5-2　读片与报告

染色方法	报告方法	镜检结果
抗酸染色法（×1 000）	—	300 个视野未发现抗酸菌
	±	300 个视野内发现 1～2 条抗酸菌
	+	100 个视野内发现 1～9 条抗酸菌
	2+	10 个视野内发现 1～9 条抗酸菌
	3+	每个视野内发现 1～9 条抗酸菌
	4+	每个视野内发现 9 条以上的抗酸菌
荧光染色法（×450）	—	300 个视野未发现抗酸菌
	±	70 个视野内发现 1～2 条抗酸菌
	+	50 个视野内发现 1～2 条抗酸菌
	2+	10 个视野内发现 4～36 条抗酸菌
	3+	每个视野内发现 4～36 条抗酸菌
	4+	每个视野内发现 36 条以上抗酸菌

②集菌涂片：主要方法有：a. 沉淀集菌法：将标本用 20 g/L NaOH 消化，置 37 ℃ 30 min 或高压灭菌液化后，3 000 r/min 离心 30 min，取沉渣涂片；b. 漂浮集菌法：将标本用生理盐水充分稀释，再加入汽油 0.5～1.0 mL，振荡 15～30 min 后，吸取泡沫和油层交界部分涂片。二者均用抗酸染色、镜检，报告方法同直接涂片法。

③荧光显微镜检查法：制片同前。用金胺 O 染色，在荧光显微镜下分枝杆菌可发出荧光。本法不用油镜，视野覆盖面积大，节约人力，能够提高工作效率和阳性率，但也有漏检者，必要时还可用抗酸染色法复核。

2）分离培养

①标本的前处理：结核病患者的标本（痰最多见）大多有杂菌污染，因此在培养前应以适当的方法做前处理，以达到杀死或减少杂菌和液化标本目的。前处理的方法很多，常用的有：a. 40 g/L NaOH 法：取痰液 1 份加 2 份 40 g/L NaOH 溶液，如标本黏稠性大，可适当增加 NaOH 量。充分搅拌或振荡，置 37 ℃水浴箱消化 15～30 min，其间要振荡 2～3 次。以 3 000 r/min 离心 15 min，倾去上清液，沉淀物用于培养。也可将消化液接种于结核分枝杆菌固体培养基。b. 4％H₂SO₄ 法：此法多用于尿标本的前处理。取标本加 2～4 倍量的 4％H₂SO₄ 溶液混合，置室温下作用 20 min，其间振荡 2～3 次，促其液化即可接种培养基。c. 胰酶-苯扎溴铵法：先用 1 g/L 的胰酶消化后，再用 0.3％苯扎溴铵处理 5 min，以液化和杀灭杂菌。d. NALC-2％NaOH 法：各种标本用 NALC（N-Acetyl-L-cysteine）-2％NaOH 处理后，接种于适宜的培养基上。

②培养基的选择：常用结核分枝杆菌培养基有 3 种。a. 以鸡蛋为主的培养基：如 L-J 培养基、曲氏（Trudeau）培养基、小川培养基；b. 以琼脂为基础的培养基：如米氏米德尔布鲁克（Middlebrook）7H10 和 7H11 琼脂培养基；c. 液体培养基：如米德尔布鲁克 7H9 琼脂和 Dubos 吐温清蛋白肉汤，其主要用于药敏试验。此外，还有 BACTEC 抗酸杆菌（AFB）系统、Bi-Phasic 培养基、分枝杆菌生长指示管（MGIT）等培养基。

③接种培养：将经过处理的各种标本悬液和沉淀物，取 0.1 mL 接种后，转动试管，使标本接触全部培养基斜面，置 35～37 ℃培养。1 周内每日观察 1 次生长与否，而后每周观察 1 次，直至 6～8 周。5％～10％CO_2可刺激分枝杆菌的生长，特别是标本的初次分离培养。根据其生长时间、菌落形态及产生色素等特点，加以判定。斜面上生长 20 个菌落以下，报告菌落数，阴性结果必须观察 8 周未见菌落生长方可报告。培养结果记录及报告方法见表 5-3。

表 5-3　培养结果记录及报告方法

报告方式	培养结果
＋	斜面上生长 20 个菌落以上，占斜面 1/4 以下
2＋	斜面上菌落生长面积占斜面 1/4 以上，1/2 以下
3＋	斜面上菌落生长面积占斜面 1/2 以上
4＋	斜面上菌落生长密集成菌苔

2.2　麻风分枝杆菌的鉴定

麻风分枝杆菌（*M. leprae*）简称麻风杆菌，是麻风的病原菌，首先由 Hansen（1873 年）从麻风患者组织中发现。麻风是一种慢性传染病，流行地区广泛。

2.1.1　生物学特性

（1）形态染色　麻风分枝杆菌亦为抗酸杆菌，但较结核分枝杆菌短而粗，大小（0.3～0.5）μm×（1～8）μm，抗酸染色阳性且着色均匀，呈束状或成团排列。麻风分枝杆菌为典型的胞内寄生菌，有麻风分枝杆菌存在的细胞呈泡沫状，称为麻风细胞，与结核分枝杆菌相区别。用药后细胞可断裂为颗粒状、链杆状等，着色不均匀，这称为不完整菌。革兰染色阳性，无动力，无荚膜，亦无芽胞。

（2）动物接种　因麻风分枝杆菌体外人工培养尚未成功，目前可用动物接种，进行细菌鉴定、药物筛选及治疗方法等各种研究。犰狳（Armadillo）对本菌高度易感，皮内、皮下或静脉接种后，有 40％于 15 个月发生进行性播散病变，且其组织含菌量较人组织内高 100 倍，为本菌的良好动物模型。用小白鼠足垫接种，并将足垫温度降低，即可见麻风分枝杆菌生长并能传代，但其易感性较犰狳低，主要在局部生长繁殖，其传代时间为 20～30 d。

2.2.2　临床意义

人类是麻风分枝杆菌的唯一宿主，也是唯一传染源。本菌传染性很低，长期直接接触可造成传染，仅少数人发病。潜伏期一般 6 个月至 5 年，长者可达 20 年。婴儿主要由密切接触感染，无先天性麻风。

结核样型占本病 60％～70％。麻风菌素（lepromin）实验多呈阳性，患者的细胞免疫力强，巨噬细胞将大量菌杀灭，很少被检查出，传染性小，称闭锁性麻风。瘤型占 20％～30％，细胞免疫力差，病变组织的抗酸染色可见大量杆菌聚集，传染性强，这称开放型麻风。麻风菌素实验为阳性。界限类约占5%，具有上选两型的特点，可向两型转化。未定类占5%～10%，表现介于两型之间。

麻风病起病慢，病程长。其类型是否相同取决于机体的免疫力。我国以结核样型和未定型为多。在缓慢病程中可因某种刺激而突然恶化，此现象为麻风反应。

人类麻风分枝杆菌为兼性细胞内寄生菌，其免疫力为细胞免疫。麻风患者有不同程度的免疫功能缺陷，尤其是细胞免疫功能。经治疗后细胞免疫功能有所恢复。

麻风病目前尚无特异性预防方法。由于麻风分枝杆菌与结核分枝杆菌有共同抗原，曾试用卡介苗来预防麻风，取得一定效果。该病的防治主要依靠普查和对密切接触者定期检查。早期发现病例，早期隔离治疗。治疗药物主要有砜类、利福平、氯苯吩嗪及丙硫异烟胺等。

2.2.3　微生物检验

(1) 涂片镜检　涂片检查仍是目前主要的诊断方法。从患者眶上、鄂下、下颌、耳廓及鼻腔黏膜等处采集标本，即消毒后切开表皮，深达真皮，用刀刮取组织液涂片，火焰固定，抗酸染色镜检，麻风分枝杆菌呈红色，细胞呈蓝色。金胺O染色荧光显微镜检查可提高阳性率。瘤型、界限类多为阳性。

经有效治疗的患者完整菌的百分率下降，常用形态学指标（MI）加以表示。MI系要求镜下数200个菌，如果有40个是染色完整的，则MI为20%（即40/200×100%＝20%）。亦可用细菌指数（BI）表示，可检查多个病变部位，各部门的平均细菌密度（"＋"数）等于BI值。

(2) 活体组织切片　活体组织切片经抗酸染色及病理检查。

任务3　其他革兰阴性杆菌的鉴定

3.1　嗜血杆菌属的鉴定

嗜血杆菌属隶属于巴斯德菌科，本菌属包括16个菌种，其中与临床有关的有9种：流感嗜血杆菌、副流感嗜血杆菌、溶血嗜血杆菌、副溶血嗜血杆菌、杜克雷嗜血杆菌、埃及嗜血杆菌、嗜沫嗜血杆菌、副嗜沫嗜血杆菌、惰性嗜血杆菌。

3.1.1　生物学特性

(1) 形态染色　嗜血杆菌属为革兰阴性短小杆菌，菌体大小（0.3～0.4）$\mu m \times 1.5\ \mu m$，有时呈球形、短丝状或多形态。无芽胞，无鞭毛，不能运动。多数有荚膜，毒力较强，大部分感染均为有荚膜菌株。

(2) 培养特性　需氧或兼性厌氧，最适宜生长温度35～37 ℃，pH 7.6～7.8为最佳。对营养有特殊要求，生长需要X因子（氯化高铁血红素）、V因子（NAD，辅酶Ⅰ或二磷酸吡啶核苷酸）。血细胞中含有 X 因子、V 因子，V 因子处于抑制状态，80～90 ℃ 5～15 min 可破坏细胞膜上的抑制物释放 V 因子。葡萄球菌和肠球菌也可合成 V 因子，在血琼脂平板上点种葡萄球菌或肠球菌也可促进嗜血杆菌属生长。

该菌属菌种抵抗力较弱，在人工培养基上也易死亡，应每隔 4～5 d 转种一次，室温保存比在 4 ℃ 或 37 ℃ 下存活时间更长。

（3）生化反应　发酵葡萄糖及其他碳水化合物产酸，少数菌株产气，还原硝酸盐为亚硝酸盐。流感嗜血杆菌根据其对吲哚、脲酶及鸟氨酸脱羧酶试验的反应不同可分为 8 个生物型（生化型），副流感嗜血杆菌可分为 8 个生物型。

（4）抗原构造　流感嗜血杆菌含有不耐热的型特异性抗原 S，及耐热的种特异性菌体抗原 R。M 型菌株含有 M、S 和 R 3 种抗原，S 型菌株含有 S 和 R 抗原，而 R 型菌株只有 R 抗原。流感嗜血杆菌根据荚膜多糖抗原的不同分为 a、b、c、d、e、f 六个血清型，其中 b 型的致病性最强，f 型次之。

3.1.2　临床意义

嗜血杆菌属存在于正常人上呼吸道，定植率可达人群的 50%。其中有荚膜的 b 型定植较少，在健康儿童中定植 3%～5%。该菌属可引起上呼吸道、泌尿道感染及脑膜炎、菌血症等感染性疾病。

（1）主要致病物质　流感嗜血杆菌主要致病物质是荚膜、菌毛和内毒素等。特异性荚膜多糖抗原能中和机体在感染过程中形成的抗体，并抵抗白细胞吞噬。

（2）所致疾病　流感嗜血杆菌可引起原发化脓性感染及继发性感染，包括脑膜炎、鼻咽炎、关节炎、心包炎、鼻窦炎及中耳炎等。副流感嗜血杆菌为口腔及阴道正常菌群，偶尔可引起心内膜炎、尿道炎等。溶血嗜血杆菌为鼻咽部正常菌群，常引起儿童上呼吸道感染。副溶血嗜血杆菌为口腔、咽部正常菌群，偶可引起咽炎、化脓性口腔炎和心内膜炎。杜克雷嗜血杆菌可引起软下疳，为性传播病菌。埃及嗜血杆菌可引起急性、亚急性结膜炎。嗜沫嗜血杆菌为咽部正常菌群，是牙菌斑中的常见菌。副嗜沫嗜血杆菌为咽部及阴道的正常菌群，偶可引起亚急性细菌性心内膜炎、菌血症、甲沟炎等。

（3）免疫特点　流感嗜血杆菌感染后，血清中可出现特异性抗体，尤其是荚膜多糖抗体，可以增强白细胞的吞噬能力和溶菌作用，抗外膜蛋白抗体也具有补体介导的吞噬作用。

（4）治疗　治疗因流感嗜血杆菌引起的感染性疾病，若 β-内酰胺酶阴性，则首选氨苄西林、阿莫西林，次选磺胺及增效剂（TMP-SMZ）、第二、三代头孢菌素、红霉素及氨曲南等。而阿莫西林/克拉维酸、阿奇霉素、克拉霉素、头孢克洛、头孢曲松都是口服药物，可用于嗜血杆菌属引起的呼吸道感染的治疗。

3.1.3　微生物检验

（1）标本采集　根据感染部位不同分别采取血液、脑脊液、鼻咽分泌物、痰、脓液等标本，采集标本时应注意：①应在疾病早期采取标本，采集后立即送检；②在取鼻咽拭子标本时以肉汤湿润，取样后立即送检，防止干燥；③对心内膜炎、菌血症的患者取血液标本，最好在三个不同部位采集三次，两次间隔时间为 20～60 min；④痰液标本应用灭菌生理盐水洗涤，浓痰可用菠萝蛋白酶或胰蛋白酶消化后再接种。

（2）检验程序设计　嗜血杆菌属检验程序见图 5-1。

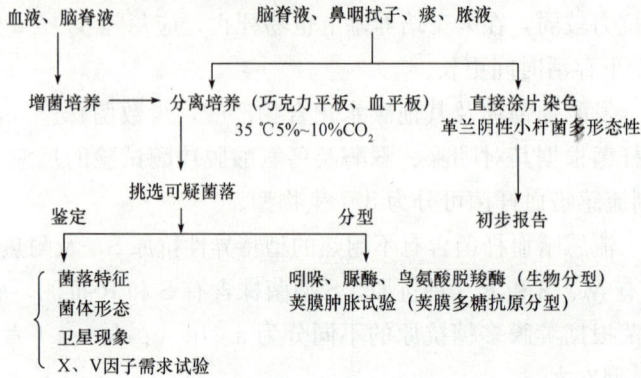

图 5-1　嗜血杆菌属检验程序

（3）细菌鉴定

1）涂片镜检：痰、脓或鼻咽分泌物可直接涂片，脑脊液也可离心后取沉淀物涂片，革兰染色显微镜检查，查到革兰阴性短小杆菌或多形态杆菌，结合临床症状，可做初步诊断。

2）鉴定试验

①抗原检测：可以直接检测标本中的抗原成分和采用酶联免疫的方法检测其抗原成分。

②核酸检测：采用 DNA 杂交的方法检测核酸，在囊性纤维化患者的痰中，可用 DNA 杂交及单克隆标记法检查流感嗜血杆菌的外膜蛋白。

③分离培养与鉴定：接种血琼脂平板培养基和巧克力琼脂平板。但临床标本中往往含有大量杂菌，所以在巧克力琼脂中加入抗菌药物万古霉素、杆菌肽、克林霉素，可提高该菌属的检出阳性率。经 18～24 h 培养，出现无色透明的小菌落。在液体培养基中，有荚膜的菌株均匀混浊生长，而无荚膜的菌株呈颗粒状沉淀生长。

当流感嗜血杆菌与金黄色葡萄球菌一起培养时，可见到靠近葡萄球菌菌落的流感嗜血杆菌菌落较大，而远离葡萄球菌的流感嗜血杆菌菌落较小，这种现象称为"卫星现象"。这是因为葡萄球菌合成的 V 因子释放于培养基中，促进了流感嗜血杆菌的生长。

3）鉴别要点：见表 5-4。

表 5-4　嗜血杆菌属菌种的鉴别

	因子		β-溶血	发酵					触酶	CO₂促进生长	ONPG	H₂S
	X	V		葡萄糖	蔗糖	乳糖	甘露醇	木糖				
流感嗜血杆菌	+	+	−	+	−	−	−	+	+	−	−	−
埃及嗜血杆菌	+	+	−	+	−	−	−	−	+	−	−	−
溶血嗜血杆菌	+	+	+	+	−	−	−	−	+	−	−	+
杜克雷嗜血杆菌	+	−										

	因子		β-溶血	发酵					触酶	CO₂促进生长	ONPG	H₂S
	X	V		葡萄糖	蔗糖	乳糖	甘露醇	木糖				
副流感嗜血杆菌	−	+	−	+	+	−	+	−	v	−	v	+
副溶血嗜血杆菌	−	+	+	+	+	−	+	−	v	−	−	+
惰性嗜血杆菌	−	+	−	w	w	−	−	−	v			
副嗜沫嗜血杆菌	−	+	−	+	+	+	+	v	−	+	+	+
嗜沫嗜血杆菌	w	−	−	+	+	+	+	−	+	+	+	+

注：v 表示不同结果；w 表示弱发酵反应；ONPG 表示 O-硝基酚-β-D 半乳糖吡喃苷

3.2 鲍特菌属的鉴定

鲍特菌属包括百日咳鲍特菌、副百日咳鲍特菌、支气管鲍特菌、鸟鲍特菌、欣氏鲍特菌、霍氏鲍特菌，其中前三种 DNA 的同源性为 72%～94%，是临床常见的致病菌，可引起急性呼吸道感染，其他鲍特菌较少引起人类感染。

3.2.1 生物学特性

（1）形态染色 该菌属为革兰阴性球杆菌，菌体大小（0.2～0.5）$\mu m \times$（0.5～2.0）μm，无芽胞，光滑型菌株有荚膜，某些菌种有鞭毛，有动力。

（2）培养特性 严格需氧，最适生长温度为 35～37 ℃，最适 pH 为 6.8～7.0，营养要求较高，需要在含有炭粒、血液、淀粉等营养物质的培养基上才能生长。常用鲍—金培养基。

（3）生化反应 生化反应极不活泼，不发酵糖类，不液化明胶，不产生硫化氢，不形成吲哚，不还原硝酸盐，不产生脲酶，不利用枸橼酸盐，氧化酶阳性。

（4）抗原构造 新分离的百日咳鲍特菌有荚膜，毒力强，菌落光滑，称Ⅰ相菌，具有耐热的菌体抗原（O 抗原）和不耐热的荚膜表面抗原（K 抗原）。O 抗原为本菌属的共同抗原，K 抗原由多种凝集因子组成，其中因子 7 为百日咳鲍特菌、副百日咳鲍特菌和支气管炎鲍特菌所共有。三种常见鲍特菌的抗原因子见表 5-5。

表 5-5 三种常见鲍特菌的抗原因子

	种特异因子	其他因子
百日咳鲍特菌	1	2、3、4、5、6、7
副百日咳鲍特菌	14	8、9、11、7
支气管炎鲍特菌	12	8、9、10、11、7

3.2.2　临床意义

（1）主要致病物质　百日咳鲍特菌在首次感染人体后黏附在气管和支气管上皮细胞并迅速繁殖，干扰纤毛运动，释放的毒素有五种：①百日咳毒素（PT），是主要毒力因子，与阵发性咳嗽、支气管痉挛有关；②丝状血细胞凝集素（FHA），能促进病原菌黏附在纤毛上皮细胞上（特别是 FHA 的 2 型及 3 型）；③腺嘌呤环酶毒素，可使吞噬细胞活性受抑制，导致呼吸道的感染；④气管细胞毒素，对气管纤毛上皮细胞有特殊亲和力，低浓度时抑制纤毛摆动，高浓度时使细胞坏死脱落；⑤皮肤坏死毒素，能引起外周血管收缩，白细胞渗出或出血，致局部组织缺血、坏死等。

（2）所致疾病　百日咳鲍特菌是百日咳的致病菌，一年四季均有散发，多在冬春季节发病，儿童多于成人，患者是唯一的传染源，可通过飞沫传染。副百日咳鲍特菌也可引起百日咳及急性呼吸道感染，但症状较轻。支气管鲍特菌分别从犬瘟热的狗呼吸道分离出来，也可从豚鼠、家兔、猴子等动物分离到该菌，主要为动物致病菌，对人亦能引起百日咳。

感染百日咳鲍特菌后潜伏期为 1～2 周，病程分三期，首先是卡他期，1～2 周，明显的卡他症状，传染性强，感染标本阳性率高；其次是痉挛期，1～4 周，患者出现阵发性剧烈咳嗽，直至咯出黏稠的痰液为止；最后是恢复期，1～2 周，阵咳开始减轻，渐趋停止。

（3）免疫特点　由于从母体获得的抗百日咳杆菌的保护性抗体量少，所以 6 个月以内的婴儿也可以患本病。隐性感染、病后及预防接种后可产生较持久的免疫力。

（4）治疗　百日咳鲍特菌的临床治疗首选红霉素类；次选氨曲南及磺胺增效剂（SMZ-TMP），对青霉素不敏感。该菌感染的控制以预防接种为主，小于 6 个月的婴儿患病时应注意可能并发肺炎、脑膜炎及呼吸衰竭。

3.2.3　微生物检验

（1）标本采集　在感染的早期采集标本可提高阳性率。采集方法有：①咳碟法：将鲍金培养基平板打开对准患者的口，嘱患者连续咳嗽数次，直接收集患者咳出的飞沫进行培养；②鼻咽拭子法：固定患儿头部，将拭子通过鼻孔进入鼻咽部采集标本。

（2）检验程序设计　鲍特菌属检验程序见图 5-2。

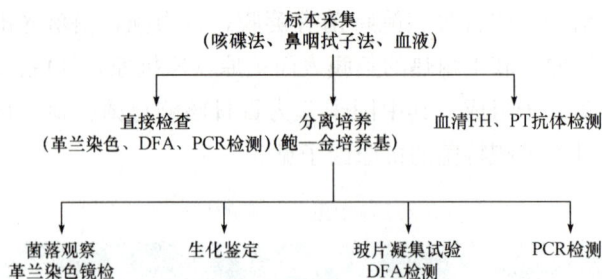

图 5-2　鲍特菌属检验程序

（3）细菌鉴定

1）涂片镜检：取患者鼻咽分泌物与咳痰标本直接涂片革兰染色镜检，为革兰阴性球杆菌。

2）抗原检测：①直接荧光抗体检测（DFA），在荧光显微镜下，外周呈绿色荧光，中心暗的球杆菌为阳性；②ELISA 快速诊断法，ELISA 法可检测患者血清中抗鲍特菌属共同抗原的抗体。

3）核酸检测：用 PCR 扩增试验，百日咳鲍特菌的 DNA 有高度敏感性和特异性。

4）分离培养：百日咳鲍特菌在鲍—金培养基（内含血液、甘油、马铃薯）上 3～4 d 可形成细小、光滑、灰色不透明、带珠光（水银滴状）的 β-溶血菌落。其他鲍特菌可在含血液的常规培养基或麦康凯培养基上生长。在液体培养基中呈均匀混浊生长，管底有少量沉淀。

5）抗体检测：用 ELISA 检测患者血清中所含该菌的 FHA（丝状血细胞凝集素）和 PT（百日咳毒素）的抗体（IgM 及 IgA）。

6）鉴别要点：见表 5-6。

表 5-6 　鲍特菌属菌种鉴定特征

	触酶	氧化酶	硝酸盐还原	脲酶	动力	血琼脂生长	麦康凯生长
百日咳鲍特菌	+	+	－	－	－	－	－
副百日咳鲍特菌	+	－	－	+	－	+	v
支气管败血鲍特菌	+	+	+	+	+	+	+

注：＋表示阳性；－表示阴性；v 表示不定

3.3 　军团菌属的鉴定

军团菌属隶属于军团菌科。该科分三个属，有军团菌属、塔特洛克菌属和荧光杆菌属，荧光杆菌属又包括博氏荧光杆菌、杜氏荧光杆菌和戈氏荧光杆菌。军团菌属有 40 多个菌种，约一半与人类疾病有关。

3.3.1 　生物学特征

（1）形态染色　革兰阴性杆菌，着色浅，菌体大小（0.3～0.9）$\mu m \times$（2.0～5.0）μm，有时呈线状，无芽胞，无荚膜，有端鞭毛或侧鞭毛。

（2）培养特性　专性需氧，细胞内寄生。营养要求特殊，常需接种于复合培养基中，生长环境中必须含半胱氨酸和铁，如 F-G 培养基、BCYE 培养基。2.5%～5%CO_2 能促进生长。最适生长温度为 35 ℃，最适 pH 为 6.1。

（3）生化反应　触酶阳性，氧化酶阳性，可液化明胶，不分解糖类，脲酶阴性，不还原硝酸盐，不分解糖类。大多数军团菌产生明胶酶和 β-乳酸酶，嗜肺军团菌可分解马尿酸盐。

（4）血清学特征　军团菌属具有 O、H 抗原，H 抗原无特异性，根据 O 抗原可将嗜肺军团菌分成 15 个血清型，我国分离较多的嗜肺军团菌为 1 型和 6 型。

3.3.2 临床意义

嗜肺军团菌的生存能力较强，在蒸馏水中可存活 100 d 以上，在下水道污水中可存活 1 年。对热和常用化学消毒剂敏感，1%甲酚处理数分钟可杀死，但对氯的抵抗力比肠道杆菌强。

（1）致病物质　①内毒素和细胞产生的多种酶；②裂解红细胞的作用，亦可使豚鼠红细胞裂解；③有消化卵黄囊的能力，在含 5%卵黄的 FG 琼脂上可表现出此种作用。

（2）所致疾病　军团菌病肺炎型（重症）主要由嗜肺军团菌（LP），特别是 LP1、LP6 血清型及米克戴德军团菌引起，潜伏期 2～10 d，除呼吸道症状外还有明显的多器官损害，头痛、畏寒、发热、伴消化道及神经系统症状及体征，致死率高。本属细菌还可引起病情较轻的自限性疾病非肺炎型，潜伏期短，症状轻，以乏力、肌痛、发热、干咳常见，发病率高，但无死亡。

军团菌病的临床表现多种多样，高发于夏秋季节，易侵犯患有慢性器质性疾病或免疫功能低下患者，如恶性肿瘤、慢性支气管炎或肺气肿等患者，以及使用激素及免疫抑制剂者。

（3）免疫特点　由于军团菌是胞内寄生菌，能在巨噬细胞内繁殖，所以其免疫主要是细胞免疫。在动物中抗体具有保护作用，而在人类则认为有不完善保护作用。因此军团菌感染时，宿主体液免疫反应不起主要作用。

（4）治疗　大环内酯类、喹诺酮类对军团菌有效。临床用甲氧苄啶，也可用磺胺异恶唑与红霉素或利福平联合用药。青霉素、头孢类抗生素对本菌无效。

3.3.3 微生物检验

（1）标本采集　临床标本主要是痰、胸水、血液、气管分泌物或肺活检组织。正常菌群对军团菌有杀灭作用，取材后及时分离培养，并使用加抗生素的选择培养基。病理组织标本，如尸体或活检及实验动物的肝、脾等标本必须制成悬液，再进行涂片和分离培养。环境污染标本、水标本应先浓缩再接种，土壤标本加入无菌水中振荡 30 min 取水样，参照水标本处理。

（2）检验程序设计　军团菌属检验程序见图 5-3。

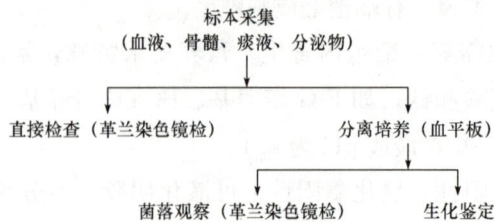

标本采集
（血液、骨髓、痰液、分泌物）

直接检查（革兰染色镜检）　　　分离培养（血平板）

菌落观察（革兰染色镜检）　　　生化鉴定

图 5-3　军团菌属检验程序

（3）细菌鉴定

1）涂片镜检：涂片革兰染色为革兰阴性小杆菌。

2）核酸检测：DNA 探针及 PCR 扩增 rRNA 的方法均可用于军团菌的快速诊断。原位杂交技术可利用特异性核酸作为探针对组织细胞进行杂交，以确定有无军团菌感染。

3）分离培养：在活性炭—酵母浸液琼脂培养基（BCYE）上 3～5 d 形成 1～2 mm 直径的光泽菌落。在 F-G 琼脂养基上，生长缓慢，3～5 d 可见针尖大小的菌落，直径 1～2 mm，颜色多变，有光泽、湿润、半透明、有特殊臭味、在紫外线照射下可产生荧光。

4）鉴定试验：色素产生试验，军团菌在 MH-LH 琼脂上可产生褐色色素。

5）抗体检测：检测患者血清中抗军团菌 IgM 及 IgG 抗体可以做出特异性诊断。IgM 抗体为近期感染，IgG 抗体可在体内持续数月，供流行病学调查用。

3.4 布鲁菌属的鉴定

布鲁菌属是人兽共患感染性疾病的病原菌，共六个种，包括羊布鲁菌（又称马尔他布鲁菌）、牛布鲁菌（又称流产布鲁菌）、猪布鲁菌、绵羊布鲁菌、狗布鲁菌、森林鼠布鲁菌。我国流行的主要有羊、牛、猪三种布鲁菌，尤以羊布鲁菌最为常见。

3.4.1 生物学特性

（1）形态染色　本菌为革兰阴性短小球杆菌，两端钝圆，偶见两极浓染，无动力，无芽胞，光滑型有微荚膜，菌体大小（0.4～0.8）μm ×（0.5～1.5）μm，常单个存在，很少成对或成短链。

（2）培养特性　本菌为需氧菌，营养要求较高，初次分离培养时需 5%～10% 的 CO_2 及培养基中宜含有维生素 B_1、烟酸、生物素等物质，最适生长温度 35～37 ℃，最适 pH 为 6.7。本菌生长缓慢，初代分离更为迟缓，强毒株比弱毒株生长慢。

（3）生化反应　分解葡萄糖产酸，不分解阿拉伯糖，多数布鲁菌触酶、氧化酶阳性，能还原硝酸盐，脲酶阳性。

（4）抗原构造　布鲁菌属抗原结构复杂，目前临床用于诊断的主要有 A 抗原和 M 抗原，两种抗原在各种布鲁菌种含量不同：羊布鲁菌以 M 抗原为主（A：M 约为 1：20）；牛布鲁菌以 A 抗原为主（A：M 约为 20：1），猪布鲁菌介于二者之间（A：M 约为 2：1）。另外，布鲁菌还含有 Vi 抗原、L、Y、C 抗原，与沙门菌、霍乱弧菌、土拉弗朗西斯菌、耶尔森菌、铜绿假单胞菌、大肠埃希菌 O_{157} 等有共同抗原成分，可出现交叉反应。

3.4.2 临床意义

（1）致病物质　布鲁菌不产生外毒素，但有较强的内毒素，它是多糖类脂蛋白质复合物，可以引起发热反应。布鲁菌有较强的侵袭力，细菌可以通过完整的皮肤和黏膜进入宿主体内，并在体内有很强的繁殖和扩散能力，这与它能产生透明质酸酶和过氧化氢酶有关。布鲁菌的致病性还与迟发型超敏反应有关。

（2）所致疾病　布鲁菌为人兽共患性疾病的病原菌，可通过人体的皮肤、呼吸道、消化道进入人体引起感染，以长期发热、多汗、关节痛及全身乏力为主要特征。发病年龄以青壮年为主，从事兽医、皮毛加工业、屠宰的工人发病率较高，发病季节以夏秋季节较多，传染源为病兽，常见的为羊、牛、猪，而人间直接传播的机会极少。病原菌存在于病兽的组织、尿、乳液、产后阴道分泌物、胎儿及羊水内，引起动物的死胎及流产，饮用未消毒的病兽乳品可感染。进入人体的病菌侵入血液，主要在淋巴结、脾脏、骨髓等处繁殖，并多次进入血液引起菌血症及引起网状内皮系统上皮样增生，肉芽肿形成。病变可波及心血管、呼吸、神经、运动及生殖系统。布鲁菌感染后其各生物种、型、株间毒力差别较大。羊、牛和猪布鲁菌对人有较强的致病作用，尤以羊布鲁菌毒力最强。

（3）免疫特点　布鲁菌进入人体后，被中性粒细胞和巨噬细胞吞噬，成为胞内寄生菌，故以细胞免疫为主，但特异性 IgM 和 IgG 可发挥免疫调节作用。布鲁菌属各菌种或生物型的抗体有交叉保护作用。初期的免疫为有菌免疫，但随着免疫力不断增强，可转变为无菌免疫。

（4）治疗　临床治疗首选多西环素（强力霉素），次选磺胺增效剂（TMP/SMZ）。由于病程长，布鲁菌病的治疗需要长期联合应用抗生素，用药时间需 4～6 周。

3.4.3　微生物检验

（1）标本采集　标本可采集患者血液、骨髓、羊水、尿或流产胎儿的淋巴、肝、脾、肺组织、流产病畜的子宫分泌物等标本进行检验。

（2）检验程序设计　布鲁菌属检验程序见图 5-4。

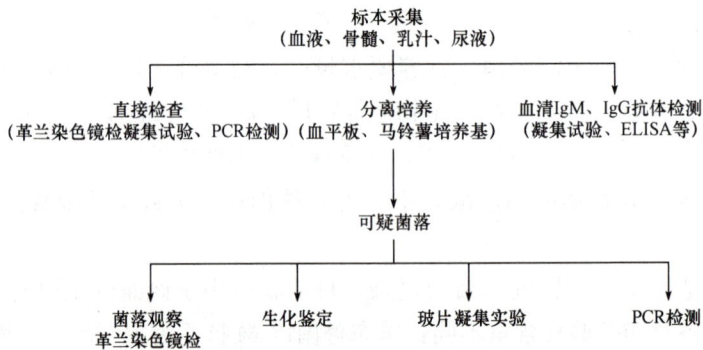

图 5-4　布鲁菌属检验程序

（3）细菌鉴定

1）涂片镜检：脑脊液离心取沉渣涂片革兰阴性球杆菌。

2）分离培养：在血琼脂平板培养 5～7 d 可形成微小、灰色不溶血菌落。在固体培养基上菌落为无色、半透明、圆形、表面光滑、边缘整齐、中央稍凸起、直径 2～3 mm，经人工传代培养后可形成粗糙型菌落。液体培养呈轻度混浊有沉淀。如未生长，应延长培养超过 30 d 才能报告。

3）生化反应：多数布鲁菌触酶、氧化酶阳性，分解葡萄糖产酸，能还原硝酸盐，脲酶阳性。

4）荧光抗体染色检查：此方法敏感性高，特异性低。用 PCR 检测细菌的 DNA 是近年来最敏感的诊断方法之一。

5）抗体检测：感染后 2 周血中开始出现抗体，因为是不完全抗体，需要用抗人球蛋白检测，且在病程进展中不断升高。发病 3 周后出现 IgG 抗体，此时可用补体结合试验检测布鲁菌 IgG 抗体，其特异性较高，也可用荧光免疫及 ELISA 检测抗体。

6）鉴别要点：见表 5-7。

表 5-7　布鲁菌属主要菌种鉴别要点

	触酶	氧化酶	葡萄糖	半乳糖	阿拉伯糖	精氨酸脱羧酶	硝酸盐还原	脲酶	H_2S产生	硫堇耐受	复红耐受
羊布鲁菌	+	+	+	−	−	−	+	v	−	+	+
牛布鲁菌	+	+	+	+	+	−	+	+	+	−	+
猪布鲁菌	+	+	+	+	+	+	+	+	(−)	+	−
森林鼠布鲁菌	+	−	+	+	−	−	+	+	+	−	−
绵羊布鲁菌	+	−	−	−	−	−	−	−	−	+	(−)
犬布鲁菌	+	+	+	−	−	+	+	+	−	+	−

注：＋表示阳性；－表示阴性；v 表示不定；（－）表示大部分菌株阴性

项目 6   厌氧菌的检验

学习目标

1. 掌握厌氧菌的概念；厌氧菌标本的采集、运送方法；厌氧菌的检验程序及培养方法。
2. 掌握厌氧芽胞梭菌的生物学特性和临床意义。
3. 了解无芽胞厌氧菌在正常人体的分布、感染原因及临床意义。

任务 1   厌氧菌概述

1.1   厌氧菌的概念

厌氧菌（anaerobic bacteria）是一群在有氧条件下不能生长，仅在无氧环境中才能生长繁殖的细菌，包括革兰阳性和革兰阴性球菌和杆菌。厌氧菌广泛分布于自然界和人体中。如土壤、沼泽、海洋的沉渣、污水、食物及人和动物体。正常人体的腔道，如肠道、口腔、阴道等处均有大量的厌氧菌寄居。它们与需氧菌一起共同组成人体的正常菌群。

1986 年，《伯杰氏系统细菌学手册》根据厌氧菌的染色性、生物形态、鞭毛、芽胞、荚膜和代谢产物等将厌氧菌分为 31 个属，245 个种和亚种。根据厌氧菌有无芽胞、形态与染色特性分为有芽胞的革兰阳性梭菌，无芽胞的革兰阳性球菌、杆菌和革兰阴性球菌、杆菌。

1.2   临床特征

厌氧菌感染可发生在人体的各个部位，占临床感染的 65％以上，其中以混合感染为多见。

1.2.1   厌氧菌感染的因素

厌氧菌多属正常菌群，在厌氧菌感染的发生中，任何原因造成的机体组织缺氧或氧化还原电势降低、机体免疫功能下降；手术或拔牙等引起皮肤黏膜的创伤和局部黏膜屏障作用的破坏；血管压迫、肿瘤压迫等均能导致厌氧菌趁机侵入并发厌氧菌感染。

厌氧菌生长代谢产生的外毒素、内毒素、荚膜及各种酶类均可造成机体损伤、坏死及全身中毒；厌氧菌感染常伴有需氧菌或兼性厌氧菌的混合感染，需氧菌生长为厌氧菌繁殖提供了无氧环境；共生菌产生厌氧菌生长所必需的维生素 K 等物质，从而促使厌氧菌繁殖。

1.2.2 厌氧菌感染的临床特征和细菌学指征

（1）感染的局部有气体产生　大多数厌氧菌能在感染的局部产生气体，尤以产气荚膜梭菌产生的气体最多，组织严重肿胀和坏死，皮下有捻发音。

（2）分泌特殊的分泌物　分泌物有腐败性恶臭，呈脓性并含有坏死组织。分泌物带血或暗红色，并在紫外线下发红色荧光，是产黑色素普雷沃菌或不解糖紫单胞菌感染的指征；若分泌物中含硫磺颗粒，提示放线菌感染。

（3）感染部位多在近黏膜处　尤其是人体腔道等黏膜部位有破损或炎症，很容易形成厌氧菌感染，并可进一步侵入血液，造成菌血症或深部感染。

（4）长期使用氨基糖苷类抗生素治疗无效的病例、新近有流产史以及胃肠道手术后发生的感染。

（5）深部外伤，如枪伤、人被动物咬伤后的继发感染、深而窄的创伤等，均可发生厌氧菌感染。

（6）常规血培养呈阴性的细菌性心内膜炎，并发脓毒性血栓性静脉炎，应疑为厌氧菌感染。

（7）分泌物直接涂片染色，有着色不均、形态特异、呈明显多形性者；或直接涂片镜检发现有细菌，常规培养呈阴性的；或在液体及半固体培养基深部有细菌生长的，均可能为厌氧菌感染。

1.3 微生物检验

1.3.1 标本的采集与运送

（1）标本的采集　由于人体各部位都存在许多共生的厌氧菌，因此，标本采集时必须避免被正常的厌氧菌群污染，同时必须避免与氧接触而致厌氧菌死亡。

（2）标本的送检　标本采集后应立即送检，避免标本干燥，尽量隔绝空气。常用运送厌氧菌感染标本的方法如下。

1）针筒运送法：于短时间内运送各种体液。标本抽取后排尽空气，针头插入无菌橡皮塞中送检。

2）无氧小瓶送检法：常用于少量的脓汁标本的运送。在无菌小瓶中装入 0.5 mL 含有 0.000 3％刃天青的心脑浸液培养基，加橡皮塞后用铝盖密封，抽取瓶内的空气，充以氮气，连续充抽 3 次，最后充以二氧化碳，高压灭菌备用。

3）组织块运送法：将组织块放入密闭的含有酸化硫酸铜浸泡过的钢丝绒厌氧罐内送检。

4）标本充盈运送法：用于大量液体标本的运送。将标本装满标本瓶，驱除瓶内空气，密封送检。

5）厌氧袋送检法：将预还原的血平板带到病房接种后立即装入厌氧菌袋内，带回实验室培养。标本送到实验室后，应尽量在 30 min 内处理完毕，最迟不要超过 2 h，以免其中兼性厌氧菌过度生长而抑制目的厌氧菌的生长。

1.3.2　细菌鉴定

（1）检验程序设计　临床标本中厌氧菌检验程序见图 6-1。

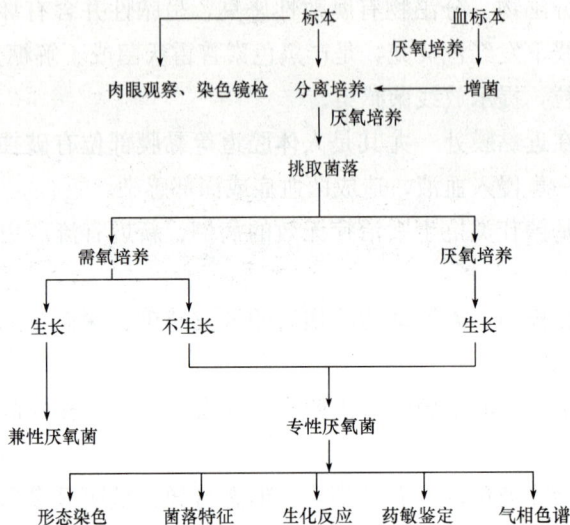

图 6-1　厌氧菌检验程序

（2）鉴定试验

1）肉眼观察：每次接种前都应观察标本的性状。如分泌物是否为脓性、带血，有无黑色坏死组织；有无恶臭、硫黄颗粒或呈黑色且在紫外线照射下发红色荧光等。该性状有助于培养基的选择和厌氧菌的鉴定。

2）涂片镜检：除血标本外，各种临床标本在接种前均须直接涂片染色镜检。根据其染色反应、形态特征，大部分可初步确定被检菌的属别，便于选择适当的培养基和培养方法；还可验证培养结果的成败。

3）分离培养

①初代培养：厌氧菌的初代培养比较困难，不仅要创造厌氧环境，还应选择适当的培养基。

a. 培养基的选择

非选择培养基：以布氏琼脂或牛心、脑浸出液琼脂为基础，添加 0.5％酵母浸膏，10 μg/mL 维生素 K，1.5 μg/mL 氯化血红素，5％～10％脱纤维血的强化血琼脂平板（BAP）。

选择性培养基：在培养基中加入某种物质，有目地选择目的菌生长而抑制非目的菌的生长。如卡那-万古霉素冻溶血琼脂平板（KVLB）可抑制大多数兼性厌氧菌生长，使产黑色素普雷沃菌早期形成黑色素；七叶苷胆汁平板（BBE）抑制对胆汁敏感的厌氧菌，而用于选择脆弱类杆菌；卵黄平板（EYA）和兔血平板用于选择产气荚膜梭菌；用含有环丝氨酸、头孢甲氧霉素、果糖和卵黄的琼脂培养基（CCFA）选择艰难梭菌；几乎所有的厌氧菌都有其专用的选择培养基。

厌氧培养基使用时的注意事项：尽量使用新鲜培养基。剩余培养基要置于含 CO_2 容器中冰箱保存，于 2~3 d 用完；培养基使用前须放入无氧环境中进行预还原处理 24~48 h。可采用预还原灭菌法制备的培养基；液体培养基用前须煮沸 10 min，以驱赶溶解氧，并迅速冷却，立即接种。

b. 标本的接种：初代标本接种时，应同时接种液体和固体两种培养基，以备细菌在平板上不长时，自液体培养基中转种；一份标本至少接种 3 个血琼脂平板，分别置于有氧、无氧和含有 5%~10% CO_2 环境中进行需氧菌、兼性厌氧菌和厌氧菌的培养。若仅要求厌氧菌生长，只需接种一个血琼脂平板。为了便于在混合培养物中发现厌氧菌，将标本 3 区划线接种，于 1、2 区交界处贴一张含 5 μg/片的甲硝唑纸片。若纸片周围出现抑菌圈，提示有厌氧菌存在。

c. 培养方法：厌氧菌培养方法很多，其原理是通过不同的方法创造出适宜厌氧菌生长的厌氧环境，包括物理、化学及生物学等方法。

厌氧罐培养法：用一个密闭的罐子，应用物理或化学方法，造成罐内无氧环境。常用的方法有抽气换气法和冷触媒法。抽气换气法是将接种的平板或试管放入罐中，再将烘烤好的钯粒放入罐内，加盖密闭，通过罐盖上的三通管，抽尽罐内空气，用 N_2 反复充抽 3 次，最后充入含 80% N_2、10% H_2、10% CO_2 的混合气体。冷触媒法是运用化学方法产生 H_2 和 CO_2，H_2 在触媒的作用下，与罐内氧气结合生成水，消耗掉氧气。操作同抽气换气法，将平板和钯粒放入罐内，剪去配套气体发生袋一角，加水 10 mL，立即放入罐内，密封厌氧罐。

厌氧袋法：该方法原理同冷触媒法，只是用特制的无菌、透明塑料袋代替厌氧罐。

厌氧手套箱：是迄今国际上公认的厌氧菌培养的最佳设备。它是一个大型金属箱，由手套操作箱和传递箱两部分组成，操作箱内设有小型恒温培养箱。通过自动化装置自动抽、换气，保持箱内的厌氧状态。操作者可通过培养箱附带的橡皮手套在箱内进行操作。从接种、培养到鉴定全部工作都在无氧环境中进行，大大提高了厌氧菌的阳性检出率。

庖肉培养法：将牛肉渣加在适量液体培养基中，表面覆盖无菌凡士林制成。肉渣中不饱和脂肪酸能吸收氧，且含有谷胱甘肽，降低培养基的氧化还原电势。用于所有厌氧菌培养及菌种保存。

d. 结果观察：大多数厌氧菌的初代培养生长较慢。除产气荚膜梭菌和某些脆弱类杆菌外，其他厌氧菌在 37 ℃至少培养 48 h，如疑为放线菌则应延时为 72~96 h。

经 48 h 培养无细菌生长，但直接镜检阳性，应继续培养 5~7 d，再从液体中转种平板培养；厌氧菌对数生长期对氧特别敏感，因此在培养过程的 48 h 内，不应将细菌暴露于有氧环境，若病情紧急，须在 48 h 前报告结果，则需准备两套培养基，分别放在两个厌氧罐内，其中一套因情况紧急提前打开，另一套要在 48 h 后开罐检查；不要挑取多个形态相似的菌落作为一个菌种接种，若菌落太小，可先增菌后再转种。

②次代培养和厌氧菌的鉴定：初代培养有细菌生长，为确定是否为厌氧菌，须做耐氧试验。从每个平板上挑取 4～5 个不同性状菌落，每个菌落接种 2～3 个平板，每个平板可同时做 4～6 个不同菌落的次代培养。分别放有氧、无氧和含有 5%～10%CO_2 环境中培养 48 h。若有氧无氧环境均生长，为兼性厌氧菌；若有氧无氧环境均生长不好，在 CO_2 中生长良好，为微需氧菌；只在有氧环境生长，为需氧菌；只在无氧环境生长，为专性厌氧菌。

4) 鉴定试验：厌氧菌可依据菌体形态、染色反应、菌落形状及对某些抗生素的敏感性等做出初步鉴定。但最终的鉴定还需依靠生化反应及终端代谢产物等项检验。

①形态染色：形态与染色可为厌氧菌鉴定提供重要依据。在染色同时做拉丝试验：加 1 滴 30 g/L KOH 于载玻片上，制细菌悬液，1 min 后用接种环轻轻挑起，能拉出丝者为革兰阴性菌。

②菌落性状：菌落形状、大小、色素、荧光及是否有溶血等，均对厌氧菌的鉴定有参考价值。

③药物敏感试验：常用的鉴定药物有卡那霉素（1 000 μg）、万古霉素（5 μg）、多黏菌素（10 μg）及甲硝唑。常规抑菌环直径<10 mm，即视为耐药。如梭杆菌属对卡那霉素敏感，革兰阳性厌氧菌对万古霉素敏感而对多黏菌素耐药，厌氧菌对甲硝唑敏感等。

④聚茴香脑磺酸钠（SPS）敏感试验：用于快速鉴定厌氧消化链球菌。该菌对 50 g/L 的 SPS 溶液特别敏感，而绝大多数其他革兰阳性球菌对 SPS 耐药。

⑤生化试验：常规生化试验包括多种糖类发酵试验、靛基质试验、硝酸盐还原试验、触酶试验、卵磷脂酶试验、酯酶试验、蛋白溶解试验、明胶液化试验、硫化氢试验及胆汁肉汤生长试验等。目前采用的厌氧菌快速鉴定的胞外酶试验，是利用厌氧菌在代谢过程中所产生的酶与少量的生化基质迅速反应，4 h 即可观察结果，且无须厌氧培养，只要浓菌液即可。

⑥气液相色谱技术：厌氧菌代谢产生的有机酸及醇类的种类和含量因菌株的不同而各异，借助于气液相色谱技术可达到准确鉴定厌氧菌的目的。该技术不仅用于纯培养的细菌，也可直接分析临床标本中的厌氧菌，在数十分钟至数小时内即可做出诊断。

任务 2 梭状芽胞杆菌的鉴定

梭状芽胞杆菌（*Clostridium*）是厌氧芽胞杆菌中唯一的一个属，现有 130 个种，是一群革兰阳性微需氧或厌氧的粗大芽胞杆菌。芽胞直径大于菌体，使菌体膨大呈梭形而得名。本菌属自然界分布广泛，土壤、人和动物肠道及腐生物中均有存在。多数为腐生菌。少数致病菌分泌强烈的外毒素和侵袭性酶类，引起人或动物患病。

2.1 破伤风梭菌

破伤风梭菌（*C. tetani*）是梭菌属中常见的一种芽胞杆菌，因其引起破伤风而得名。

2.1.1 生物学特性

（1）形态染色　菌体细长约（1～1.25）μm×（3～5）μm，无荚膜，有周身鞭毛。芽胞为圆形，直径大于菌体，位于菌体顶端，使细菌呈鼓槌状（图 6-2）。革兰阳性，但培养 48 h 后，尤其在芽胞形成后及创口内标本涂片染色常呈革兰阴性。

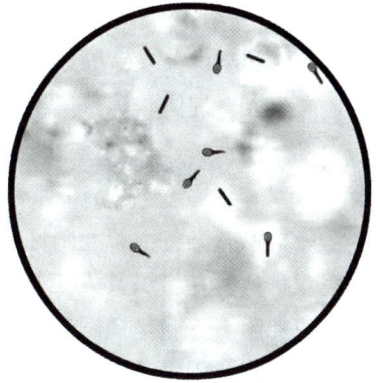

（2）培养特性　专性厌氧菌在潮湿的血平板上呈扩散生长，不易获得单个菌落。提高培养基的琼脂浓度或在含有相应抗毒素的培养基中，扩散生长被抑制，可得到直径 2～4 mm、半透明、灰白色、边缘疏松呈羽毛状的单个菌落，有 β 溶血。在庖肉培养基中肉渣部分被消化，微变黑，产生少量气体，有腐败性恶臭。

图 6-2　破伤风梭菌

（3）生化反应　见表 6-1。

表 6-1　破伤风梭菌的生化反应特性

	动力	卵磷脂酶	明胶液化	牛乳消化	靛基质	葡萄糖	乳糖	麦芽糖	蔗糖	甘露醇	蛋白质溶解	七叶苷水解
破伤风梭菌	+	−	+	+	V	−	−	−	−	−	−	−

2.1.2 临床意义

破伤风梭菌是引起破伤风的病原菌。致病物质主要是外毒素-痉挛毒素。伤口深而窄或混有泥土和异物，或同时伴有需氧菌或兼性厌氧菌感染等，均可造成伤口缺氧，利于芽胞形成，细菌不入侵血液，产生的痉挛毒素进入血液引起骨骼肌痉挛性收缩。典型的临床症状是牙关紧闭，呈苦笑面容，继后颈项强直、角弓反张，严重者呼吸困难，甚至窒息死亡。

2.1.3 微生物检验

根据破伤风的典型症状和病史即可做出诊断，特殊情况进行细菌学检查。

（1）标本采集　从可疑病灶处采集脓汁、组织液或坏死组织块等。

（2）检验程序设计　见图 6-3。

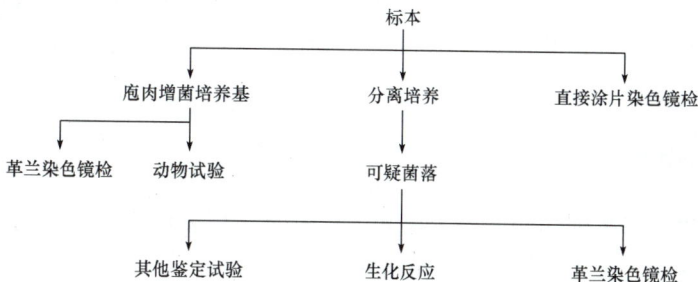

图 6-3　破伤风检验程序

2.2 产气荚膜梭菌

产气荚膜梭菌（*C. perfringens*）是气性坏疽的主要病原体。本菌能分解结缔组织中的糖，产生大量气体，导致组织严重气肿而大面积坏死，故名产气荚膜梭菌。

2.2.1 生物学特性

（1）形态染色　革兰阳性短粗杆菌，约（1～1.5）μm×（3～5）μm，两端钝圆，单个或成双排列。在组织及人工培养基中很少形成芽胞。碱性环境或缺少可发酵糖类条件下，易形成芽胞。芽胞呈椭圆形，位于菌体的中央或次极端，直径不大于菌体。细菌在机体内可形成荚膜，无鞭毛。

（2）培养特性　不严格的厌氧菌。生长繁殖迅速。在血平板上经 24 h 培养，形成菌落直径 2～4 mm，圆形，凸起，表面光滑，半透明，边缘整齐。多数细菌产生 θ 毒素引起完全溶血，A 型菌株产生 α 毒素（卵磷脂酶）引起不完全溶血，因此同时产生 θ 毒素和 α 毒素的菌株可形成双溶血环。内环完全溶血，外环不完全溶血。在卵黄琼脂平板上，菌落周围出现乳白色浑浊圈，是由卵磷脂酶分解卵黄中的卵磷脂所致，称卵黄反应，若在培养基中加入 α 毒素特异性抗血清，则不出现浑浊圈。这一现象称为 Nagler 反应。在庖肉培养基中生长迅速，产生大量气体，肉渣呈红色，但不被消化。在牛乳培养基中，能分解乳糖产酸，致酪蛋白凝固，同时产生大量气体，将凝固的酪蛋白冲成蜂窝状，并将液面上的凡士林层向上推挤，甚至冲开管口塞，气势汹涌，称为"汹涌发酵"。

（3）生化反应　见表 6-2。

表 6-2　产气荚膜梭菌的生化反应特性

	动力	卵磷脂酶	明胶液化	牛乳消化	靛基质	葡萄糖	乳糖	麦芽糖	蔗糖	甘露醇	蛋白质溶解	七叶苷水解
产气荚膜梭菌	−	+	+	+	−	+	+	+	+	−	+	V

2.2.2 临床意义

产气荚膜梭菌产生外毒素及多种侵袭性酶类，有荚膜，具有强大的侵袭力。其 α 毒素能破坏细胞膜，引起溶血、组织缺血坏死和气肿，称气性坏疽，也可引起食物中毒和坏死性肠炎。常见与兼性厌氧菌混合感染，引起深部脓肿、心内膜炎、败血症及胆道、泌尿道等的感染。

2.2.3 微生物检验

（1）标本采集　采集创伤深部的分泌物、穿刺物、坏死组织块；食物中毒者的可疑食物、呕吐物及排泄物；菌血症患者的血液等标本。

（2）检验程序设计　见图 6-4。

```
                              标本
    ┌──────────┬──────────────┬──────────────┬──────────────┐
 需氧培养      厌氧培养      疱肉培养基      直接涂片
 （血平板）   （血平板）◄──────           （革兰染色镜检）
                 │ 分离培养
              可疑菌落
    ┌──────────┬──────────────┬──────────────┬──────────────┐
 汹涌发酵      Nagler       其他生化反应     动物试验      革兰染色镜检
```

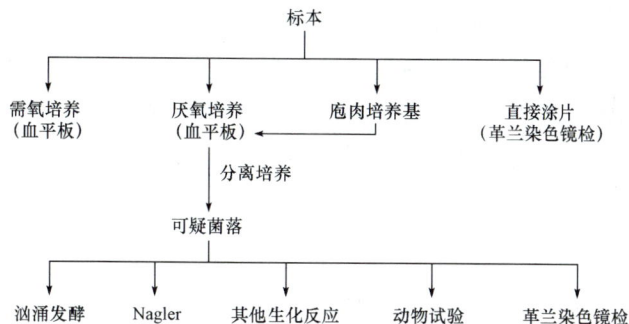

图 6-4　产气荚膜梭菌检验程序

2.3 肉毒梭菌

肉毒梭菌（*C. botulinum*）是一种腐物寄生菌。能分泌毒性极强的外毒素——肉毒毒素，由于人食入被本菌毒素污染的食物后即引起中毒性疾病——肉毒症而命名。

2.3.1 生物学特性

（1）形态染色　革兰阳性粗短杆菌，约 $1\ \mu m \times (4\sim6)\ \mu m$，两端钝圆，单个或成双排列，偶呈短链状。无荚膜，有周身鞭毛。芽胞为卵圆形，直径大于菌体，位于菌体次极端，使菌体呈汤匙或网球拍状。

（2）培养特性　专性厌氧菌。在普通琼脂平板上经 48 h 培养后，形成直径 $3\sim5\ mm$、半透明、灰白色不规则菌落。血平板上有 β 溶血。卵黄平板上出现混浊圈。疱肉培养基中肉渣被消化变黑，有腐败性恶臭。

（3）生化反应　随毒素型别有所差异。除 G 型外，各型均发酵葡萄糖和麦芽糖，不发酵乳糖；液化明胶，产生 H_2S，但不产生吲哚，酯酶试验阳性。G 型除液化明胶外，其他生化反应均为阴性。

2.3.2 临床意义

肉毒毒素是已知最强烈的嗜神经毒素，毒性比氰化钾强 1 万倍。当食物被肉毒梭菌污染后，在无氧环境下繁殖并产生肉毒毒素，人食入含毒素的食物后，一般无胃肠道症状，主要表现神经末梢麻痹，吞咽、呼吸困难，严重者可死于呼吸衰竭与心力衰竭。

本菌可致婴幼儿肉毒症。食入被肉毒梭菌污染的食物（如蜂蜜）后，细菌芽胞发芽，迅速繁殖，产生的肉毒毒素经肠道吸收而致病。该病与食入肉毒毒素的食物中毒不同，属于感染性中毒。

2.3.3 微生物检验

肉毒毒素的检出和鉴定在食物中毒诊断上具有重要意义。在检测毒素的同时做细菌的分离培养，并检测该细菌产生毒力的能力和性质。若在疑为婴儿肉毒症的粪便中检测出肉毒梭菌，并证实产生毒素，则诊断价值较大。

（1）标本采集　血清毒素检测是最直接的中毒证据。但若标本采集不及时或患者的毒素摄入量小，检验结果可能阴性；采集粪便标本，从中检测出毒素、分离出肉毒梭菌，也是临床诊断依据；从可疑食品、呕吐物或胃肠冲洗液等标本中检测出毒素，对证实临床诊断的可靠性意义重大。

（2）检验程序设计　见图 6-5。

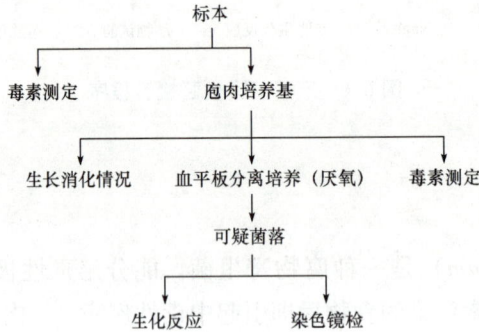

图 6-5　肉毒梭菌检验程序

毒素的测定包括毒素的定性和型别鉴定。标本有可疑食物、呕吐物、胃液、粪便、血清、庖肉培养液上清等，凡有悬浮固体物的待检物均应低温离心沉淀，取其上清液。毒素定性试验：分别取待检物上清 0.5 mL 腹腔接种两只小鼠。其中一只在接种前注射多价抗毒素血清做保护试验。接种后经数小时的潜伏期，小鼠出现呼吸困难，两侧腰肌呈明显的"蜂腰"状凹陷，继而出现无力、麻痹、四肢伸长，一般在 18～24 h 即可死亡。保护试验的动物则无上述症状而存活。毒素的型别鉴定：用分型血清做中和试验。将待检物上清液分别与抗毒素的分型血清相混合，再取各种混合液 0.5 mL 接种小鼠腹腔，每种混合液接种小鼠 2 只，观察 72 h。对照组小鼠直接接种待检物上清液，一般注射后 18～72 h 即开始死亡，而相应抗毒素混合组的小鼠因得以保护而存活。

2.4　艰难梭菌

2.4.1　生物学特性

（1）形态染色　本菌为粗大杆菌，长 3.0～16.9 μm，宽 0.5～1.9 μm。有些菌株有周鞭毛，芽胞为卵圆形，位于菌体次极端，无荚膜。革兰染色阳性，但培养 2 天后常转为革兰阴性。

（2）培养特性　严格厌氧，生长最适温度为 30～37 ℃。在血琼脂、牛心脑浸液琼脂及 CCFA（环丝氨酸、头孢甲氧霉素、果糖和卵黄琼脂）等平板上，经 48 h 培养后，菌落直径 3～5 mm，圆形，略凸起，白色或淡黄色、不透明、边缘不整齐、表面粗糙。在血平板上不溶血，在卵黄琼脂平板上不形成乳浊环。CCFA 平板上生长的菌落在紫外线照射下可见黄绿色荧光。

（3）生化反应　不分解蛋白质，发酵葡萄糖、果糖和甘露醇，不分解乳糖、麦芽糖与蔗糖，水解七叶苷。明胶液化试验阳性，H_2S 产生试验阴性，吲哚试验阴性。硝酸盐还原试验阴性。不产生卵磷脂酶及脂肪酶。

2.4.2　临床意义

艰难梭菌寄生于人和动物肠道，是人类肠道中的正常菌群之一，在幼儿的粪便中最常见。当长期使用或不正规应用某些抗生素后，导致菌群失调，耐药的艰难梭菌可引起抗生素相关性腹泻和假膜性结肠炎等疾病。治疗时应立即停用与耐药有关的抗生素，改用本菌敏感的万古霉素和甲硝唑等。

2.4.3　微生物检验

（1）标本采集　应采集新鲜粪便标本。

（2）细菌鉴定

1）涂片镜检：革兰染色镜检，本菌为革兰阳性粗大杆菌，芽胞卵圆形，位于菌体次极端。

2）厌氧培养：粪便标本可接种 CCFA 选择培养基，根据典型菌落，转种于庖肉培养基中进行纯培养，供做鉴定试验和毒素测定。

3）毒性检测：取腹泻粪便标本，3 000 r/min 离心 30 min 后，取上清液过滤除菌，或庖肉培养基 37 ℃培养 4 d 的培养液，离心沉淀，取上清液过滤除菌，进行细胞毒性试验、家兔肠袢试验及动物致死试验。除上诉方法外，尚可应用对流免疫电泳，ELISA 等直接测定毒素。

任务 3　革兰阴性厌氧杆菌的鉴定

革兰阴性无芽胞厌氧杆菌是一群无芽胞的革兰阴性厌氧杆菌。种类繁多，主要包括类杆菌属、普雷沃菌属、紫单胞菌属和梭杆菌属等。

3.1　类杆菌属

类杆菌属（*Bacteroides*）是临床上最重要的革兰阴性无芽胞厌氧杆菌。共 18 个种，其中与人类感染相关的约有 10 个种。常见的有脆弱类杆菌、多形类杆菌、普通类杆菌和吉氏类杆菌等。脆弱类杆菌为本属的代表菌株。

3.1.1　生物学特性

革兰阴性多形性小杆菌，着色不均，两端钝圆而浓染，中间不易着色区域为其特点，呈假分枝或短链状排列。在含糖的液体培养基中多为长丝状或其他形状。无芽胞，无鞭毛，多数菌株能形成荚膜。专性厌氧菌。在厌氧血平板上经 24～48 h 培养后，形成菌落为圆形、微凸、边缘整齐、表面光滑、灰白色、半透明，直径为 1～3 mm，多数菌株无溶血。氯化血红素、维生素 K 和胆盐，能促进生长。在胆汁七叶苷（BBE）培养基中生长旺盛，形成菌落较大，周围有黑色晕圈。脆弱类杆菌能发酵葡萄糖、蔗糖和麦芽糖，触酶试验阳性，水解七叶苷，耐 20%胆汁，尿素酶试验及硝酸盐还原试验阴性。

3.1.2　临床意义

类杆菌属通常寄生于人的口腔、肠道及女性泌尿生殖道。在临床分离的内源性感染菌株中，脆弱类杆菌占厌氧菌分离株的 25%，占类杆菌分离株的 50%。能引起儿童细菌性腹泻、女性生殖道感染、脓胸及颅内感染等疾病。检验标本为组织、脓汁或血液等。

3.2　普雷沃菌属

普雷沃菌属是新近从类杆菌属中分出的一个新菌属。包括 20 个种，产生黑色素的 8 种，不产生黑色素的 12 种。代表菌是产黑色素普雷沃菌。

3.2.1　生物学特性

革兰阴性杆菌，菌体中央有空泡，两端钝圆有浓染。呈多形性。无鞭毛、荚膜、芽胞。专性厌氧。厌氧血琼脂平板上培养 2～3 d，形成直径为 0.5～3 mm，半透明、凸起的圆形菌落。多数菌有 β 溶血。产黑色素菌株菌落初期为灰白色，逐渐变为黄色、棕色，培养 5～7 d 变为黑色。色素产生之前，用波长 366 nm 紫外线照射时，见有橘红色荧光，但黑色素出现后即无荧光。黑色素只在血平板（兔血及人血较好，羊血不宜）上形成。本菌属中多数菌株发酵葡萄糖、蔗糖和乳糖。20%胆汁敏感，多数触酶和脂酶阴性。

3.2.2　临床意义

本属菌是人体口腔和女性生殖道的正常菌群，是引起口腔和女性生殖道感染的常见细菌之一。通常与需氧菌、厌氧菌或兼性厌氧菌引起混合感染。标本采集及检验程序同类杆菌。

3.3　紫单胞菌属

紫单胞菌属亦是新近从类杆菌属中分出的一个新菌属，现 12 个种中与人类有关的有 3 个种，都与口腔疾病相关联。代表菌株是不解糖紫单胞菌。

革兰阴性杆状或球杆状，着色不均，无鞭毛，无芽胞。专性厌氧菌，厌氧血平板上培养 3～5 d，形成菌落直径 1～3 mm，圆形、光滑、凸起、边缘整齐，颜色由棕色逐渐转变为继续培养后的黑色。黑色素出现前，用 366 nm 波长的紫外线照射，可见红色荧光。本属菌均产生色素，不发酵糖类，靛基质阳性，液化明胶。对万古霉素、氯霉素、青霉素 G 等敏感。

紫单胞菌属主要寄居在人类口腔、肠道和女性生殖道等部位，主要引起牙周炎、牙髓炎、根尖周炎等，也可引起肺胸膜炎、阑尾炎和细菌性阴道炎等感染。标本的采集与检验同其他革兰阴性无芽胞厌氧杆菌。

3.4 梭杆菌属

梭杆菌属现有 16 个种，临床常见的有具核梭杆菌、死亡梭杆菌等 7 个种。菌体形态细长，两端尖细如梭形而得名，是寄生在人和动物口腔、上呼吸道、肠道及泌尿生殖道的正常菌群。本属的代表菌株为具核梭杆菌。

3.4.1 生物学特性

革兰阴性梭杆菌，菌体细长呈梭形。两端尖细，中间膨大，有时菌体中存在革兰阳性颗粒。无鞭毛，无芽胞。专性厌氧。在厌氧血平板中生长良好。经 48 h 培养后形成直径 1~2 mm、不规则圆形、凸起、灰白色、透明或半透明的光滑菌落。用透视光观察，常显示珠光斑点。梭杆菌属的生化反应不活泼，少数菌株微弱发酵葡萄糖和果糖。不分解胆汁七叶苷，硝酸盐还原试验阴性。

3.4.2 临床意义

梭杆菌属引起的感染最多见的是具核梭杆菌。坏死梭杆菌是毒性很强的梭杆菌，除可引起儿童和青年人扁桃体脓肿外，还可引起胸膜渗出性脓胸、增生性转移脓肿及菌血症。其他梭杆菌可从腹部感染、口腔感染、手术感染病灶中分离到。检验程序同其他革兰阴性无芽胞厌氧杆菌。

任务4 革兰阳性无芽胞厌氧杆菌的鉴定

革兰阳性无芽胞厌氧杆菌种类繁多，常见有丙酸杆菌属、乳酸杆菌属、双歧杆菌属等 6 个属。这些细菌的鉴定比较困难，Bailer（1986 年）认为，可根据其代谢产物用气液相色谱法确定其菌属，再根据生化反应特性确定菌株。

4.1 丙酸杆菌属

丙酸杆菌属因主要代谢产物是丙酸而得名。本菌属共有 8 个种，与临床感染有关的主要有痤疮丙酸杆菌、颗粒丙酸杆菌及贪婪丙酸杆菌，其中最常见的是痤疮丙酸杆菌。DNA 的 G+C mol% 为 53~67。代表菌为费氏丙酸杆菌。

4.1.1　生物学特性

（1）形态染色　革兰阳性无芽胞杆菌，常呈多形性，菌体略弯曲，一端或两端尖细，单个或成堆或呈 V、Y 字形排列，着色不均。在陈旧的培养物中为长丝状。无鞭毛，无荚膜。

（2）培养特性　厌氧或兼性厌氧，初代培养为厌氧菌，数代后大部分菌株转变为兼性厌氧。在血平板上经 48 h 培养，菌落直径 0.3~1.0 mm，凸起、圆形、边缘整齐，有光泽、不透明，颜色随培养时间变化或菌株的不同呈灰黄、褐黄、红色、粉色或橙色，不溶血。在葡萄糖肉汤中呈沉淀生长。

（3）生化反应　丙酸杆菌属的生化反应特性见表 6-3。

表 6-3　丙酸杆菌属的生化反应特性

	靛基质	触酶	乳糖	蔗糖	麦芽糖	七叶苷水解	硝酸盐还原	明胶液化
痤疮丙酸杆菌	+−	+	−	−	−	−	+	+
颗粒丙酸杆菌	−	+	−	+	+−	−	−	−
贪婪丙酸杆菌	−	+	+−	+	+	+	−	+

注：+⁻ 表示多数菌株阳性，少数阴性

4.1.2　临床意义

丙酸杆菌主要寄生于人及动物的皮肤、皮脂腺、肠道、乳制品及青贮饲料中。痤疮丙酸杆菌是皮肤上的优势菌株，寄生于人体的毛囊腺和汗腺中，能刺激皮肤引起脂管梗阻，引发痤疮和酒渣鼻等。于感染部位取脓汁、血液、溃疡灶分泌物，进行检验依据生物学特性、生化反应及终端产物测定。

4.2　双歧杆菌属

双歧杆菌属是寄生于人和动物肠道中重要的生理菌群。现有 33 个种，4 个亚种。与机体有关的有 10 个种，如青春双歧杆菌、长双歧杆菌、短双歧杆菌、两歧双歧杆菌等。DNA 的 G＋C mol% 为 55~67。代表菌株为两歧双歧杆菌。

4.2.1　生物学特性

革兰阳性杆菌，菌体长短不一，直、弯各异，有分叉，末端呈棒状或匙状，排列成单、双、短链、栅栏状，着色不均，常出现革兰阴性。无荚膜，无鞭毛，无芽胞。专性厌氧菌。对营养要求较高，有的菌株生长时需有机氮和糖类。在血平板中经 37 ℃培养 48 h 后，形成圆形、微凸起、光滑、不透明，边缘整齐，不溶血的、乳白色或灰褐色、黄褐色的较小菌落。分解葡萄糖及乳糖，主要产物是乙酸和乳酸，摩尔比值为 3∶2。

4.2.2 临床意义

双歧杆菌属主要寄居于人和动物的大肠及小肠下部。双歧杆菌属在调节人体维护微生态平衡方面起到积极作用。它能合成多种人体必需的维生素等营养物质，拮抗肠道中多种致病微生物，增强机体的免疫功能，提高抗感染和抗肿瘤能力。在营养保健、抗衰老和延年益寿、调节内毒素、提高人体耐受射线的能力等方面有不可估量的功效。迄今为止，除本属中的齿双歧杆菌可从龋齿中检测出来，是否与龋齿病有关尚待研究外，其他双歧杆菌均未发现与疾病有关。

4.3 乳杆菌属

乳杆菌属是一群无芽胞、无动力的革兰阳性小杆菌。因发酵糖类产生大量乳酸而得名。现有 44 个种 11 个亚种。与人类关系密切的有 10 个种，嗜酸乳杆菌是最常见的。DNA 的 G＋C mol％为 32～53。代表菌株为德氏乳杆菌。

4.3.1 生物学特性

菌体细长呈杆状，排列成单、双、短链或栅栏状。少数呈多形性。有些菌株两端着色较深。无荚膜，多数菌株无鞭毛。专性厌氧、兼性厌氧、微需氧。最适生长温度 30～40 ℃，最适 pH 为 5.5～6.2，在 pH 为 3.5 的酸性环境中也能生长。在厌氧血平板上形成圆形、凸起、边缘不整、表面粗糙、最大直径为 2 mm 的小菌落，通常呈灰白色或乳褐色，因菌种不同可呈黄褐色、橙色、铁锈色或砖红色。本属细菌营养要求复杂。

所有菌株均能发酵葡萄糖，大多能分解乳糖、麦芽糖和蔗糖，主要产物是大量的乳酸。不分解蛋白质，触酶、靛基质、明胶液化试验均为阴性。

4.3.2 临床意义

乳杆菌是脊椎动物消化道、阴道的正常菌群，也广泛存在于乳制品（乳酪、酸奶）及发酵食品（腌制酸菜）中。乳杆菌代谢生成乳酸，降低环境 pH，抑制致病菌的繁殖。常用乳杆菌制剂治疗腹泻及非特异性阴道炎。

任务 5　厌氧性球菌的鉴定

厌氧性球菌是临床厌氧感染的重要病原菌，约占厌氧菌临床分离株的 1/4。主要包括革兰阳性球菌中的黑色消化球菌、消化链球菌属和革兰阴性球菌中的韦荣球菌属。

5.1 消化球菌属

消化球菌属中只有黑色消化球菌一个菌种。

5.1.1 生物学特性

革兰阳性球菌。直径 0.2～1.3 μm，单个、成双、短链或成堆排列，无芽胞，无荚膜。专性厌氧菌，在厌氧血平板上培养 2～3 d，形成直径 0.5～2 mm、圆形、凸起、光滑、边缘整齐的黑色小菌落。接触空气后颜色变浅，传代后黑色消失，经庖肉培养后又可产生黑色素。触酶试验阳性，不分解糖类，靛基质试验、尿素酶试验、硝酸盐还原试验均阴性。

5.1.2 临床意义

黑色消化球菌通常寄生于人的体表与外界相通的腔道中，如口腔、上呼吸道、肠道、女性生殖道及皮肤等。常与其他细菌混合引起腹腔感染，肝脓肿，盆腔、阴道及外阴感染，口腔感染、皮肤及软组织感染等。黑色消化球菌的检验，从感染部位采集脓汁标本，进行鉴定。

5.2 消化链球菌属

消化链球菌属由厌氧消化链球菌、不解糖消化链球菌、吲哚消化链球菌等 9 个菌种组成。代表菌为厌氧消化链球菌。

5.2.1 生物学特性

革兰阳性球菌，大小不等，直径 0.3～1.0 μm。成双或短链状排列，无芽胞，无荚膜。专性厌氧菌。营养要求较高，必须在含血或血清的培养基上生长。厌氧血平板培养，形成直径 0.5～1 mm、圆形、凸起、光滑、边缘整齐、不透明、一般不溶血的小菌落。培养物具恶臭味。生化反应不活泼，消化链球菌对聚茴香脑黄酸钠（SPS）特别敏感，浸有 5% SPS 的滤纸片抑菌环直径＞12 mm。

5.2.2 临床意义

消化链球菌寄生于人的体表与外界相通的腔道。常与其他细菌混合引起各部位组织和器官的感染。占临床厌氧菌分离株的 20%～35%，仅次于脆弱类杆菌。与金黄色葡萄球菌、溶血性链球菌协同引起严重的创伤感染，临床称厌氧链球菌肌炎；还可由原发病灶口腔、牙齿、泌尿道感染而引发细菌性心内膜炎等。

5.3 韦荣球菌属

韦荣球菌属（*Veillonella*）为革兰阴性厌氧球菌，属于韦荣球菌科。该科共分有 3 个属，临床上常见的韦荣球菌属有 7 个种。代表菌为小韦荣球菌。

5.3.1 生物学特性

革兰阴性球菌，直径 0.3～0.5 μm。成双或短链及不规则聚集排列，无芽胞，无荚膜。

专性厌氧菌。厌氧血平板上培养 48 h，形成直径 1.0～2 mm、圆形、凸起、灰白色至黄色的混浊菌落。新鲜培养物置于紫外线下照射，菌落发红色荧光，暴露空气后荧光即消失。韦荣球菌属细菌生化反应不活泼，各种糖类均不发酵，硝酸盐还原试验阳性，只有产碱韦荣球菌触酶试验阳性，余者阴性。

5.3.2　临床意义

韦荣球菌是人和动物口腔、咽部、胃肠道及女性生殖道的正常菌群。临床多见混合感染，致病力不强。小韦荣球菌常引起上呼吸道感染，产碱韦荣球菌多见于肠道感染。

项目7 其他微生物检验

学习目标

1. 掌握衣原体、支原体、立克次体、螺旋体、放线菌的概念、特点及主要生物学特性。
2. 熟悉衣原体、支原体、立克次体、螺旋体、放线菌的主要检验方法。
3. 熟悉衣原体、支原体、立克次体、螺旋体、放线菌的临床意义。

任务1 衣原体的鉴定

衣原体（*Chlamydia*）是一类严格细胞内寄生、有独特发育周期、能通过常用细菌滤器的原核细胞型微生物。其主要特征为：专性细胞内寄生；革兰染色阴性并有近似的细胞壁结构；含 DNA 和 RNA 及核蛋白体；对多种抗生素敏感；有独特的生活周期；酶系统不完善，必须依靠宿主细胞提供代谢能量。

衣原体广泛寄生于人类、哺乳动物及禽类，仅少数能致病，能引起人类疾病的衣原体主要有沙眼衣原体、肺炎衣原体和鹦鹉热衣原体。目前在发达国家中，由衣原体感染所致的性传播疾病增加很快，已超过淋病奈瑟菌感染，成为最常见的性传播疾病。

衣原体属中，按照抗原结构和 DNA 同源性等特点，分为沙眼衣原体、鹦鹉热衣原体、肺炎衣原体和兽类衣原体4种。

1.1 生物学特性

1.1.1 形态染色和生活周期

衣原体一般呈圆形或卵圆形，光学显微镜下勉强可见。Giemsa 染色呈淡蓝色或紫色。衣原体有独特的生活周期，以两种发育类型存在。

（1）原体 0.2～0.4 μm 为细胞外存在形式，较小，卵圆形，中央有一致密的拟核，有感染性。

（2）始体或网状体 0.5～1.0 μm 较大，圆形或不规则形，中央呈纤细的网状结构，无致密拟核。为细胞内繁殖型，代谢活跃。不能在细胞外存活，无感染性。

原体 8 h 左右进入细胞，经 12～36 h 转变为始体，48～72 h 原体释放，感染新的细胞，又开始新的生活周期。

衣原体感染人体细胞后，在胞浆内形成特殊的块状物，即包涵体。不同种类衣原体的包涵体形态各异。

1.1.2 培养特性

衣原体的培养方法有细胞或组织培养、鸡胚培养和动物培养。动物培养一般只在研究中应用。目前最常用的方法是细胞培养法，是衣原体诊断的金标准。临床标本应在 35～37 ℃接种于经放线菌酮处理过的单层 McCoy 细胞或其他适当的细胞培养管中离心，提高衣原体对细胞的感染率，培养 48～72 h 后，将试验细胞浆内包涵体进行染色鉴定。

1.1.3 抵抗力

衣原体抵抗力较弱，不耐热，56 ℃ 5～6 min 灭活。对冷冻干燥有耐受性。不能用甘油保存。鹦鹉热衣原体较稳定，抵抗力稍强。四环素、大环内酯类抗生素或青霉素、利福平等对其有抑制作用。

1.2 临床意义

沙眼衣原体感染范围较广，可侵害不同的系统和器官，主要有沙眼、泌尿生殖道感染（如包涵体性结膜炎、宫颈炎、输卵管炎、附睾炎、直肠炎、新生儿肺炎及中耳炎等）、性病淋巴肉芽肿。鹦鹉热衣原体的自然宿主为鸟类及低等哺乳动物的肠道，病原体随粪便排出污染环境，以气溶胶方式传播。人多因与家禽或家畜接触而感染，引起鹦鹉热，可表现为非典型肺炎。肺炎衣原体是重要的呼吸道病原体，引起急性呼吸道疾病，如肺炎、支气管炎、咽炎等，也可引起如慢性支气管炎、哮喘等慢性感染。

衣原体感染后，免疫力不强。预防应注意个人卫生，管理好家禽，取缔卖淫嫖娼等。对患者积极治疗，可选取青霉素、四环素、利福平等药物内服或局部外用。

1.3 微生物检验

检验时应注意安全防护，尤其是处理鹦鹉热衣原体标本时，更应重视。

1.3.1 标本采集

（1）沙眼衣原体　根据不同疾病采取不同标本。沙眼或结膜炎患者取眼结膜刮片。眼穹隆或眼结膜分泌物。泌尿生殖道感染者采用生殖道拭子、宫颈刮片、精液或尿液标本。性病淋巴肉芽肿患者取淋巴结脓液、生殖器或直肠溃疡的标本等。采集的标本加入蔗糖-磷酸盐-谷氨酸盐培养基置－70 ℃或液氮保存，或在含抗生素的蔗糖－磷酸盐输送培养基中快速送检。标本在 2 h 内接种，阳性检出率较高。

（2）鹦鹉热衣原体　痰液和血液均可用于检查鹦鹉热衣原体。由于其培养分离物易受污染，所以在其培养基中应加入适当的抗生素（如链霉素）抑制其他病原菌的生长。

（3）肺炎衣原体　痰液、支气管肺泡灌洗液、鼻咽部拭子、耳或鼻咽部的吸取物、漱口液都可用于肺炎衣原体的检测。而血液标本，特别是外周血单核细胞用做肺炎衣原体的核酸诊断效果极佳。

1.3.2　鉴定试验

衣原体的分离培养，需严格按生物安全要求进行，且受操作烦琐、费用高、时间长的限制，因此临床实验室应注重非培养的诊断方法。

（1）直接细胞学检查　①Giemsa 染色：用 Giemsa 染色表现特殊的染色性状，不同的发育阶段包涵体的染色性有所不同。成熟的原体 Giemsa 染色为紫红色，与蓝色的宿主细胞浆成鲜明对比。始体被染成蓝色。包涵体内含有糖原，用 Lugol 碘液染色呈棕褐色斑块。肺炎衣原体形成的包涵体呈致密的卵圆形，不含糖原，碘染色阴性。②直接免疫荧光染色（DFA）：应用荧光素标记抗体，可分单克隆或多克隆两种，单克隆抗体是衣原体外膜蛋白抗体，具有型特异性；多克隆荧光抗体是衣原体脂多糖（LPS）抗体，只具有属的特异性，可用于对标本直接涂片染色，在荧光显微镜下检测衣原体。

（2）酶免疫检测　应用单克隆或多克隆抗体检测衣原体的脂多糖，目前此法限于对沙眼衣原体的检测。

（3）核酸杂交技术　应用特异性探针与模板中的特定序列进行杂交，此法增加了检测的敏感性。

（4）PCR 检测　应用此法检测，具有高敏感性和高特异性。

（5）血清学检测　此法是目前检测肺炎衣原体和鹦鹉热衣原体的主要实验室方法，有微量免疫荧光检测和酶免疫测定。

任务2　支原体的鉴定

支原体（*Mycoplasma*）是一类无细胞壁，形态上呈多态性，能通过细菌滤器，在无生命培养基中生长繁殖的最小的原核细胞型微生物。

支原体在自然界分布广泛，已分离到150余种。人体支原体至少有 15 种，对人类致病的主要有肺炎支原体、人型支原体、生殖道支原体和解脲脲原体等。

2.1　生物学特性

2.1.1　形态染色

一般大小为 $0.2\sim0.3\ \mu m$，很少超过 $1\ \mu m$。因为没有细胞壁，呈高度多形态性，如球形、杆形、长丝形及分枝状。革兰染色阴性，但不易着色，常用 Giemsa 染色，呈淡紫色。

2.1.2 培养特性

支原体的营养要求较一般细菌高，对低渗透压敏感。除基础培养基外，宜加入 10％～20％灭活的小牛或马的血清、新鲜的酵母浸液、青霉素 G 及 pH 指示剂。最适 pH 为 7.6～8.0（解脲脲原体最适 pH 为 6.0～6.5），有氧和无氧情况下皆能生长，在含 5％～10％ CO_2 大气环境或 90％N_2 和 5％CO_2 厌氧环境培养生长较好。最适生长温度 37 ℃。生长较缓慢，人型支原体、解脲脲原体需培养 2～4 d，肺炎支原体通常需要 21 d 或更久。

在含 1.4％琼脂的固体培养基上培养，菌落呈圆形、光滑、边缘整齐，有时形成较为典型的"油煎蛋"样菌落，其核心较厚，向下长入培养基，周边为一层薄薄的透明区。用肉汤培养基培养时，如果指示剂变色，应立即转种，以防其失去繁殖能力。

2.1.3 生化反应

根据分解葡萄糖、利用精氨酸、水解尿素等可初步鉴定支原体（表 7-1）。

表 7-1 支原体生化反应鉴别

支原体种类	葡萄糖	精氨酸	尿素
肺炎支原体	+	−	−
人型支原体	−	+	−
生殖道支原体	+	−	−
解脲脲原体	−	−	+

2.1.4 抵抗力

对热、干燥、低渗及多种消毒剂敏感，但对醋酸铊、结晶紫和亚碲酸盐有耐受性较强，可用于分离培养时抑制其他细菌生长。液氮或−70 ℃能长期冻存，需要检验时置 35 ℃水浴中迅速融化。4 ℃放置不宜超过 3 d。干燥标本中难于分离出支原体。

2.2 临床意义

支原体广泛存在于自然界中，常为哺乳类及禽类的口腔、呼吸道及泌尿生殖道定植的共生菌群。主要引起人类口腔呼吸道感染、泌尿生殖道感染等。肺炎支原体的主要致病物质有 P_1 蛋白、糖脂抗原和荚膜多糖，可引起人类原发性非典型肺炎，它主要通过呼吸道飞沫传播。人型支原体、解脲脲原体和生殖道支原体是泌尿生殖道感染常见病原体。解脲脲原体可引起人类非淋球菌性和非衣原体性尿道炎、睾丸附睾炎、慢性前列腺炎、阴道炎、宫颈炎及尿路结石等。支原体无细胞壁，对青霉素、头孢菌素类抗生素不敏感，治疗常用红霉素、强力霉素等。

2.3 微生物检验

2.3.1 标本采集

一般可用患者的痰、咽拭子、鼻咽洗液、支气管分泌物、穿刺液、尿道和子宫颈拭子及各种分泌物，因为支原体有黏附细胞作用，所以最好采用拭子标本。支原体对干燥敏感，注意即采即种或置于转运培养基（蔗糖磷酸盐缓冲液）。4℃保存不宜超过 72 h，液氮或－70℃可长期保存。

2.3.2 肺炎支原体的鉴定

（1）溶血试验 在生长疑似肺炎支原体的专用平板上，加一层含 8％豚鼠红细胞琼脂，37 ℃孵育过夜，如在菌落周围出现溶血环者为阳性。

（2）生长抑制试验 将含可疑肺炎支原体菌落琼脂块切下，转种于专用液体培养基中，孵育一星期后，吸取 0.3 mL 培养液。涂布于专用固体平板上，待稍干后，再贴上浸有肺炎支原体抗体滤纸片，37 ℃孵育下，平板上出现抑制生长环者为阳性，该试验特异性高于其他实验。

2.3.3 解脲脲原体鉴定

解脲脲原体生物学特性对 pH 要求较低（6.0），可分解尿素产氨，使酚红指示剂变色，不分解葡萄糖、精氨酸。在鉴定中常用：

（1）代谢抑制试验 解脲脲原体分解尿素，当加入特异性抗血清后，可抑制相对应血清型菌株生长，培养基中指示剂酚红不显色。

（2）生长抑制试验 同肺炎支原体鉴定操作。其结果必须在低倍镜下，观察制片周围抑菌环及宽度，该法虽特异但敏感性差。

2.3.4 支原体与细菌 L 型鉴别

支原体应与细菌 L 型相区别（表7-2），后者在去除诱因（如抗生素）后容易返祖为原细菌。

表 7-2 支原体与细菌 L 型生物学性状的区别

生物学性状	支原体	细菌 L 型
遗传	自然界、人与动物	由细菌诱生而成
培养特性	在一般培养基中稳定	大多需高渗培养
菌落	菌落小，直径 0.1～0.3 mm	菌落稍大，直径 0.5～1.0 mm
形态与大小	多形态，0.2～0.3 μm	多形态，0.6～1.0 μm
细胞壁	无	缺乏或无
细胞膜	含高浓度胆固醇	不含胆固醇
液体培养	混浊度很低	有一定混浊度

任务 3　立克次体的鉴定

立克次体是一类严格细胞内寄生、以节肢动物为传播媒介、革兰阴性的原核细胞型微生物。其主要特点是：①专性在活细胞内寄生，以二分裂方式繁殖；②革兰染色阴性，有多种形态，大小介于细菌与病毒之间；③与节肢动物关系密切，寄生在吸血节肢动物体内，使其成为寄生宿主，或为储存宿主，或同时为传播媒介，大多是人兽共患病的病原体；④对多种抗生素敏感。

3.1　普氏立克次体

3.1.1　生物学特性

（1）形态染色　呈多形性，以短杆形为主，长 0.6～2.0 μm，宽 0.3～0.8 μm。常用 Giemsa 染色，将立克次体染成紫色或蓝色。

（2）培养特性　采用鸡胚、成纤维细胞、L929 细胞和 Vero 细胞进行分离和培养，最适温度为 37 ℃。二分裂繁殖，繁殖一代需要 6～10 h。

（3）抗原构造　除群特异性和种特异性抗原外，还有与变形杆菌 OX_{19}、OX_2、OX_K 菌株有共同的耐热多糖抗原。用某些变形杆菌的菌体抗原与疑是立克次体病患者血清所作的非特异性凝集反应，称为外斐反应（Weil-Felix reaction），用于检测人类或动物血清中有无相应抗体，供立克次体病的辅助诊断。

3.1.2　临床意义

普氏立克次体是流行性斑疹伤寒（虱传斑疹伤寒）的病原体。患者是唯一的传染源，经虱－人－虱方式传播。虱叮咬患者后在虱肠管上皮细胞繁殖，叮咬人时，其粪便排在人皮肤上。人因搔抓破损而引起感染，也可通过呼吸道和眼结膜感染。两周左右潜伏期后，骤然发病，常见高热、头痛、皮疹，可伴神经系统、心血管系统或其他脏器损害等症状。病后免疫力持久。采用四环素类抗生素和氯霉素治疗，禁用磺胺类药物。

3.1.3　微生物检验

（1）标本采集　一般在发病急性期，未用抗生素前采集外周血，必要时采集患者体虱进行分离培养。

（2）鉴定

1）分离培养：将标本接种于雄性豚鼠的腹腔内，接种后体温＞40 ℃或阴囊有红肿，表示已发生感染，若无阴囊红肿而体温＞40 ℃，则取动物脾组织接种鸡胚卵黄囊，培养后，用卵黄囊膜涂片检查。

2）分子生物学检测：应用 PCR 或核酸探针检测。

3）血清学检查：做外斐反应，与变形杆菌 OX_{19} 抗原相应的抗体效价≥160 或恢复期抗体效价比早期增高 4 倍以上为阳性。此外，可进行补体结合试验。

3.2 斑疹伤寒立克次体

3.2.1 生物学特性

斑疹伤寒立克次体又称莫氏立克次体，形态和染色、培养特性、抗原构造等均与普氏立克次体相似或相同，但斑疹伤寒立克次体分散于感染细胞内外，且链状排列少见。

3.2.2 临床意义

斑疹伤寒立克次体是地方性斑疹伤寒（鼠型斑疹伤寒）的病原体。鼠是主要储存宿主，经鼠蚤或鼠虱传播。当鼠蚤叮吮人血时，把立克次体传染给人。症状与流行性斑疹伤寒相似，但发病缓慢，病情轻，很少侵害神经系统、心肌等。

3.2.3 微生物检验

地方性斑疹伤寒患者的标本采集、病原学及血清学检查与流行性斑疹伤寒相似。大规模流行时可采集鼠蚤、鼠虱、人虱进行分离培养，以确定传染源。可应用斑疹伤寒立克次体特异性引物的 PCR 或特异性核酸探针、种特异性抗原补体结合试验等与普氏立克次体相区别。此外，与普氏立克次体比较，斑疹伤寒立克次体标本接种的雄性豚鼠反应较重，有明显的阴囊红肿。

3.3 恙虫病立克次体

3.3.1 生物学特性

（1）形态染色 呈多形性，以短杆形或球杆状多见，长 0.5～1.5 μm，宽 0.2～0.6 μm。Giemsa 染色呈紫色或蓝色。在感染细胞内密集分布于胞质内近核处。

（2）培养特性 可采用小鼠接种和鸡胚卵黄囊接种。常用的原代细胞有地鼠肾细胞、睾丸细胞等，传代细胞有 L929 细胞和 Vero 细胞。

（3）抗原构造 细胞壁的结构和抗原成分不同于其他立克次体，有耐热多糖抗原和特异性抗原，仅与普通变形杆菌 OX_K 有共同多糖抗原。

3.3.2 临床意义

恙虫病立克次体是恙虫病的病原体。主要流行于东南亚、西南太平洋岛屿，又称东方立克次体，国内主要见于东南及西南地区。本病为自然疫源性传染病，传染源是鼠类（野鼠或家鼠）。恙螨是传播媒介又是储存宿主。恙虫病立克次体寄居于恙螨体内，可经卵传代，患者在被叮咬处出现红色丘疹，成小疱后破裂，溃疡处形成黑色焦痂，是恙虫病的特征之一。可引起发热、皮疹，全身淋巴结肿大及内脏器官的病变。

3.3.3 微生物检验

（1）标本采集　一般在发热期间，未用抗生素前采取外周血标本。

（2）鉴定

1）分离培养：血标本接种小鼠腹腔，也可接种 Vero 细胞等。观察小鼠发病和细胞病变情况。小鼠濒死前处死，观察内脏病变并制备腹膜涂片。Giemsa 染色后根据形态、细胞内存在的部位等进行鉴定。

2）分子生物学检测：应用 PCR 或核酸探针检测。

3）血清学检查：做外斐反应，与变形杆菌 OX_K 抗原相应的抗体效价≥160 或恢复期抗体效价比早期增高 4 倍以上有诊断意义。此外，可进行补体结合试验及间接免疫荧光试验。

任务 4　螺旋体的鉴定

螺旋体是一类细长、柔软、弯曲、运动活泼的原核细胞型微生物。其基本结构及生物学性状与细菌相似，在生物学上介于细菌与原虫之间。

螺旋体在自然界和动物体内分布广泛，种类繁多，包括 2 个科 7 个属，其中引起人类疾病的有钩端螺旋体、密螺旋体和疏螺旋体 3 个属。

4.1　钩端螺旋体

钩端螺旋体分致病性和非致病性两种，致病性钩端螺旋体引起人类和动物的钩端螺旋体病（简称钩体病）。

4.1.1　生物学特性

（1）形态染色　长 6～12 μm，宽 0.1～0.2 μm，螺旋细密而规则，以致在光学显微镜下看不清螺旋，其特点是菌体一端或两端弯曲呈钩状，菌体呈问号状或 C、S 形。暗视野显微镜下，似细小珍珠样排列的细链。常用 Fontana 镀银染色，钩端螺旋体被染成棕褐色。

（2）培养特性　需氧或微需氧，对酸、碱敏感，最适生长温度为 28～30 ℃，最适 pH 为 7.2～7.6，pH 低于 6.5 死亡。常用含 10％兔血清的 Korthof 培养基培养。在液体培养基中，28 ℃培养 1 周左右，肉眼可见半透明云雾状混浊；固体培养基上，28 ℃培养 2 周左右，可形成透明、不规则的扁平菌落。

（3）抗原构造　钩端螺旋体主要有属特异性抗原、群特异性抗原和型特异性抗原。应用显微镜凝集试验（MAT）和凝集素吸收试验（AAT），可将钩端螺旋体属进行血清群及血清型的分类。

目前国际上问号钩端螺旋体至少可分为 25 个血清群、273 个血清型，其中我国已发现 18 个血清群、75 个血清型。

4.1.2 临床意义

钩端螺旋体具有内毒素和溶血素等致病物质，引起人和动物钩端螺旋体病，是一种自然疫源性疾病。自然界中主要感染野生动物和家畜。鼠类和猪为重要的储存宿主和传染源，在其体内肾小管中长期繁殖，其血和粪、尿中含有大量钩体，污染土壤和水源。人接触后，经破损皮肤伤口、眼结膜、鼻和口腔黏膜侵入而感染。本病特点是起病急，早期高热、疲乏无力、全身酸痛、眼结膜充血、腓肠肌压痛、表浅淋巴结肿大等。后期表现组织器官出血和坏死，病情较为凶险，甚至死亡。

病后对同型钩体菌株有持久的免疫力，以体液免疫为主。预防钩端螺旋体病，应积极防鼠、灭鼠，加强对带菌家畜的管理。易感人群或流行疫区人群接种灭活多价钩体疫苗，加强特异性预防。对患者治疗首选青霉素，其次为庆大霉素、强力霉素等。

4.1.3 微生物检验

钩端螺旋体传染力较强，检验时要严格遵守消毒隔离规定，防止实验室感染。

（1）标本采集　病原学检查时，发病 7～10 d 内取外周血，两周后取尿液。有脑膜刺激症状者取脑脊液。血清学检查时，最好采取病程早、晚期双份血清，一般在发病初和发病后 3～4 周各采集一次。

（2）鉴定

1）直接镜检：将标本离心后用暗视野显微镜检查，或经 Fontana 镀银染色用普通光学显微镜检查，亦可用直接免疫荧光法检查。

2）分离培养：血、尿标本接种 Korthof 培养基，置 28～30 ℃培养 2～4 周，每 5～7 d 取培养物用暗视野显微镜检查有无生长。如有钩端螺旋体存在，用已知诊断血清鉴定其血清群和血清型。30 d 未生长者，可判为阴性。

3）血清学检查：一般用发病初期和发病第 3～4 周双份血清，检测抗体效价的变化。常用显微镜凝集试验、间接红细胞溶解试验、胶乳凝集及凝集抑制试验和 ELISA 等鉴定。

4.2 梅毒螺旋体

梅毒螺旋体属于密螺旋体属中苍白密螺旋体中的苍白亚种，是引起人类梅毒的病原体。

4.2.1 生物学特性

（1）形态染色　长 6～15 μm，宽 0.1～0.2 μm，有 8～14 个呈锐角弯曲且规则致密的螺旋，两端尖直。运动活泼。革兰染色阴性，用 Fontana 镀银染色，呈棕褐色。

（2）培养特性　梅毒螺旋体不能在无生命人工培养基中生长繁殖。采用棉尾兔单层上皮细胞培养，可生长繁殖并保持其毒力。

（3）抵抗力　梅毒螺旋体的抵抗力很弱。对干燥、热、冷及一般消毒剂敏感。离体后在外环境中干燥 1~2 h、50 ℃加热 5 min、4 ℃ 3 d 即可死亡，故血液置 4 ℃存放 3 d 可避免传染梅毒的危险。对青霉素、四环素、红霉素及砷制剂等敏感。

4.2.2 临床意义

自然情况下，梅毒螺旋体只感染人，人是唯一的传染源。主要经过直接接触传播或间接接触传播。另外也可经胎盘垂直传播，引起胎儿先天梅毒。少数经输血感染。

梅毒螺旋体以其外膜蛋白、透明质酸酶等致病，获得性梅毒临床过程分下疳期、梅毒疹期及慢性肉芽肿样期（梅毒瘤）三期，具有反复潜伏和再发的特点。先天梅毒可致胎儿全身感染。

人体对梅毒无先天免疫力，机体对梅毒螺旋体的免疫主要是传染性免疫，即有螺旋体存在时就有免疫力，螺旋体消灭后免疫力也随之消失。预防着重是加强卫生宣传教育，梅毒确诊后，应及早进行彻底治疗，治疗主要选用青霉素。

4.2.3 微生物检验

（1）标本采集　可采取下疳分泌物、病损组织小块及皮疹、淋巴结穿刺洗涤液等做直接检查。血清学试验可采集血液，分离血清送检。

（2）鉴定

1）直接检查：取标本制成湿片，置暗视野显微镜检查，如见有运动活泼，呈现屈伸、旋转、前后移行等的螺旋体，即有诊断意义。或将标本制成干片，用镀银染色，镜下可见棕褐色密螺旋体。组织块等可用直接荧光抗体检测法，置荧光显微镜下，可见发荧光的梅毒螺旋体。

2）血清学诊断试验：测定患者血清中的特异性抗体或抗原。有非特异性和特异性两类试验（表7-3），以非密螺旋体抗原试验进行过筛试验，以密螺旋体抗原试验做确认试验。

表 7-3　梅毒螺旋体血清学常用试验

试验类型	试验名称（英文缩写）
非密螺旋体抗原	性病研究实验室试验（VDRL）
	快速血浆反应素环状卡试验（RPR）
	甲苯胺红不加热血清试验（TRUST）
密螺旋体抗原	荧光密螺旋体抗体吸收试验（FTA-ABS）
	梅毒螺旋体荧光抗体双染色试验（FTA-ABS-DS）
	抗梅毒螺旋体抗体微量血凝试验（MHA-TP）

4.3　其他常见螺旋体

其他常见螺旋体，有伯氏螺旋体、回归热螺旋体和奋森螺旋体等。其主要特点参见表7-4。

表7-4　三种常见疏螺旋体主要特点

种类	形态特点	所致疾病	微生物学检验
伯氏螺旋体	疏螺旋体，长 $11\sim37\ \mu m$，宽 $0.18\sim0.25\ \mu m$。有 $5\sim10$ 个不规则的螺旋，两端稍尖	主要引起莱姆病，是一种自然疫源性传染病。储存宿主主要是鼠和鹿，也可经蜱媒传播。以游走性红斑皮损为特征，可伴有头痛、发热、颈硬、肌痛和关节痛等	暗视野显微镜下可见滚动、扭曲或翻转运动的螺旋体。但不易检出。更多则用免疫荧光和 ELISA 检测特异 IgM 和 IgG 抗体。也可用 PCR、蛋白印迹分析。从感染的蜱中分离较皮损中分离阳性率高
回归热螺旋体	疏螺旋体，与伯氏螺旋体相似，呈波状	以节肢动物为媒介引起人类回归热。分为流行性回归热和地方性回归热。症状为高热、头痛、肝脾肿大，持续 1 周消退，间隔 $1\sim2$ 周发作。反复发作与缓解交替	发热时，取外周血制片暗视野或染色后见螺旋体可初步诊断。可用 BSK 培养基从蜱或患者血中培养出螺旋体
奋森螺旋体	疏螺旋体，形态纤细，$5\sim10\ \mu m$，有 $3\sim8$ 个大而不规则的螺旋，两端 $4\sim6$ 根鞭毛，运动活泼，革兰阴性	与梭杆菌共生，协同引起溃疡性牙龈炎或樊尚咽峡炎，溃疡面上有灰白色假膜。表现为牙龈肿痛、口臭、出血，颈部淋巴结肿大等	病灶标本涂片制成厚片，革兰染色，可见革兰阴性梭杆菌和螺旋体共存，奋森螺旋体有 $3\sim8$ 个大而不规则的螺旋

任务 5　病原性放线菌的鉴定

　　放线菌（*Actinomyces*）是一类呈分枝生长的原核细胞型微生物，在分类学上与分枝杆菌同属放线菌目，有 53 个属，其细胞壁化学结构由二氨基庚二酸（DAP）、胞壁酸和葡萄糖胺组成。以分裂方式繁殖。常形成分枝状无隔营养丝，不产生气生菌丝。革兰染色阳性。对青霉素、四环素、磺胺类抗菌药物敏感，对抗真菌药物不敏感。本菌在自然界主要分布于土壤，大多数为需氧性腐生菌，胞壁含分枝菌酸，为抗生素产生菌，少数如诺卡菌属、马杜拉放线菌属常为外源性致病菌。部分菌为厌氧或微需氧菌，分布于人和动物口腔、上呼吸道、胃肠道与泌尿生殖道等黏膜腔，胞壁不含分枝菌酸，致病性弱，多为内源性条件致病菌，如衣氏放线菌和牛型放线菌。

5.1　厌氧性放线菌的鉴定

5.1.1　衣氏放线菌

（1）生物学特性

1）形态染色：衣氏放线菌为革兰阳性，非抗酸性无隔丝状菌。有分枝，成链球状或链杆状。无荚膜，无芽胞，无鞭毛。在患者病灶和脓汁中可找到肉眼可见的黄色小颗粒，称为"硫磺颗粒"，是放线菌在病灶组织中形成的菌落。

2）需加 5％CO_2 生长，但生长缓慢。接种血平板或脑心浸液琼脂培养基，经 24 h 培养后，长出微菌落，直径＜1 mm，显微镜观察，菌落由一片如蛛网样菌丝组成，称为蛛网样菌落，若继续培养，可形成白色、表面粗糙的大菌落，无气生菌丝。

3）生化反应：过氧化氢酶试验阴性。发酵葡萄糖、乳糖、蔗糖、甘露醇，产酸不产气。不形成靛基质，不水解淀粉，还原硝酸盐为亚硝酸盐（80％阳性）。

4）致病性：衣氏放线菌是口腔和生殖道等黏膜腔常见的正常菌群，一般不引起人间传播，只引起内源性机会感染，如面颈部、胸部、腹部、盆腔、骨骼和中枢神经系统感染，面颈部感染约占 60％，所致疾病统称为放线菌病。放线菌侵入组织后导致软组织的化脓性感染，局部形成肉芽肿及坏死性脓肿，常伴有瘘管形成。脓液中常含有"硫磺颗粒"，该颗粒中有大量的放线菌菌丝。

（2）微生物检验

1）标本采集：主要采集脓液和痰液。首先检查标本中有无"硫磺颗粒"，可用灭菌注射器抽取未破脓肿的脓汁作检查，而脓肿破溃后"硫磺颗粒"则不易被发现。

2）鉴定

①显微镜检查：将"硫磺颗粒"置玻片上，以盖玻片轻压后镜检。在低倍镜下如见有典型的放射状排列的棒状或长丝状菌体，边缘有透明发亮的棒状菌鞘，即可确定诊断。也可用革兰染色、镜检，颗粒的中心部菌丝体染色为革兰阳性，分枝状菌丝排列不规则，菌丝末端膨大呈棒状。四周放射状的肥大菌鞘可呈革兰阴性。抗酸染色阴性。

②分离培养：将标本（"硫磺颗粒"）以无菌操作捣碎，接种于血琼脂或脑心浸液琼脂平板，置 10％CO_2 的厌氧环境中，37 ℃培养 24 h，观察微菌落的特点，再经 7～14 d 培养，观察大菌落的特点。同时可接种硫乙醇酸钠肉汤增菌培养，经 37 ℃培养 3～7 d 可见培养基底部形成白色或灰白色雪花样生长，肉汤清晰。

5.1.2 牛放线菌

牛放线菌的形态与衣氏放线菌相似，但分枝及菌丝较少。本菌为依赖 CO_2 的厌氧菌，在脑心浸液琼脂培养 24 h 形成圆形、扁平、边缘整齐、光滑或呈颗粒状的微小菌落，持续培养 7～14 d 后，菌落增大，边缘光滑、白色、不透明或表面呈颗粒状。本菌对人不致病，可致牛放线菌病，偶尔能从人的标本中分离到。采集脓性分泌物，注意寻找"硫磺颗粒"，将标本中的"硫磺颗粒"置载玻片加盖玻片镜检。革兰染色可见革兰阳性类白喉杆菌样短菌丝，顶端膨大，也可见较长的分枝状菌丝。本菌在脑心浸液琼脂培养基中 24 h 孵育后多不形成蛛网型微菌落，在硫乙醇酸钠肉汤中呈混浊生长。

5.2 需氧性放线菌的鉴定

5.2.1 诺卡菌

诺卡菌（*Nocardia*）是广泛分布于土壤中的一群需氧性放线菌，多数为腐物寄生性的非病原菌。其中对人致病和可能致病的仅有 5 种，即星型诺卡菌、巴西诺卡菌、豚鼠诺卡菌、鼻疽诺卡菌和南非诺卡菌。其中星型诺卡菌致病力最强，其次是巴西诺卡菌和豚鼠诺卡菌。

（1）生物学特性

1）形态染色：本菌形态与厌氧性放线菌相似，但菌丝末端不膨大。革兰染色阳性，1％盐酸乙醇抗酸染色呈弱抗酸性。若延长脱色时间，即失去抗酸性，此点可与结核分枝杆菌区别。在培养早期菌体裂解为较多的球状或杆状，分枝状菌丝较少；如培养时间长则菌丝易断裂，可见有丰富的菌丝形成。若用患者痰、脓汁、脑脊液等涂片，可见革兰阳性、具有抗酸性的纤细分枝状菌丝。

2）培养特性：为专性需氧菌，在普通培养基上置室温或 37 ℃培养均可生长，但繁殖速度较慢，一般需 5～7 d才可见到菌落。菌落表面干燥、有皱褶或呈颗粒状，不同种类可产生不同色素。在液体培养基中，由于需氧可在表面形成菌膜，下面培养基澄清。

（2）临床意义　本菌感染主要为外源性感染。星型诺卡菌主要通过呼吸道引起人的原发性、化脓性肺部感染，产生类似肺结核症状。也可经肺部病灶转移到皮下组织，产生脓肿及多发性瘘管，或扩散到其他脏器，如引起脑脓肿、腹膜炎等。在病变组织或脓汁中可见黄、红、黑等色素颗粒。而巴西诺卡菌可因外伤倾入皮下组织，引起慢性化脓性肉芽组织，表现为脓汁及多发性瘘管，好发于足、腿部，故又称为足菌肿。

（3）微生物检验

1）标本采集：无合并症的肺部感染患者可采集痰液或支气管冲洗液标本。渗出液、脓液和分泌物标本，采集后须防干燥，应密封于无菌管或其他容器内送检。脑脊液和血液标本也要用密封的无菌管或瓶采集。标本采集后，应仔细查找有无黄、红、黑等色素颗粒，其直径一般小于 1 mm。采集的各种标本应先涂片镜检并及时接种培养。

2）鉴定

①显微镜检查：如标本中有色素颗粒，取出用玻片压碎涂片，用革兰染色和抗酸染色检查。镜检有革兰阳性（有时染色性不定）纤细的菌丝体和长杆菌，抗酸染色具有一定抗酸性，可初步确定为诺卡菌（表 7-5）。但在脑脊液或痰中发现抗酸性的长杆菌，必须与结核分枝杆菌相鉴别。

②分离培养：将标本接种于沙保琼脂、脑心浸液琼脂等培养基，置22 ℃需氧环境，培养 2～4 d 后可见有黄、橙红色等色素的湿润菌落。

③血清学试验：目前较常见的有免疫扩散及补体结合试验。采用超声波处理的星型诺卡菌的细胞上清液作为抗原，进行免疫扩散试验，结果只有 43％的诺卡菌感染的患者血清产生沉淀线，而用诺卡菌混合培养的滤液作抗原做免疫扩散则有 70％的患者出现阳性。近年采用 ELISA 法，用诺卡菌培养两周的滤液提取的抗原，检测患者血清中特异性抗体，其方法敏感，特异性强。

④动物接种：本法在必要时进行。将星型诺卡菌和巴西诺卡菌大量接种于豚鼠腹腔，一般 7～10 d 内可引起死亡。菌液加入 0.5％胃黏膜素经腹腔接种小鼠或于耳静脉接种家兔，均可引起发病。

表 7-5　衣氏放线菌与诺卡菌的区别

种类	G+C mol%	对氧要求	抗酸性	革兰染色	硫磺颗粒压片末端	感染特性
衣氏放线菌	60～63	厌氧、微需氧	－	中间＋ 周围－	膨大	内源性
诺卡菌	60～72	需氧	＋	＋	不膨大	外源性

5.2.2　马杜拉放线菌

马杜拉放线菌（*Actinomadura*）为革兰阳性，非抗酸性，呈链状排列。需氧生长，在沙保培养基上生长缓慢，菌落呈黄白、黑、红或棕黄色。本菌主要致人的足分枝菌病。取病变部位的脓汁，查找淡黄色、红色或黑色颗粒，并做革兰染色，镜检可见有革兰染色阳性不断裂的菌丝集团。分离培养可将标本接种在沙保琼脂培养基上，检查菌落性状和色素。染色镜检，观察菌丝排列。

项目8 真菌的检验

学习目标

1. 掌握真菌的形态结构、主要繁殖方式、人工培养条件、常用培养方法及生长现象。
2. 掌握白假丝酵母菌、新型隐球菌的主要生物学特性和微生物检验。
3. 熟悉常见皮肤丝状菌的种类、特点及微生物检验。
4. 了解常见病原性真菌的临床意义。

任务1 真菌概述

真菌（fungus）是一类具有典型细胞核和完整细胞器，无根、茎、叶，不含叶绿素的真核细胞型微生物。真菌种类多，已报道的属达1万以上，种超过10万个，分布广，其中大多数对人体无害，甚至有利，如食用真菌、用真菌酿酒、发酵以及生产抗生素等。也有少数真菌可以引起人类感染性、中毒性及变态反应性疾病。特别是属于人体正常菌群的真菌，由于滥用抗生素引起菌群失调和（或）应用激素、抗癌药物导致机体免疫功能降低等原因，可引起真菌的机会性感染。

1.1 真菌的形态与结构

1.1.1 真菌的基本形态

真菌比细菌大几倍至几十倍，用光学显微镜放大100～500倍就可看清。真菌的细胞壁缺乏构成细菌细胞壁的肽聚糖，其坚韧性主要依赖于几丁质与葡聚糖组成的微细纤维骨架和不定形多糖基质构建的致密结构，它能阻挡大分子物质通过，也占了菌体干重的80%～90%。真菌细胞内微细结构与高等植物细胞基本相同，有典型的核结构和较多细胞器。

真菌按形态可分为单细胞和多细胞两类。

（1）单细胞真菌　单细胞真菌呈圆形或卵圆形，常见为酵母菌和类酵母菌两类，前者如新生隐球菌，后者如白假丝酵母菌。单细胞真菌以出芽方式繁殖，芽生孢子成熟后脱落成独立个体，对人致病的主要有白假丝酵母菌（白色念珠菌）和新生隐球菌。

（2）多细胞真菌　由菌丝与孢子组成，菌丝伸长分支，交织成团，这类真菌称为丝状菌或霉菌。多细胞真菌的菌丝和孢子形态各异，这是鉴别真菌的重要标志。

另有一些真菌因寄生环境及培养条件（营养、温度、氧气等）的不同可交替出现两种形态，即在室温中呈霉菌型，在 37 ℃或体内呈单细胞的酵母型，这类真菌有双相性，所以被称为双态真菌或二相真菌。

1.1.2 真菌的基本结构

真菌的细胞结构与一般植物细胞相似，有典型的细胞核及完善的细胞器，但胞壁与细菌胞壁不同，不含黏肽而是由角质及葡聚糖组成，也含有脂多糖，其中酵母菌及类酵母菌不生长真菌丝，但类酵母菌的芽体可延长形成与母体相连的假菌丝，革兰染色呈阳性，丝状真菌分菌丝及孢子两部分，形态多种多样。

（1）菌丝　真菌在适宜环境中，由孢子出芽长成芽管，逐渐延长呈丝状，称为菌丝。除少数多细胞真菌和单细胞酵母菌、类酵母菌外，其他真菌都有分枝或不分枝的菌丝。有的菌丝在一定的间距形成横隔，称为隔膜，它把菌丝分成一连串的细胞，称有隔菌丝。绝大多数的病原性丝状真菌为有隔菌丝，隔膜中央有孔，可使细胞质自一个细胞流入另一个细胞。有些菌丝无隔膜，称无隔菌丝。菌丝可长出许多分支，交织成团，称菌丝体。菌丝体伸入到培养基内者称为营养菌丝；露于培养基表面的菌丝称为气生菌丝。部分气生菌丝可产生具有不同形状、大小和颜色的孢子，称为生殖菌丝。显微镜下菌丝的形态不同，如螺旋状、球拍状、结节状、鹿角状、破梳状等，菌丝的形态有助于真菌的鉴别（图 8-1）。

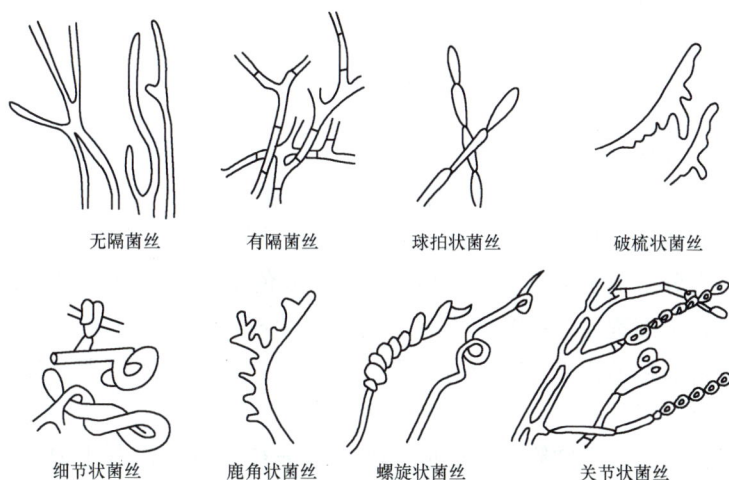

| 无隔菌丝 | 有隔菌丝 | 球拍状菌丝 | 破梳状菌丝 |

| 细节状菌丝 | 鹿角状菌丝 | 螺旋状菌丝 | 关节状菌丝 |

图 8-1　真菌菌丝

（2）孢子　孢子是真菌的繁殖结构，真菌孢子的抵抗力、形态及作用等均与细菌芽胞不同，其区别见表 8-1。孢子可分为有性孢子和无性孢子两种。有性孢子是由同一菌体或不同菌体上的两个细胞融合经减数分裂形成。无性孢子是菌丝上的细胞分化或出芽生成。孢子也是真菌鉴定和分类的主要依据。病原性真菌很少产生有性孢子，大多数是无性孢子。

表 8-1　真菌孢子与细菌芽胞区别

区别要点	真菌孢子	细菌芽胞
产生数目	一根菌丝可产生多个	一个细菌只产生一个
形成部位	细胞内或细胞外	细胞内
形状	形态、色泽多样	圆形或椭圆形
对热抵抗力	不强，60～70 ℃短时间死亡	强，100 ℃沸水中杀死芽胞需 1～3 h
作用特点	为真菌的繁殖体	细菌在不良环境下产生的休眠形式

1) 无性孢子：无性孢子根据形态可分为三种，即分生孢子、叶状孢子和孢子囊孢子（图 8-2）。

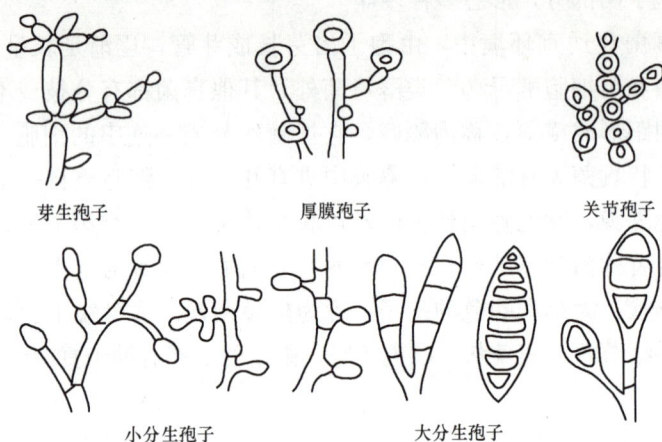

芽生孢子　　　　　　厚膜孢子　　　　　　关节孢子

小分生孢子　　　　　　大分生孢子

图 8-2　真菌孢子

①分生孢子：是真菌常见的一种无性孢子。由生殖菌丝末端的细胞分裂或收缩形成，也可在菌丝侧面出芽形成。按其形态和结构又可分两种：a. 大分生孢子：体积较大，分隔成较多细胞，形态各异，两端尖或圆或一端圆，厚壁或薄壁，壁光滑或粗糙，有色或无色，分隔有多有少。大分生孢子的形状、大小、结构和颜色是分类和鉴定的重要依据。b. 小分生孢子：体积小，单细胞性，有蒂或无蒂，侧生或游离，分散或成群，圆形、梨形、卵圆形或其他形状，表面粗糙或光滑，或有或无各种纹饰。真菌都能产生小分生孢子，其诊断价值不大。

②叶状孢子：由菌丝内细胞直接形成。叶状孢子有三种：a. 芽生孢子：由菌丝体细胞出芽生成，常见于假丝酵母菌与隐球菌。一般芽生孢子长到一定大小即与母体脱离，若不脱离则形成假菌丝，在假菌丝上的收缩点也可出芽成芽生孢子。b. 厚膜孢子：当真菌在不利环境中，由菌丝内胞浆浓缩和胞壁增厚而成，呈圆形，抵抗力增大；当环境好转时可生成芽管成长为菌丝。c. 关节孢子：在陈旧的培养物中，菌丝细胞壁变厚，形成长方形的节段，呈链状排列，如白地霉和粗球孢子菌。

③孢子囊孢子：菌丝末端膨大成孢子囊，内含许多孢子，孢子成熟则破囊而出，如毛霉、根霉等。

2）有性孢子：是由细胞间配合（质配和核配）后产生的孢子，可分为卵孢子、接合孢子、子囊孢子及担孢子（图 8-3）。其多由非致病性真菌所形成。

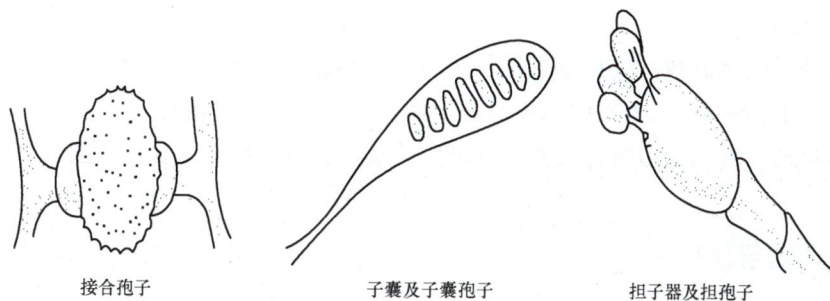

接合孢子　　　　　　　　　　子囊及子囊孢子　　　　　　　担子器及担孢子

图 8-3　真菌有性孢子

1.2　真菌的培养

1.2.1　真菌的繁殖方式

真菌通过营养阶段之后，便进入繁殖阶段，经过繁殖产生许多新个体。真菌的繁殖方式通常分为有性繁殖和无性繁殖。有性繁殖以细胞核的结合为特征，无性繁殖是指不经过两性细胞的配合便能产生新的个体，即以营养繁殖为特征。大部分真菌都能进行无性繁殖和有性繁殖，致病性真菌多是无性繁殖。

（1）无性繁殖　真菌的无性繁殖方式主要有以下几种形式：

1）芽管繁殖：有些真菌的孢子可萌发芽管，芽管延长后形成菌丝，大多数真菌都能进行这种无性繁殖。

2）分裂繁殖：营养细胞分裂产生子细胞，如裂殖酵母菌无性繁殖就像细菌一样，母细胞一分为二的繁殖。

3）出芽繁殖：单细胞真菌出芽，芽生的孢子脱离母细胞即完成繁殖，酵母菌属的无性繁殖就是这种类型。

4）生隔繁殖：有些分生孢子在分生孢子梗某一段落形成一横隔，原生质浓缩后形成一个新的孢子，该孢子又可再独立进行繁殖。

（2）有性繁殖　有性繁殖过程一般包括下列三个阶段：①质配：是指两个细胞的原生质进行配合。②核配：两个细胞里的核进行配合。真菌从质配到核配之间时间有长有短，这段时间称双核期，即每个细胞里有两个没有结合的核。这是真菌特有的现象。③减数分裂：核配后将继之以减数分裂，减数分裂使染色体数目减为单倍。

1.2.2　真菌的培养

真菌的营养要求不高，在一般细菌培养基上能生长。检查时常用沙保培养基。皮肤癣菌在此培养基上生长较慢，但腐生性真菌在此培养基上生长迅速。故分离真菌时常在此培养基中加一定量的放线菌酮和氯霉素，前者用以抑制污染真菌，后者用以抑制细菌的生长。

有些病原性真菌，如白假丝酵母菌、组织胞浆菌、新生隐球菌等加放线菌酮即不能生长，宜用无抗生素的血琼脂平板，见有生长后移种沙保培养基，并同时做玻片培养以观察自然状态下的形态结构。

培养真菌最适宜的酸碱度是 pH 4.0～6.0，浅部感染真菌的最适温度为 22～28 ℃。但某些深部感染真菌一般在 37 ℃中生长最好。培养真菌需较高的湿度与氧。真菌大多于 1～2 周出现典型菌落。真菌的菌落有三类：酵母型菌落、类酵母型菌落和丝状菌落。

1.3　真菌与环境

真菌的生命活动与环境有着密切关系。适宜的环境能促进真菌的繁殖；不适宜的环境则可抑制真菌繁殖、引起真菌变异甚至杀灭真菌。因此，掌握真菌与环境的关系，利用对真菌的不利因素抑制真菌，是非常重要的。

1.3.1　真菌的抵抗力与控制

真菌的营养细胞抵抗力不强，60～70 ℃即可杀死，1％～3％石炭酸、10％的福尔马林均可杀灭。霉菌孢子对热、射线、药物、渗透压、干燥等的抵抗力比其营养细胞要强，但比细菌的芽胞弱。

（1）热　真菌对热的抵抗力不强，任何能杀死细菌的温度，都能杀死真菌，一般加热到 60～70 ℃在短时间内即可死亡，但也有的真菌，如纯黄丝衣霉对高温抵抗力较强，成熟的子囊孢子能抵抗大部分真菌孢子致死的温度，往往给罐头生产带来很大麻烦。

（2）干燥　真菌对干燥抵抗力虽较强，但在相对湿度＜75％时，往往不利于真菌繁殖。

（3）低温　真菌对低温抵抗力较细菌强，一些抑制细菌生长的低温环境，常不能有效地控制真菌生长，很多真菌能在 0 ℃生长，甚至更低的温度，少数能生长在−60 ℃。如肉类上的芽枝霉在−10 ℃仍能生长；荧光极毛菌可在−4 ℃生长，并造成冷冻食品变质腐败。

（4）紫外线　不论是真菌的孢子还是菌丝，当暴露在富于紫外线的光源下，都能被迅速杀死，如紫外线对丝状真菌与假丝酵母菌在距离 1 m 照射时需 30 min 就能被杀死，但一些孢子壁具有黑色素的真菌，则有较强的抵抗紫外线能力。

（5）防腐剂　对于防腐剂，真菌也往往表现出一定的抵抗能力。能杀死真菌的大部分防腐剂，都不能用于工业产品，既有腐蚀性又对人体有剧毒。有些防腐剂虽对人毒性不大，但常受大气湿度影响而降低它的效果，在很多正常湿度下有效的防腐剂，当相对湿度超过95％时，则变为完全无效。同时也不能忽视防腐剂对真菌具有的选择性刺激生长作用，有些药物在低浓度下可以刺激真菌生长。例如，水杨酸对于大部分真菌生长都是有效的防腐剂，但可以被黑曲霉作为碳源。含氯化锌的纺织品是一个对真菌有效的防腐剂，但对土曲霉没有作用。硼酸及硼砂，对大部分真菌毒性很低，但在某些工农业产品不能应用毒性大的药品防腐时，它可以作有限度的应用。

（6）消毒剂　1％～3％石炭酸，对防止细菌生长比防止真菌生长更为有效，尽管如此，对于大部分真菌仍能表现很高的毒性。对 2.5％碘酊、0.01％升汞及 10％甲醛则比较敏感。

用甲醛蒸气熏蒸被真菌污染的用品，可以达到灭菌的目的。某些染色剂对若干真菌生长也有抑制作用，如龙胆紫、孔雀石绿等可抑制白假丝酵母菌的生长繁殖。

（7）抗生素　抗细菌的各种抗生素，如青霉素、链霉素、金霉素、卡那霉素、庆大霉素等对真菌均无抑制作用，相反，有的抗生素可促进某些真菌生长。当前抗真菌抗生素，如灰黄霉素、制霉菌素 B、二性霉素、克霉素、酮康唑、伊曲康唑等对多种真菌有抑制作用。中药中也有不少对真菌有抑制作用，如黄柏、紫草、土槿皮等。

1.3.2　真菌的变异

真菌是最容易发生变异的一种微生物，在人工培养基中多次移种或孵育过久，就可出现形态结构、菌落性状、色素以及各种生理性状（包括毒力）的改变，用不同的培养基和温度培养真菌，其性状也有改变。紫外线可使真菌发生变异和损伤，妨碍 DNA 的复制。真菌也可以通过准性生殖来实现遗传重组，在引起真菌变异和新性状的产生以及保持真菌遗传多样性方面具有重要的作用。

真菌的变异主要有三种表现形式：形态、结构变异以及菌落变异和抗药性变异。

（1）真菌形态、结构变异　从患者受损皮肤中分离的真菌，初代可看到该真菌所特有的菌落外观、颜色及大、小分生孢子，但经过几代培养后，上述各种特有的外观、色素以及大、小分生孢子都会消失，使很多真菌外观都成为羊毛状而难以区别。新型隐球菌也会由于几代培养后而使荚膜消失。

（2）真菌菌落变异　白色念珠菌长时间传代培养，细胞逐渐伸长成为假菌丝，菌落外观粗糙，类似克柔念珠菌。有些真菌的菌落陈旧或多次传代培养而发生变异，菌落颜色减退或消失，表面气生菌丝增多，如絮状表皮癣菌。

（3）真菌抗药性变异　真菌突变引起的胞嘧啶通透酶、胞嘧啶脱氨酶、尿苷-磷酸焦磷酸化酶三者中任何一个酶变异，都能使真菌产生耐药性。

真菌中，丝状真菌的变异远高于念珠菌的变异。丝状真菌是由许多细胞组成的具有众多分枝的丝状体，而每个细胞通常是多核的。因此在丝状真菌中，只要细胞中的一个核DNA 发生变异，就可能形成异核体。异核体容易发生变异，如菌落颜色的改变、产孢能力的衰退、致病力的增强或减弱等。这是丝状真菌容易变异的一个主要原因。由于病原真菌的异核体的形成和分离，涉及致病性的问题，有关这方面的研究具有重要的理论和实际意义。

1.3.3　真菌与疾病

真菌作为病原微生物也能侵入人体及动物体，引起疾病，至今对真菌致病性研究仅限于少数几种真菌。不同的真菌可通过下列几种形式致病。

（1）致病性真菌感染　致病性真菌感染主要是一些外源性真菌感染。浅部真菌如皮肤癣菌的感染是由于这些真菌的嗜角质性，并能产生角蛋白酶水解角蛋白。在皮肤局部大量繁殖后通过机械刺激和代谢产物的作用，引起局部炎症和病变。深部真菌感染后不被杀死，能在吞噬细胞中生存、繁殖，引起慢性肉芽肿或组织溃疡坏死。

（2）条件致病性真菌感染 条件致病性真菌感染主要是由一些内源性真菌引起的，如假丝酵母菌、曲霉、毛霉。这些真菌的致病性不强，只有在机体免疫力降低时发生，如肿瘤、糖尿病、免疫缺陷、长期应用广谱抗生素、皮质激素、放射治疗或在应用导管、手术等过程中易继发感染。例如导管、插管入口为真菌入侵提供门户，真菌黏附其上并不断增殖，从而进入血液，并播散至全身。

（3）真菌超敏反应性疾病 敏感患者当吸入或食入某些菌丝或孢子时可引起各种类型的超敏反应，如荨麻疹、变应性皮炎与哮喘等。

（4）真菌性中毒症 人体摄入被真菌或其产生的毒素污染的食物后可引起急、慢性中毒，称为真菌中毒症。病变多样，因毒素而异。有的引起肝、肾损害，有的引起血液系统变化，有的作用于神经系统引起抽搐、昏迷等症状。

真菌中毒与一般细菌性或病毒性感染不同。真菌是在粮食中产生毒素，受环境条件的影响，所以发病有地区性和季节性，但没有传染性，不会引起流行。粮食多次搓洗可以减少污染的毒素，且有一定的预防作用。

（5）真菌毒素与肿瘤 近年来不断发现有些真菌毒素和肿瘤有关，特别是黄曲霉毒素。根据荧光分析黄曲霉毒素有二十多种衍化物，其中 B1 作用最强。在肝癌高发区的粮油作物中，黄曲霉毒素污染率很高，含量可高达 1 ppm，大鼠试验饲料中只要含 0.15 ppm 即可诱发肝癌。此外，镰刀菌的 T-2 毒素可诱发大鼠胃癌、脑部肿瘤等。

任务 2　浅部感染真菌的鉴定

浅部感染真菌系指主要侵犯人和动物皮肤、毛发及指（趾）甲，引起癣病的真菌，又称皮肤丝状菌或皮肤癣菌。一般不侵犯皮下等深部组织及内脏，多由于接触患者或患病动物而引起感染。

浅部感染真菌种类繁多，有记载的真菌有 10 万种以上，但对人类致病的有 400 种左右。按其侵犯人体组织和器官的不同，临床上将真菌分为浅部真菌（superficial fungi）和深部真菌两大类。浅部真菌主要侵犯机体皮肤、毛发和指（趾）甲，寄生和腐生于表皮、毛发和甲板的角质组织中，引起浅部真菌病。浅部感染真菌包括皮肤癣真菌、表面感染真菌和皮下组织感染真菌三类。

2.1　皮肤癣菌

皮肤癣菌（dermatophytes）是寄生于皮肤角蛋白中引起皮肤浅部感染的真菌，又称皮肤丝状菌，是临床上最多见的浅部感染性真菌，分为毛癣菌属（*Trichophyton*）、表皮癣菌属（*Epidermophyton*）和小孢子癣菌属（*Microsporum*）3 个属，其中侵犯人类的有 20 多个菌种。皮肤癣菌有嗜角蛋白的特性，其侵犯部位限于角化的表皮、毛发和指（趾）甲，由于真菌在局部的增殖及其代谢产物的刺激产生病理反应，即癣症。

皮肤癣菌在沙保培养基上形成丝状菌落。依据菌落的形态、颜色、菌丝和所产生的大、小分生孢子的形状、排列方式可作初步鉴定。皮肤癣菌各属的特征见表8-2。

2.1.1　生物学特性

（1）毛癣菌属　共有20种，13种能对人致病，常见的有红色毛癣菌、紫色毛癣菌、须毛癣菌、断发毛癣菌和许兰毛癣菌。在沙保培养基上菌落呈绒毛状、粉末状或蜡状。菌落颜色为灰白、红、橙或棕色。显微镜下可见细长薄壁棒状大分生孢子、葡萄状或梨状小分生孢子，螺旋状、球拍状、鹿角状或结节状菌丝。病变的组织如皮屑、甲屑，经10%氢氧化钾消化后可见菌丝，病发经消化后内外可见菌丝和孢子。

（2）表皮癣菌属　本菌属只有絮状表皮癣菌对人致病。感染的皮屑、甲屑，经10%氢氧化钾消化后可见分枝断裂的有隔菌丝。在沙保培养基上菌落初呈白色鹅毛状，后转变为黄绿色粉末状。镜检可见卵圆形或粗大的棒状薄壁大分生孢子、球拍状菌丝，在陈旧培养物中可见厚膜孢子。

（3）小孢子癣菌属　共有15种，有8种对人致病。病变的皮屑和毛发经10%氢氧化钾消化后可见有分枝断裂菌丝，毛发的发干被小孢子组成的鞘包裹。在沙保培养基上为灰色、橘红色或棕黄色，绒毛状至粉末状的菌落。显微镜下可见厚壁梭形大分生孢子、卵圆形小分生孢子，梳状、结节状和球拍状的菌丝。

表 8-2　皮肤癣菌各属的特征

	侵犯部位			形态特征		
	皮肤	毛发	指甲	大分生孢子	小分生孢子	菌丝
毛癣菌属	+	+	+（少）	细长，棒形，壁薄	梨形，棒形	多样
表皮癣菌属	+	－	+	梨形，壁较薄	无	单纯细菌丝
小孢子癣菌属	+	+	－	纺锤形，壁较厚	棒形，卵圆形	球拍状，梳状

2.1.2　临床意义

3种癣菌均可引起皮肤损害，如手足癣、体癣、甲癣等。一种菌可引起多种病变，同一部位的病变可由不同的癣菌引起。

我国以红色毛癣菌为最多，其次为紫色毛癣菌、须毛癣菌、絮状表皮癣菌等。

2.1.3　微生物检验

（1）标本采集　先用75%酒精消毒皮损局部，取边缘的皮屑，用无菌刀片刮去指甲近尖端下面或背面外表再采集甲屑；头发标本可用滤过紫外灯照射，发出荧光的为病发，用消毒镊子拔取，或拔取无光泽病发，有些断发要用无菌刀尖掘出。黄癣采集黄癣痂。采集的标本放于清洁纸袋，用黑纸包好刮取的鳞屑。

（2）检验方法

1）显微镜检查：皮屑标本用10%KOH液，指甲用25%KOH或25%NaOH处理后，制成涂片。镜检可见透明、有隔、分支的菌丝及成链的关节孢子。在病发中毛癣菌属可引起发外型孢子和发内型孢子，而小孢子菌属只有发外型孢子。

2) 分离培养与鉴定：皮屑、甲屑和病发用 75％酒精或在青、链霉素混合液内浸泡5 min，取出后用生理盐水洗 3 次，然后接种沙保琼脂斜面，25 ℃培养，每周观察菌落生长情况，直至第四周。镜检观察菌丝和孢子的形态，或做棉兰染色后镜检，或做小培养后镜检。必要时添加如毛发穿孔试验、脲酶试验和特殊营养需要试验等来鉴定皮肤癣菌。皮肤癣菌常见菌种的鉴别见表 8-3。

表 8-3　皮肤癣菌常见菌种的鉴别

菌种	菌落	直接镜检	其他检查
紫色毛癣菌	生长慢，紫色绒毛或蜡状菌落，背面无色至深紫色	常无大、小分生孢子，可见厚壁孢子	硫胺素促进生长和孢子形成
红色毛癣菌	菌落白色绒毛状或蜡状，有的粉末状，反面红色、有时黄色	大、小分生孢子，厚壁孢子、梳状菌丝、球拍菌丝、结节器官	毛发穿孔试验阴性，脲酶阴性
石膏样毛癣菌	菌落粉末、颗粒或绒状，反面褐色	单个或成簇小分生孢子，有些菌株有棒状大分生孢子，有螺旋菌丝、结节器官等	毛发穿孔试验阳性，脲酶阳性，37 ℃生长良好
断发毛癣菌	生长慢，紫色绒毛或蜡状菌落，背面无色至深紫色 生长慢，菌落黄、奶油、白、粉红等颜色，中央隆起或扁平，绒至粉状，背面棕黄色或棕红色	大分生孢子少，有棒状小分生孢子，有厚壁孢子	硫胺素促进生长
疣状毛癣菌	生长慢，灰色或黄色，绒毛或蜡状菌落	常无大、小分生孢子，有厚壁孢子	生长需硫胺素、肌醇 37 ℃刺激生长，可与许兰毛癣菌鉴别
玫瑰色毛癣菌	菌落初白色、后玫瑰红色至紫色，绒毛状有皱褶，背面深玫瑰红色	棒状小分生孢子，大分生孢子少	脲酶阳性，组氨酸促进生长
石膏样小孢子菌	生长快，菌落浅黄褐色、粉末或绒状，背面红棕色	梭形、薄壁大分生孢子，有小分生孢子、结节器官等	诱生有性型
铁锈色小孢子菌	生长慢，菌落蜡状、起皱、金黄色，边缘下沉，陈旧培养呈白色绒毛状	常无分生孢子，有厚壁孢子、球拍菌丝、梳状菌丝	在 Löwenstein-Jensen 培养基上呈淡黄菌落与苏丹毛癣菌红褐色鉴别
狗小孢子菌	生长快，菌落扁平、表面白色或棕黄色、绒毛状，反面黄橙色	梭形厚壁大分生孢子，小分生孢子稀少	毛发穿孔试验阳性，米饭培养基上生长好并形成孢子
絮状表皮癣菌	生长慢，菌落棕黄、扁平至放射状皱褶、粉状或绒状，反面黄褐色	棒状壁光滑大分生孢子，无小分生孢子。陈旧培养中厚壁孢子多	

2.2 表面感染真菌

表面感染真菌主要寄生于人体皮肤和毛发的最表层，不接触组织细胞，很少引起宿主细胞反应。如秕糠马拉癣菌（*Malassezia furfur*），可引起皮肤表面出现黄褐色的花斑癣，俗称汗斑，是我国主要的表面感染真菌。

2.2.1 生物学特性

显微镜下可见孢子和菌丝。孢子为圆形或卵形，厚壁，芽颈较宽，常成簇分布；菌丝粗短，呈腊肠样。在培养基上菌落约 10 mm 乳酪色酵母型菌落，表面光滑。

2.2.2 临床意义

表面感染真菌在健康人正常皮肤上可分离出，为条件致病菌，是一种嗜脂性酵母样菌。它侵犯皮肤角质层引起一种慢性、无症状或轻微症状的浅部真菌病，即汗斑，原名花斑癣。人体感染取决于两方面因素：内在因素是油性皮肤、多汗、遗传、免疫缺陷等，外在因素有相对高温和高湿度或应用肾上腺皮质激素等药物治疗。

2.2.3 微生物检验

（1）标本采集　可采用透明胶带粘贴取材法，将透明胶带直接贴于皮肤表面，数分钟后揭下，直接贴于载玻片上镜检或经棉兰染色或革兰染色后镜检。

（2）直接镜检　所取标本直接贴于载玻片上镜检或经棉兰染色或革兰染色后镜检，可见孢子和菌丝。孢子为圆形或卵形，厚壁，芽颈较宽，常成簇分布；菌丝粗短，呈腊肠样。

（3）分离培养与鉴定　将鳞屑接种于含菜籽油的培养基上，37 ℃孵育 3 d 后，在培养基上开始生长，20 d 左右菌落约 10 mm，乳酪色酵母型菌落，表面光滑。取菌落做涂片染色镜检，观察真菌形态。

2.3 皮下组织感染真菌

引起皮下组织感染的真菌主要有着色真菌和孢子丝菌。外伤感染后，皮下组织感染性真菌在局部真皮深层、皮下组织生长繁殖，并缓慢向周围组织扩散，还可经淋巴向全身扩散。

2.3.1 着色真菌

着色真菌是一些分类上比较接近、引起的疾病症状相似的真菌总称。该菌经破损皮肤而感染，引起病损的皮肤变黑，产生着色真菌病。着色真菌是自然界的腐生菌，存在于土壤、腐木、农作物的秆叶中。

（1）生物学特性　着色真菌菌丝短粗分隔，呈棕色，有 3 型分生孢子。①树枝型：菌丝末端有分生孢子柄，柄端分叉长出孢子；②剑顶型：围绕菌丝末端或菌丝横隔处长有一圈分生孢子；③花瓶型：在菌丝分隔处长出花瓶状的分生孢子柄，在瓶口长出成丛的小分生孢子。裴氏着色真菌可出现3型孢子；卡氏枝孢霉主要是树枝型，偶见花瓶型。在葡萄糖蛋白胨琼脂培养基上培养1周，出现灰黑色菌落，随之菌落表面出现绒毛状或天鹅绒状气生菌丝，菌落色素加深。

（2）临床意义　着色真菌常在外伤后感染，潜伏期约1个月，有的可数月至1年。多发生在四肢皮肤，皮肤外伤处开始为小丘疹，有鳞屑，皮损逐渐向周围扩展，增大形成斑块、结节，表面呈疣状或菜花状。发生继发感染后，病灶可化脓结痂。皮损反复发生、结疤、感染，长达数十年不愈，可引起象皮肿。免疫功能低下时可侵犯中枢神经系统或经血行播散。

（3）微生物检验

1）显微镜检查：皮屑用10％～20％KOH溶液加热处理后镜检，可见单个或成群的厚壁孢子，有横隔，直径6～10 μm。从乳头状增殖的病损部位挤压出的分泌物镜检阳性率最高。

2）分离培养与鉴定：将标本接种于沙保培养基，生长缓慢，菌落从灰黑色至黑色，有气生菌丝。裴氏着色真菌的菌落涂片镜检可见3种类型的分生孢子。致病性菌株接种到明胶培养基上，37 ℃孵育4周，取出后放置冰箱内，每周观察1次，共4周，均不液化明胶。不能水解淀粉，不凝固牛奶，能同化硝酸盐，需维生素 B_1。

2.3.2　孢子丝菌

孢子丝菌广泛分布于土壤、尘埃、木材上，属于腐生性真菌。常因外伤感染本菌引起孢子丝菌病。主要的感染菌是申克孢子丝菌（*Sporotrichum schenckii*）。

（1）微生物学特性　申克孢子丝菌是一种二相性真菌。在自然环境中或在沙保培养基上25～28 ℃培养时菌落呈霉菌型（菌丝相），而在营养丰富的培养基上37 ℃培养时或组织内为酵母型菌落。菌丝相可见菌丝两侧伸出细长分生孢子柄，末端长出成群梨状小分生孢子。组织相则可见卵圆形小体，常位于中性粒细胞或单核细胞内，偶见菌丝。

在沙保培养基上37 ℃培养，初形成灰白色黏稠小点，逐渐形成黑褐皱褶薄膜菌落，而在胱氨酸葡萄糖血琼脂培养基上则形成白色或灰黄色柔软的酵母型菌落。

（2）临床意义　孢子丝菌病是1898年在美国由Schenck首先发现并分离出的病原菌。申克孢子丝菌主要经微小创面侵入皮肤，创口局部出现炎症性小结节，逐渐形成炎症性斑块或增生性糜烂；也可沿淋巴管分布，引起亚急性和慢性肉芽肿，使淋巴管形成几个至几十个串珠状的链状硬结，称为孢子丝菌性下疳；经呼吸道吸入可引起气管、肺孢子丝菌病，并可沿血行播散至其他器官。在我国各地散在发生。

（3）微生物检验

1）直接检查：取患者脓液、痰液、血液、痂皮或活检组织块等作涂片或切片，革兰染色或PAS染色后，显微镜下可见革兰阳性或PAS阳性卵圆形或梭形孢子位于巨噬细胞或中性粒细胞内外，极易与组织结构相混淆。

2）分离培养：将标本接种于沙保培养基上 25 ℃培养，2～3 d 开始生长，初为白色湿润的酵母型菌落，以后变为淡咖啡色至深褐色。菌落涂片镜检，可见典型的菌丝相。接种于胱氨酸葡萄糖血琼脂培养基上，37 ℃培养 2～3 d，可形成乳白色或淡褐色酵母型菌，镜下可见革兰阳性、卵圆形的孢子。

3）抗体检测：取患者血清做凝集试验，若抗体效价大于 1∶320 有诊断意义。

4）动物接种：将标本接种小白鼠腹腔内，2 周内引起腹腔炎，取脓汁作涂片染色镜检，可见革兰阳性、卵圆形或梭形小体。

任务3 深部感染真菌的鉴定

深部感染真菌是指侵害人体内脏和深部组织以及引起全身感染的真菌。多数能引起慢性肉芽肿样炎症、溃疡及坏死等病变。由该类真菌引起的疾病，统称为深部真菌病。

深部感染真菌分两大类：①条件致病性真菌：是人体正常菌群的成员，当机体抵抗力下降时才致病，如假丝酵母菌、曲霉菌、毛霉菌和卡氏肺胞菌等。②致病性真菌：此类真菌多由外界侵入机体，导致机体感染，其中以新生隐球菌病最为常见。其他深部真菌，如组织胞浆菌、球孢子菌、芽生菌、副球孢子菌等，导致地方性真菌病，在我国极为少见。

3.1 白假丝酵母菌的鉴定

白假丝酵母菌（Candida），俗称白色念珠菌，广泛存在于自然界，也作为正常菌群存在于人的口腔、上呼吸道、肠道及阴道。当机体抵抗力低下或菌群失调时可导致感染，引起假丝酵母菌病。

生物学分类为半知菌亚门、半知菌纲、隐球菌目、假丝酵母菌属。本属菌有 81 个种，有 11 种对人有致病性，其中以白假丝酵母菌为最常见的致病菌。此外，热带假丝酵母菌、克柔假丝酵母菌和光滑假丝酵母菌也较多能引起疾病。

3.1.1 生物学特性

菌体圆形或卵圆形，大小 2 μm×4 μm，革兰染色阳性。出芽繁殖时，称为芽生孢子。孢子可伸长成芽管，不与母细胞脱离而形成假菌丝。

白假丝酵母菌在普通琼脂、血琼脂和沙保培养基上均生长良好。需氧，室温或 37 ℃下 2～3 d 长出典型酵母样菌落，表面光滑，呈灰白色或奶油色，有酵母气味。培养稍久，菌落增大呈蜂窝状。在玉米粉吐温-80 培养基上可长出厚膜孢子（图 8-4）。

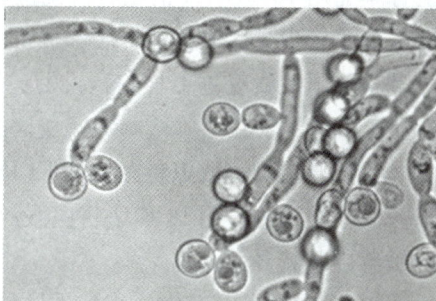

图 8-4 白假丝酵母菌的厚膜孢子

3.1.2 临床意义

白假丝酵母菌通常存在于人的口腔、上呼吸道、肠道和阴道黏膜上，当机体发生正常菌群失调或抵抗力降低时，可引起各种念珠菌病。本菌可侵犯人体许多部位，常见的白假丝酵母菌感染有：①皮肤假丝酵母菌病：好发于皮肤皱褶处，如腋窝、腹股沟、乳房下、肛门周围及甲沟等处。②黏膜假丝酵母菌病：如鹅口疮、口角糜烂、外阴及阴道炎等。③内脏假丝酵母菌病：如肺炎、支气管炎、肠炎、膀胱炎、肾盂肾炎等。④中枢神经系统白假丝酵母菌病：脑膜炎、脑膜脑炎、脑脓肿等多由原发病灶转移而来。此外，因心瓣膜手术而引发念珠菌性心内膜炎、长期用静脉内导管而起全身性假丝酵母菌病，病死率极高。

白假丝酵母菌病患者和正常人对该菌抗原皮肤试验和血清学抗体检测均可呈阳性，表明机体可产生一定的免疫力。

3.1.3 微生物检验

(1) 标本采集　根据临床所致疾病的不同，可取分泌物、痰、粪、尿、血或脑脊液等标本检验。

(2) 检验程序设计　白假丝酵母菌检验程序见图 8-5。

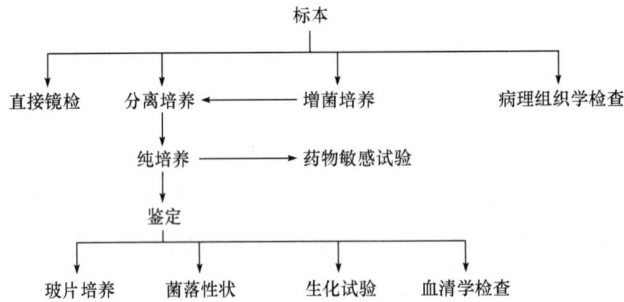

图 8-5　白假丝酵母菌检验程序

(3) 鉴定

1) 标本直接检查

①直接显微镜检查：通常取痰、脓、分泌物标本直接涂片，革兰染色镜检，难以透明的标本先用 10%KOH 消化后再镜检，镜下可见革兰阳性成群的芽生孢子，可形成假菌丝，厚膜孢子较少见。取脓汁、痰和局部炎症性分泌物直接涂片，革兰染色后镜检，显微镜下见到革兰阳性（着色不均匀）、圆形或卵圆形菌体或孢子及假菌丝，可确认为假丝酵母菌感染。

②抗原检测：取患者血清做 ELISA、免疫印迹法等检测白假丝酵母菌抗原。

③核酸检测：用 PCR 法将白假丝酵母菌 DNA 分子扩增后以分子探针检测，具有较好的敏感性和特异性。

2) 分离培养与鉴定：将标本接种在沙保培养基上，25 ℃或 37 ℃培养 1~4 d 后，培养基表面可出现奶油色类酵母型菌落。镜检可见假菌丝和芽生孢子。此外，还可做以下试验加以鉴定。

①芽管形成试验：将假丝酵母菌接种于 0.2～0.5 mL 人和动物血清中，37 ℃孵育1.5～4 h，镜检观察有无芽管形成。白假丝酵母菌可形成芽管，但并非所有的白假丝酵母菌都形成芽管，其他假丝酵母菌一般不形成芽管。试验时应设立阳性对照（白假丝酵母菌）和阴性对照（热带假丝酵母菌）。但热带假丝酵母菌在血清中孵育 6 h 或更久时也可形成芽管。

②厚膜孢子形成试验：该试验也是鉴定白假丝酵母菌的重要方法之一。方法是用玉米粉聚山梨酯-80 琼脂培养基作小培养，注意水平穿刺接种待检菌，显微镜下观察厚膜孢子及假菌丝。

③TTC 试验：将待检菌接种于含 0.005％氯化三苯基四氮唑（TTC）的沙保培养基中，经 22～25 ℃培养 24～48 h，白假丝酵母菌不变色或仅淡红色，热带假丝酵母菌深红色，其他假丝酵母菌或酵母菌为红色。

④糖同化或发酵试验：假丝酵母菌凡能发酵某种糖，一定能同化该糖，故只须做那些不被发酵糖的同化试验。各种假丝酵母菌糖发酵及同化试验结果见表 8-4。

表 8-4　假丝酵母菌糖发酵及同化试验

菌种	同化试验				发酵试验			
	葡	麦	蔗	乳	葡	麦	蔗	乳
白假丝酵母菌	＋	＋	＋	－	＋	＋	－	－
近平滑假丝酵母菌	＋	＋	＋	－	＋	－	－	－
克柔假丝酵母菌	＋	－	－	－	＋	－	－	－
热带假丝酵母菌	＋	＋	＋	－	＋	＋	＋	－
克菲假丝酵母菌	＋	－	＋	＋	＋	－	＋	＋
吉力蒙假丝酵母菌	＋	＋	＋	－	＋	－	＋	－

现在临床用商品化的产色培养基如科玛嘉念珠菌显色培养基（CHRO Magar）可快速鉴定白假丝酵母菌和其他假丝酵母菌。

3）药物敏感试验：对二性霉素 B、5-FC 等药物敏感，但对 5-FC 极易产生耐药性。

4）抗体检测：早期诊断可采用患者血清做 ELISA 夹心法、免疫酶斑点试验，方法简便、快速。也可用胶乳凝集试验和对流免疫电泳试验等检测血清中抗白假丝酵母菌抗体。

5）动物试验：将假丝酵母菌悬液注射 1 mL 于家兔耳静脉或注射 0.2 mL 于小白鼠尾静脉，观察 5～7 d，注意动物是否死亡。剖检时如发现脏器有多种小脓肿，即为白假丝酵母菌感染。其他假丝酵母菌对动物无致病性。

3.2　新生隐球菌的鉴定

新生（型）隐球菌（*Cryptococcus neoformans*）又称溶组织酵母菌，广泛分布于自然界，是土壤、瓜果的腐生菌，尤以鸽粪中检出为多，也可存在于人体体表、口腔和肠道中。人是外源性感染，尤其是免疫力低下者，主要引起肺和脑的急性、亚急性或慢性感染。

3.2.1 生物学特性

新生隐球菌在组织中呈圆形或卵圆形，直径一般为 4～6 μm，外周有宽厚荚膜，荚膜较菌体大 1～3 倍，折光性强，因一般染色法不易着色故难以发现而得名。常采用墨汁负染色法，在黑色背景下可镜检到透亮菌体和宽厚荚膜（图 8-6）。非致病性隐球菌无荚膜。新生隐球菌在机体组织中菌体较大，经培养基培养后变小。

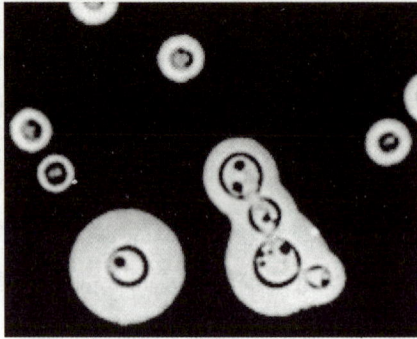

图 8-6　新生隐球菌的荚膜（墨汁染色）

营养要求一般，在沙保或血琼脂培养基上于 25 ℃和 37 ℃下皆可生长（非致病菌 37 ℃下不生长），几天后生成酵母型菌落，表面黏稠、混浊，由乳白色渐转为橘黄色，终为棕褐色。在动物体内易形成荚膜，荚膜由多糖组成，根据其抗原性分为 A～D 4 个血清型。经分离培养后，荚膜消失。

3.2.2 临床意义

本菌属外源性感染。经呼吸道侵入人体，由肺经血行播散时可侵犯所有脏器组织，主要侵犯肺脏、脑及脑膜，也可侵犯皮肤、骨和关节。新生隐球菌病好发于细胞免疫功能低下者，如 AIDS、恶性肿瘤、糖尿病、器官移植及大剂量使用糖皮质激素者。因此，临床上隐球菌性脑膜炎常在系统性红斑狼疮、白血病、淋巴瘤等患者中发生。近 20 年来，隐球菌的发病率越来越高，在国外已成为 AIDS 最常见的并发症之一，是 AIDS 死亡的首要原因。在国内已将隐球菌病与病毒性肝炎等同列为乙类传染性疾病，是人类面临的一种严重的真菌病。新生隐球菌的致病物质是荚膜。

3.2.3 微生物检验

（1）标本采集　通常采集脑脊液、痰、脓汁、尿液、活体组织及尸体解剖材料检查，其中以脑脊液最多。脑脊液和尿液最好经离心沉淀后取其沉淀物检查。痰液和脓汁标本可先用 10％NaOH 处理后再做检查。

（2）检验程序设计　新生（型）隐球菌检验程序见图 8-7。

标本（脑脊液等）

墨法染色
直接镜检

沙保培养基
分离培养（25 ℃）

芽生孢子

酵母型菌落

小鼠试验毒力　　生化试验

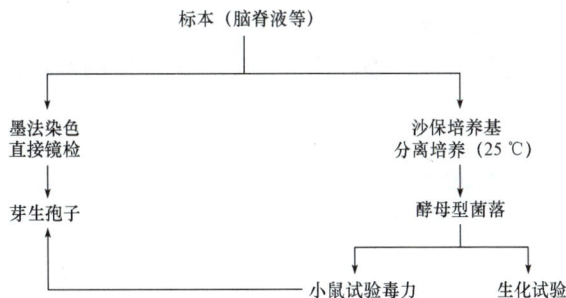

图 8-7　新生（型）隐球菌检验程序

（3）鉴定

1）标本直接检查

①直接镜检：用患者脑脊液做墨汁负染色检查是诊断隐球菌脑膜炎最简便、快速的方法。常规细胞染色可发现隐球菌，但易误诊和漏诊。如用 PAS 染色后新生隐球菌呈红色。

②抗原检测：用胶乳凝集试验、ELISA 和单克隆抗体法等免疫学方法检测隐球菌荚膜多糖特异性抗原，已成为临床上的常规诊断方法，其中以胶乳凝集试验最为常用，此法简便、快速，特别对直接镜检和分离鉴定阴性者更有诊断价值。ELISA 敏感性和特异性都较高。单克隆抗体法除有较高敏感性和特异性外，有标本无须稀释和预先处理的优点。

③核酸检测：核酸检测为诊断隐球菌病提供了新的有效方法。临床标本可用痰液、支气管吸出物等。核酸检测方法有 DNA 探针法、PCR 探针法等，用于检测的探针、引物主要选自其保守区的重复序列，具有高度特异性。

2）分离培养与鉴定

①分离培养：将标本接种在沙保培养基上，病原性隐球菌在 25 ℃和 37 ℃孵育的可生长，而非病原性隐球菌在 37 ℃时不生长。培养 2～5 d 后观察菌落形态特点，并取菌落做印度墨汁负染色镜检。

②鉴定

a. 酚氧化酶试验：将菌落接种 L-多巴枸橼酸铁和咖啡酸培养基中，经 2～5 d 培养，新生隐球菌呈棕黑色菌落。用已知新生隐球菌和浅白隐球菌分别作阳性和阴性对照。

b. 脲酶试验：新生隐球菌能产生脲酶，可分解尿素琼脂培养基的尿素形成 NH_4 和 CO_2，使培养基 pH 升高，从而培养基由黄色变为粉红色。白假丝酵母菌则为阴性。

c. 糖同化及发酵试验：新生隐球菌能同化葡萄糖、半乳糖、蔗糖和肌醇，但不能发酵糖类、不同化硝酸盐。非致病性隐球菌则不能同化肌醇。尽管分离鉴定隐球菌阳性率较高，但需时间长。

d. 药物敏感试验：对二性霉素 B、5-FC、氟康唑等敏感，临床治疗时常两种药物联合使用。

e. 抗体检测：用放射免疫法和试管凝集试验可检测患者血清中隐球菌抗体，对诊断意义不大，但对疾病预后判断有一定价值。

f. 动物试验：显示新生隐球菌对小白鼠有致病性，将标本或纯培养物菌悬液 0.5～

1.0 mL，注入动物脑内或静脉、腹腔，于1～3周内死亡，解剖后做直接镜检、培养并取脑或脊髓做组织切片检查。直接涂片、墨汁染色可见外有荚膜的圆形酵母细胞。其他腐生性隐球菌通常无致病性。

3.3　其他重要真菌的鉴定

3.3.1　组织胞浆菌属

组织胞浆菌（*Histoplasma capsulatum*）属半知菌亚门、丝孢菌纲、丛梗孢目、丛梗孢科，有两个种：荚膜组织胞浆菌和非洲型组织胞浆菌。

（1）生物学特性　组织胞浆菌是一种双相型真菌，在25℃培养时呈典型菌丝体，在37℃培养时为酵母型，位于细胞内或外。荚膜组织胞浆菌卵圆形，直径为2～4 μm、芽生孢子，一端较尖，一端较圆，芽颈较细，有荚膜。杜波组织胞浆菌圆形，直径为12～15 μm、薄壁的芽生孢子。

（2）临床意义　组织胞浆菌传染性极大，全世界有30多个国家发现有组织胞浆菌病，特别在美洲、亚洲、欧洲的一些国家及澳大利亚都有这种病流行。我国也发现数例，多为归国华侨。

本菌主要侵犯网状内皮系统，有时也可由血行播散而侵犯全身各脏器。荚膜组织胞浆菌引起3种不同临床表现的组织胞浆菌病：①原发急性型组织胞浆菌病，被感染者可无临床症状，仅皮肤试验阳性，在一些流行区域主要引起肺钙化。②慢性空洞型，可引起较大的肺损害，但症状轻微或无症状，故常被误诊为肺结核。③严重播散型，极少数患者可进展到此型，全身的器官均可受到损伤，尤其是网状内皮系统，预后严重。

本病原发者可侵犯各年龄组男女，男女患病之比为3∶1。一些易发生急性暴发而致死。在淋巴瘤、白血病、霍奇金病、AIDS或用肾上腺皮质激素治疗者常可感染本菌。

（3）微生物检验

1）标本采集

①直接显微镜检查：标本直接涂片检查不是诊断荚膜组织胞浆菌的好方法，皆应涂片染色后检查。痰液等标本涂片后先用甲醇固定10 min，再用Giemsa染色镜检，如在油镜下发现直径2～4 μm大小的卵圆形、芽生、有荚膜的孢子，一端较尖，一端较圆，周围有一个似荚膜的亮圈，通常在大单核细胞或多形核细胞，有时在组织细胞外，多聚集成群，应怀疑为荚膜组织胞浆菌。皮损、脓液等标本用20％KOH涂片后镜检，可见12～15 μm直径的厚壁酵母细胞，细胞内可见脂肪小滴，可疑为杜波组织胞浆菌。

②抗原检测：取患者痰液做免疫荧光法染色后镜检，可快速检测其抗原，但特异性差，仅做组织胞浆菌初筛试验。

2）鉴定

①分离培养：将临床标本接种于含抗生素的沙保培养基上，25℃培养，生长缓慢，有时需4～6周才开始生长，逐渐形成白色至棕色绒毛状菌落。当转种于血琼脂培养基上，37℃培养，很快形成酵母型菌落。

②培养物显微镜特征：25 ℃沙保培养，可以发现特征性的大分生孢子，但初代培养不典型，继代培养可有典型大分生孢子，直径 8～14 μm，表面有指状突起。大约有 30％的菌株有此特征。有的菌株产生椭圆形小分生孢子，直径 2～4 μm，有时以出芽似哑铃状。37 ℃酵母相的形态特征与直接镜检所见相同。

③鉴定试验：取可疑菌落涂片染色镜检，并做脲酶试验和明胶液化试验。荚膜组织胞浆菌能分解尿素，而杜波组织胞浆菌则不分解尿素；杜波组织胞浆菌在 24～96 h 内可液化明胶，而荚膜组织胞浆菌则不能。

④药物敏感试验组织胞浆菌对两性霉素 B、酮康唑、伊曲康唑敏感。

⑤抗体检测用补体结合试验、免疫扩散、胶乳凝集试验等检测血清中组织胞浆菌抗体，其中以补体结合试验的敏感性和特异性最高，发病 2～3 周时血标本检测阳性率可达 90％以上，且有判定预后价值。补体结合试验的抗体效价在 1∶32 以上为阳性，1∶8 以上为可疑，或抗体效价呈 4 倍以上增长，可有助于确诊。胶乳凝集试验时，抗体效价为 1∶16 时即有诊断意义；1∶32 以上即可确诊。

3.3.2　卡氏肺孢菌

卡氏肺孢菌（*Pneumocystis carinii*，PC）或称肺囊菌。过去认为属原虫，现根据形态学和分子遗传学分析证实属于真菌。卡氏肺孢菌广泛分布于自然界，可引起健康人的亚临床感染。当人体免疫力降低，尤其是先天免疫缺陷或因各种原因受到免疫抑制的患者，可导致肺感染，开始为间质性肺炎，最终至患者窒息死亡。此菌对多种抗真菌药物有抵抗力。

（1）生物学特性　卡氏肺孢菌生活史有包囊和滋养体两种形态。包囊分为成熟包囊和未成熟包囊，前者包囊壁较厚，直径 6～8 μm，呈球形、圆形、椭圆形、瓢形，内含 8 个囊内小体，大小 1～1.5 μm，呈球形、半月形或阿米巴形，排列规则（玫瑰花状）或不规则单个核；后者一般呈椭圆形，3～5 μm，囊内核 1～8 个。滋养体壁较薄，单个核，形态不规则，直径 2～5 μm，Giemsa 染色后胞质呈蓝色，核呈紫红色。包囊为感染型，滋养体为繁殖型，呈二分裂繁殖。

（2）临床意义　卡氏肺孢菌可寄生于多种动物，也可寄生于健康人体。广泛分布于自然界，如土壤和水等。卡氏肺孢菌病的传播途径主要是空气传播，在健康人体内，多为无症状的隐性感染。当宿主免疫力下降，如长期使用免疫抑制剂、器官移植、肿瘤、艾滋病等，潜伏的卡氏肺孢菌在患者肺内大量繁殖扩散，使肺泡上皮细胞受损，导致间质性浆细胞肺炎，又称卡氏肺孢菌性肺炎（PCP）。此肺炎在临床上分为两种类型：①流行型：主要发生于早产儿、营养不良的婴幼儿，肺泡间质内以浆细胞浸润为主；②散发型：好发于免疫缺陷的儿童和成人，肺泡间质内以淋巴细胞浸润为主。卡氏肺孢菌是 AIDS 最常见、最严重的机会感染性疾病，病死率高达 70％～100％。

（3）微生物检验

1）标本直接检查

直接显微镜检查：从患者痰液、支气管肺泡灌洗液或肺活检组织中检查 PC 是确诊本病的重要依据。痰液检查简便安全而且无损害，易为患者接受，但检出率仅 30％左右；支气管肺泡灌洗液阳性率可达 75%，如患者一般状况可耐受纤维支气管镜检查时，宜首先考虑采用；经皮肤肺穿刺活检或开胸肺组织活检，前者阳性率约 60%，后者则可达 95%。但两者皆对患者有较大损伤，并发症较多，一般不应首选，仅限于痰液及支气管肺泡灌洗多次检查阴性但临床高度怀疑者。

常用的染色方法有 Giemsa 染色、果氏环六亚甲基四胺银染色（GMS）和亚甲胺蓝染色。涂片 Giemsa 染色后镜检，可见包囊内的 8 个囊内小体。囊内小体的胞质呈浅蓝色，核 1 个，呈紫红色；亚甲胺蓝染色后镜检，包囊囊壁呈深褐色或黑色，囊壁可见特征性括弧样结构，囊内小体不着色；近来报道一种快速银染色法仅需 10 min，适用于快速检查有无卡氏肺孢菌。

2）抗原检测：用单克隆抗体来检测患者血清中卡氏肺孢菌抗原，有较好的敏感性和特异性。

现已将卡氏肺孢菌线粒体中的 5S rDNA 和 16S rDNA 扩增成功。基因探针可用于标本检测，其敏感性和特异性都可以，但技术难度高。现有学者提出将 PCR 与基因探针联合用于卡氏肺孢菌的诊断。

3）抗体检测：用 IFA、ELISA、CFT 检测人群血清中卡氏肺孢菌抗体，也可用于流行病学调查，但临床诊断价值不大。

3.3.3　毛霉目真菌

毛霉目真菌有 7 个科，主要是毛霉科。毛霉科中有根霉属、梨头霉属、毛霉属。根毛霉属常引起毛霉病，其中根霉属中的少根根霉和米根霉两种最多见。

（1）生物学特性　毛霉目真菌有无隔菌丝，在一些陈旧培养基中偶见有隔菌丝。有些霉菌有匍匐菌丝（stolon），在培养基表面横向生长，其产生的假根（rhizoid）伸入培养基内，孢囊梗与假根对生。在孢囊梗顶端形成孢子囊，内生孢子囊孢子。孢子囊内有球形或近球形的囊轴（columella），囊轴基部与孢囊梗相连处成囊托（apophysis）。

（2）临床意义　本菌感染是一种发病急、进展快、病死率极高的系统性条件致病性真菌感染。免疫功能低下者如 AIDS，慢性消耗性疾病如糖尿病、白血病及肿瘤等患者长期应用化疗、器官移植以及自身免疫性疾病患者长期应用免疫抑制剂和皮质类固醇激素最易感染。该病起初多发于鼻黏膜或鼻窦，继而扩展至眼眶软组织、面颊及脑，还可发生于肺部、胃肠道、皮肤等处。由于毛霉病发病急、进展快，疾病的诊断常在病死后尸检才明确。

（3）微生物检验

1）直接镜检：取皮屑、脓液、血液、痰等标本，用 20%KOH 制成湿片，直接镜检可见遮光性强的粗大菌丝，直径 6～15 μm，无隔或少数分隔，壁薄，偶见孢子囊及孢子囊梗。

2）鉴定

①分离培养：将临床标本接种于不含放线菌酮的麦芽糖培养基、马铃薯培养基及沙氏琼脂培养基，25 ℃或 37 ℃培养，毛霉生长较快。初见菌落表面呈棉花状、白色，渐成灰褐色或其他颜色，顶端有黑色小点。镜检菌丝无隔或极少分隔，孢子囊梗直接由菌丝长出，

常单生，分枝或极少不分枝。毛霉病发病凶险，而毛霉又常污染痰及环境，故直接镜检往往较培养更有意义。

②鉴定试验：根据毛霉、根霉与犁头霉的形态特点和鉴别要点（表8-5）进行鉴定。

表 8-5　毛霉、根霉、犁头霉的鉴别要点

	毛霉	根霉	犁头霉
假根	−	＋	＋
葡萄假根	−	＋	＋
孢子囊梗	从菌丝长出	从假根长出	从两个假根中间葡萄丝长出
孢子囊孢子	圆形	有棱角或线状条纹	圆形

3.3.4　曲霉

曲霉（*Aspergillus*）广泛分布于自然界，如土壤、腐败有机物、粮食和饲料等，有时也存在于正常人体的皮肤和黏膜表面。曲霉有900多种，对人致病的曲霉至少有10种，其中最常见的约有8种。

（1）生物学特性　曲霉菌属具有由分生孢子头和足细胞（称分生孢子梗）两部分组成。镜下可见较粗的分生孢子头，顶端膨大成顶囊，顶囊上有小梗，小梗上有较多的小分生孢子，有隔菌丝是曲霉菌的特征。不同种类的形状和颜色不同，可据此将曲霉分为不同的菌群。

1）烟曲霉：烟曲霉可引起肺曲霉病。在37～45 ℃生长良好，菌落呈蓝绿色或烟绿色。单层孢子瓶梗，分生孢子梗光滑、无色。分生孢子头圆柱形，无闭囊壳。

2）黄曲霉：黄曲霉可引起肺和外耳道等曲霉病。菌落表面黄绿色、羊毛状；单层或双层瓶梗，孢子头放射形。

3）黑曲霉：黑曲霉菌落为白色羊毛状，继而呈黑色或黑褐色的粗绒状；单层或双层瓶梗，孢子头放射状，孢子梗无色，光滑。

（2）临床意义　曲霉菌是条件致病菌，在人体免疫功能降低时致病，如长期使用广谱抗生素、免疫抑制剂，肾上腺皮质激素，放疗、化疗，各种恶性肿瘤、糖尿病、AIDS等可诱发曲霉病。曲霉可侵犯许多部位，尤其是呼吸系统，现在全身性曲霉病有增高的趋势。曲霉除直接感染和产生变态反应引起曲霉病外，可产生毒素引起食物中毒，黄曲霉毒素、杂色曲霉素有致癌作用，黄曲霉毒素可能与人类原发性肝癌的发生有关。

（3）微生物检验

1）直接检查

①直接涂片检查：取标本涂于载玻片上，在镜下可见分枝的菌丝、较粗的分生孢子头，顶端膨大形成顶囊，顶囊上有小梗，小梗上有许多小分生孢子的特征性结构。

②抗原检测：用竞争性ELISA测定患者血清中的曲霉抗原。

2）鉴定

①分离培养：标本接种沙保琼脂，室温培养后形成黄绿色绒毛状菌落。涂片镜检可见

特征性的分生孢子头和足细胞。根据不同的形态和菌落特征确定菌种。

②抗体检测：常用免疫扩散、对流免疫电泳、ELISA、生物素-亲和素酶联免疫吸附测定（RIA）及间接免疫荧光法等检测患者血清中抗曲霉抗体。菌丝和培养滤液可作 ELISA 抗原。

③皮肤试验：对过敏性支气管肺炎患者可用曲霉抗原提取液作皮试。

3.3.5　马内菲青霉

马内菲青霉（*Penicillium marneffei*）属于半知菌、丝孢菌纲、丝孢目、丛梗孢青霉属。其特征是双向性，在自然界中以菌丝形式存在，在组织中则可形成小圆或椭圆形细胞。

（1）生物学特性　在4‰沙氏琼脂上，3~4 d 开始生长。菌落最初呈浅灰褐色膜样或淡黄色绒毛状，中央气生菌丝呈白色绒毛状，向周围扩展，逐渐形成淡灰褐色微带淡红色绒毛状。2 周后变成棕红色蜡样、皱褶，并有白色绒毛样菌丝，菌落周围培养基、背面产生红葡萄酒色并扩展到整个培养基。在马铃薯葡萄糖琼脂基上，菌落生长较快，2 d 后开始生长，初为浅白色绒毛状，以后变成淡青黄色，亦可产生玫瑰红色素并逐渐扩展到整个培养基。37 ℃培养为酵母相，在上述培养基上生长非常缓慢，呈酵母样型，膜状，有脑回样皱褶，浅灰褐色或奶酪色，湿润。

（2）临床意义　马内菲青霉可引起马内菲青霉病（感染），引起广泛性播散性感染，主要侵犯人网状内皮系统，主要表现为发热、贫血、咳嗽、浅表淋巴结肿大、肝脾肿大、全身多发性脓肿等。最初多见于结核病、血液病、霍杰金淋巴瘤患者。近十年来，随着艾滋病患者的增多，播散性马内菲青霉病发病率逐渐升高。患者本身基础性疾病或应用免疫抑制剂等可能是重要的易感因素。一些病例是由于免疫抑制剂的使用而使陈旧性病灶重新活跃所致，另一些病例是暴露于流行区域后几周才出现，通常为慢性渐进性过程。

（3）微生物检验

1）标本直接检验

涂片染色镜检：取骨髓涂片、皮肤印片或淋巴结活体组织瑞氏染色后镜检，可见到典型圆形或卵圆形有明显横隔的细胞，常在巨噬细胞内。

2）鉴定

①分离培养：将标本直接接种在沙保培养基上，在25 ℃培养为青霉相，显微镜下可见无色透明分隔菌丝，分生孢子梗光滑而无顶囊，帚状枝双轮生，散在，稍不对称，有2~7个散开、不平行的梗基，其上有2~6个瓶梗，顶端狭窄，可见单瓶梗，其顶端有单链分生孢子，散乱。分生孢子初为椭圆形，后呈圆形，光滑，可见孢间联体。37 ℃酵母相可见圆形、椭圆形、长形酵母样菌体，可见关节孢子。

②抗原检测：用荧光素标记纯化的兔超免疫球蛋白 G，通过 ELISA 定量检测尿中马内菲青霉抗原，可为患者提供有价值的快速诊断方法，并可作为该病流行常规诊断方法。

③鉴别要点：马内菲青霉的孢子易与荚膜组织胞浆菌孢子相混淆，但前者孢子常有横隔，从不出芽。

任务 4 真菌检验技术

真菌的实验室检查方法一般包括标本采集、直接镜检、染色镜检、分离培养、生化反应及免疫学试验等。其中以直接镜检和分离培养检查最为重要。

真菌实验的注意事项：

①真菌的检验操作应在生物安全柜中进行。特别是粗球孢子菌、组织胞浆菌、皮炎芽生菌、新型隐球菌等的分离培养和鉴定操作必须在生物安全柜中进行。

②每天工作前后应对工作区域进行消毒。

③不可试着闻平板上培养物产生的气味。

④不可对组织胞浆菌、球孢子菌进行玻片培养，因为其孢子可在空气中散播。

4.1 真菌形态检验技术

4.1.1 标本的采集和处理

（1）临床标本的采集　临床真菌标本的采集是确诊真菌感染的关键步骤，其采集方法是否适宜对提高诊断真菌的阳性率起着至关重要的作用。根据真菌侵犯组织和器官的不同而采集不同的标本。浅部真菌感染可采集毛发、皮屑、指（趾）甲屑等标本；深部真菌感染的检查可取痰液、血液、脑脊液等标本。采集最合适的标本是决定能否找到病原性真菌的关键。在采集标本时，应严格无菌操作以免造成污染。必要时在培养基内加入抗生素抑制细菌和污染性真菌的生长。采集标本后应及时转运至实验室进行检查，一般不超过 1～2 h，以免标本变质污染。标本采集前，一般应忌用药。

1）毛发：头癣患者的标本，可用拔毛镊子拔取脆而无光泽、易折断或带有白色菌鞘的病损部位毛发。将病发置于无菌平皿内送检。

2）皮屑：皮肤、指（趾）甲病损部位先用 70％酒精消毒后，再采集标本。手、足癣，体、股癣宜用外科圆头、钝刀轻轻刮取损害部位的边缘或（趾）间皮屑；甲癣可用小刀刮取病损指（趾）甲深层碎屑。

3）口腔黏膜：用无菌棉拭，从口腔或咽部的白色点状或小片处取材。

4）脓汁及渗出物：未破损的脓肿用灭菌注射器抽取，已破溃者，取痂皮下或较深部的脓液。

5）痰：以早晨起床时收集标本为好。嘱患者刷牙漱口后，深咳痰，用无菌试管或痰盒收集标本。

6）血液及体液（胸水、腹水、脑脊液、淋巴穿刺液等）：血液采 5～10 mL，需先加抗凝剂，直接接种于培养瓶增菌或 BACTEC 系统，再分离培养。脑脊液取 5 mL 立即送检，胸腔液不少于 20 mL，检查时需离心沉淀。

7）粪便和尿液：粪便置无菌小盒或直接检查；尿可用清洁留尿或导尿标本，置无菌试管，检查时应离心沉淀。

8）阴道及宫颈分泌物：这些部位的正常菌群中含有酵母菌，如白假丝酵母菌，由于菌群间拮抗作用的减弱，其大量繁殖导致感染。一般用拭子采集两份标本，一份用于涂片、染色、镜检；一份用于分离培养。

9）活组织或尸体解剖材料：取两份材料，一份送病理检查，一份送检和培养。

4.1.2 真菌的鉴定程序

真菌的鉴定程序见图8-8。

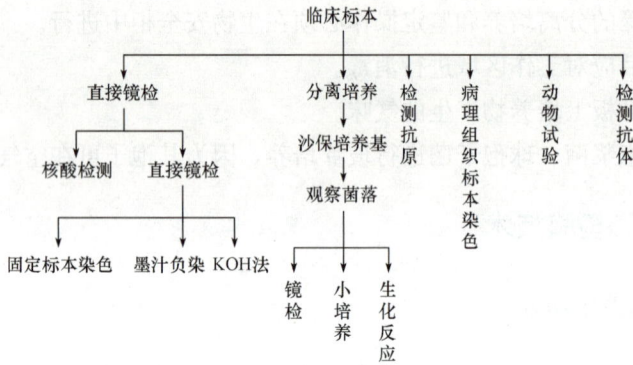

图8-8 真菌的鉴定程序

4.1.3 真菌的检验

（1）直接镜检 直接镜检就是从人（或动物）体内直接采取标本制片、显微镜下直接观察，标本不需染色处理，直接镜检对真菌病的诊断较细菌更为重要。镜检若发现有真菌菌丝或孢子存在时可初步判定为真菌感染。但除少数真菌外，多数不能确定其种类。如直接检查阴性，也不可轻易否定真菌感染的可能性，有时需反复检查或做其他方法的检查。具体操作如下：

1）标本制备：将少量标本置于载玻片上，加一滴封固液，覆盖盖玻片，如为毛发或皮屑等标本，可稍加温，但勿煮沸，压紧盖玻片，驱除气泡并吸去周围溢液后镜检。

2）检查方法：先用低倍镜（在弱光下）观察有无菌丝或孢子，再用高倍镜检查其特征。注意真菌的孢子和菌丝显淡绿色。

3）封固液：在制片时根据不同的标本，滴加不同的封固液，以便使真菌菌丝和孢子结构更加清晰地显示出来。常用的封固液有：

①KOH溶液：由于KOH可促进角质蛋白的溶解，所以本溶液适于用致密的难以透明的材料检查，如毛发、指甲、鳞屑等。由于标本的厚薄不同，可选用不同的浓度，如皮屑可用10％、毛发可用20％。若标本需较长时间保存，可在10％KOH溶液中加入10％甘油，一般标本可保存数周至数月。

②墨汁：主要用于检查有荚膜的真菌，如新生隐球菌。先将优质墨汁（如印度墨汁，无颗粒或杂质）滴于载玻片上，再将待检标本滴上，将二者混合，加盖玻片镜检。

③生理盐水：为观察真菌的出芽现象可用生理盐水代替 KOH 溶液，将标本置于载玻片上，加生理盐水和盖玻片，在盖玻片四周用凡士林封固，防止水分蒸发，37 ℃孵育 3～4 h 观察出芽现象。此外，脓汁、尿、粪便等标本，可滴加少量生理盐水后直接镜检。

④水合氯醛-石炭酸-乳酸封固液：将水合氯醛 20 g，纯石炭酸 10 g，纯乳酸 10 mL，混合后加温溶解即可。此液透明力较强，只限于不透明标本的检查。

（2）染色镜检　有些真菌标本须做染色后观察，标本经染色后检查可以更清楚地观察到真菌的形态和结构，有时还可提高阳性检出率。根据菌种和检验要求的不同需选用不同的染色方法。常用的真菌染色法如下：

1）革兰染色：各种真菌均为革兰阳性，为深紫色。常用于酵母菌、假丝酵母菌、孢子丝菌及组织胞浆菌等染色。

2）乳酸酚棉兰染色：该法适用于各种真菌的直接检查，培养物涂片检查及小培养标本保存等。

染色液配制：石炭酸 20 mL、乳酸 20 mL、甘油 40 mL、蒸馏水 20 mL，将这四种成分混合，稍加热溶解，然后加入棉兰 50 mg，混匀，过滤即可。染色时，取标本少许置洁净载玻片上，滴加染液，加上盖玻片后镜检，真菌被染成蓝色。此片如需保存，盖玻片周围必须用特种胶封固。

3）糖原染色：又称过碘酸 Schiff 染色（简称 PAS 或 PASH）。真菌细胞壁由纤维素和几丁质组成，含有多糖。过碘酸使糖氧化成醛，再与品红-亚硫酸结合成为红色，故菌体均染成红色。组织内的糖原成分亦应染成红色，但是，组织内的糖原经淀粉酶消化后即消失，此点作为两者的鉴别。该法为真菌染色最常用的方法之一，可用于标本直接涂片及组织病理切片染色检查。

染液配制：

①0.5%过碘酸液：过碘酸结晶 0.5 g、蒸馏水 100 mL，溶解即得。

②亮绿液：亮绿 0.2 g，加冰醋酸 0.2 mL，溶解后再加蒸馏水 100 mL。

③碱性复红溶液：碱性复红 2 g、95%酒精 20 mL、蒸馏水 80 mL。

④焦亚硫酸钠（Schiff's 液）：碱性复红 1 g、焦亚硫酸钠（无水）1 g、1 mol/L 的盐酸 10 mL、蒸馏水 200 mL。碱性复红加蒸馏水混合后，加热煮沸。冷却至 50 ℃，加入盐酸混合。再冷却，加焦亚硫酸钠。置暗处 48 h，直至溶液褪色。存冰箱备用。应用时先加本染液数滴于 40%甲醛液中，如溶液迅速变红，说明染液正常；如溶液无色或呈深蓝色，说明该染液已变质，应废弃重新配制。

染色方法：组织切片先用二甲苯脱蜡及 95%酒精逐级脱水，如标本为直接涂片则可从下一步开始；浸于过碘酸溶液 5 min；蒸馏水冲洗 2 min；将标本片再浸入碱性复红溶液中 15 min；自来水冲洗直至切片发红；亮绿复染 5 s；95%酒精脱色一次，再用纯酒精脱色 2 次，二甲苯透明 2 次；封片，镜检。

结果：真菌及组织内的多糖成分均呈红色，核为蓝色，背景为淡绿色。

4）嗜银染色（GMS）：原理与 PAS 染色相似，用铬酸代替过碘酸，本法直接涂片和组织病理切片均可应用。

染色液配制：

甲液：5％硼砂溶液 2 mL，蒸馏水 25 mL。

乙液：5％硝酸银溶液 1 mL，3％环六亚甲基胺溶液 20 mL。甲、乙溶液混合后即可使用，也可置冰箱中备用。

其他试剂：①二甲苯；②纯酒精；③5％铬酸；④1％亚硫酸氢钠；⑤0.1％氯化金溶液；⑥2％硫代硫酸钠溶液；⑦1％亮绿。

染色方法：①切片脱蜡：先用二甲苯、纯酒精、95％酒精及水各脱蜡 2 次；②浸 5％铬酸中氧化 1 h 后用自来水冲洗 15 s；③用 1％亚硫酸氢钠处理 1 min 后，用自来水冲洗 10 min；④用蒸馏水冲洗 3 次后置染色液中染色 30～40 min（60 ℃）；⑤用蒸馏水洗涤 5～6 次后，加 0.1％氯化金溶液褪色 2～5 min，再用蒸馏水洗涤；⑥加 2％硫代硫酸钠溶液处理 2～5 min，水洗，加 0.1 mL 亮绿复染 40 s；⑦依次加 95％酒精、纯酒精脱水各 1 次，二甲苯清洗 2～3 次，封片、镜检。

结果：真菌染成黑色，菌丝内为玫瑰红色；背景淡绿色。

5）黏蛋白卡红染色法（MCS）：主要用于新生隐球菌荚膜的染色。

染色液配制：

①铁苏木紫液：

甲液：铁苏木紫 1 g，95％酒精 100 mL。

乙液：28％氯化铁液 4 mL，蒸馏水 95 mL，浓盐酸 1 mL。

临用前甲、乙两液等量混合。

②皂黄液：皂黄 0.25 g，蒸馏水 100 mL，冰醋酸 0.25 mL。

③黏蛋白卡红液：卡红 1 g，氯化铅 0.5 g，蒸馏水 2 mL。

将三者混合后制成黑色糊状，并加 95％酒精 100 mL 稀释，放置 24 h 后过滤，再用蒸馏水按 1∶4 稀释后备用。

染色方法：切片脱蜡，先用二甲苯，再用 95％酒精，最后用水冲洗；用新配制的苏木紫液染色 7 min；水洗 5～10 min；置黏蛋白卡红稀释液 30～60 min，立即用蒸馏水冲洗；用皂黄液染色 1 min 后，立即用蒸馏水水洗，再用 95％酒精洗 1 次，因皂黄染色过深可遮住黏蛋白卡红染色；纯酒精脱色 2 次，二甲苯洗 3 次。封片，镜检。

结果：新生隐球菌荚膜和细胞壁呈红色，细胞核呈黑色，背景为黄色。

6）荧光染色

染色液配制：0.1％吖啶橙溶液 1 mL，20％KOH 9 mL，将吖啶橙溶液缓慢滴于 KOH 溶液中，临用时配制。

染色方法有直接涂片、培养涂片及组织切片染色三种。

①直接涂片染色法：将标本（皮屑、甲屑及毛发等）置于载玻片上，滴加少量 0.1％吖啶橙与 20％KOH 溶液，上覆盖盖玻片，亦可轻微加温，置荧光显微镜下观察荧光反应。阳性表示有真菌存在，但不能确定菌种。

②培养涂片染色法：a. 丝状菌落：取少量标本置载玻片上，滴 0.1％吖啶橙溶液少许，加上盖玻片，置荧光显微镜下观察；b. 酵母型菌落：在试管内加 2 mL 0.1％或 0.01％吖啶

橙溶液，与酵母菌混合 2~5 min，离心沉淀，弃去上清液，再加入生理盐水 5 mL，混匀后再离心沉淀，弃去上清液。最后用生理盐水 2 mL 将沉淀稀释成悬液，滴少许在玻片上，加盖玻片，置荧光显微镜下观察。

③组织切片染色法：先用铁苏木紫染色 5 min，使背景变成黑色，水洗 5 min 后用 0.1％吖啶橙染 2 min，水洗后用 95％酒精脱水 1 min，再用纯酒精脱水 2 次，每次 3 min；最后用二甲苯清洗 2 次后，用无荧光物质封片，镜检。

4.2　真菌培养技术

4.2.1　基本条件

绝大多数真菌均可进行人工培养，这为真菌的鉴定及临床确定诊断提供了重要依据。

（1）常用工具　除常用的平皿、试管及培养箱外，还需制作接种针、接种环和接种钩。

（2）培养基　真菌的营养要求不高，最适 pH 4.0~6.0。在一般细菌培养基上即可生长。在不同的培养基上真菌菌落形态变化很大，一般以沙保培养基为基础描写菌落的形态。常用的培养基有无选择性、选择性和鉴别培养基。

无选择性培养基有：沙保培养基、脑心浸液培养基和血琼脂培养基。

选择性培养基是在无选择性培养基中根据细菌污染情况加入氯霉素 0.05 mg/mL 和庆大霉素 50~100 mg/mL，或青霉素 20 U/mL 和链霉素 40 U/mL，或金霉素 100 mg/mL 和庆大霉素 100 mg/mL，或氯霉素 16 mg/mL 和庆大霉素 4 mg/mL 等以抑制细菌的生长。为抑制腐生性真菌的生长，可加入 0.5 mg/mL 放线菌酮，但对新型隐球菌、近平滑念珠菌、热带念珠菌及曲菌有抑制作用。

鉴别培养基有：马铃薯葡萄糖琼脂、酵母浸膏琼脂、米粉琼脂、蔡氏琼脂等。

培养基根据真菌对营养要求的差异及培养目的性的不同而选择不同的培养基。

4.2.2　真菌培养

（1）培养方法

1）直接培养法：将患部消毒，以无菌操作取标本接种到培养基上。

2）试管培养法：试管培养法是实验室中最常用的一种方法，一般用于菌种传代接种与保存。在大管径试管中装入培养基，制成斜面，将临床标本接种其中。使用方便、不易污染，但展示面积不够，不能完全显示菌落的全部。

3）大培养法：用培养皿或大型培养瓶装入培养基，接种标本。培养后菌落较大，易于观察。该法容易污染，对球孢子菌、组织胞浆菌等传染性强的真菌不适合。

4）小培养法：又称微量培养法，是观察真菌结构及生长发育的有效方法。小培养方法有多种多样，在此介绍如下：

①玻片培养

a. 取无菌 V 形玻璃棒（或浸泡酒精，干后）放入无菌平皿内。

b. 取无菌载玻片（或浸泡酒精，干后）放在玻璃棒上。

c. 制备 1 cm² 马铃薯葡萄糖琼脂（PDA）于载玻片上。

d. 于琼脂块的每一侧用接种针接种待检菌。

e. 取烧灼后的盖玻片盖在琼脂块上。平皿内放少许无菌蒸馏水，加盖，于 25～28 ℃ 孵育（白假丝酵母菌培养 24～48 h，而皮肤癣真菌培养 1～7 d）。

f. 培养后，弃琼脂块于消毒液中，滴加乳酸酚棉蓝染液（LPCB）于载玻片上，再将取下的盖玻片置于载玻片上染色镜检。

②琼脂方块培养法：在无菌平皿中放入无菌的 U 形或 V 形玻璃棒（或其他支持物），加适量无菌水或含水棉球。取 1 片无菌载玻片放于玻璃棒上，从平板培养基上取 4～5 mm 厚、8 mm×8 mm 大小的琼脂块置于载玻片上。在琼脂块的四周接种标本，然后加盖无菌盖玻片。在适宜环境中培养，肉眼发现有菌生长，提起盖玻片，移去琼脂块，将盖玻片直接放在载玻片上，用显微镜观察。

③小型盖片直接培养法：按常规方法接种标本在试管中或平板上。取无菌 11 mm× 11 mm 大小的盖玻片，加盖 1 层薄培养基。将此盖玻片有培养基的面朝向接种处插入琼脂，在适当环境培养后，肉眼可见有菌生长时取出盖玻片，有菌面朝下直接覆盖在加有封固液的载玻片上，在显微镜下观察。

④郭可大钢圈小培养法：用品准备：载玻片、盖玻片、培养用钢环（用铁环或废电线之铝丝制成）、毛细滴管等用纸包好干热灭菌；凡士林及石蜡放小铁盒（碗）或烧杯内融化；沙保培养基。

方法：把灭菌的培养钢环放在蜡碗内（内放凡士林或石蜡）在火上加热，然后用镊子将钢环取出，立即放在无菌载玻片上，待其凝固。用镊子取无菌盖玻片，在灯上微加热，置钢环上，使其立即粘贴在上面，冷后钢环内造成一个培养小室；然后用毛细管吸取培养基（已加热融化），由钢环开口处深入底部加入，加够半环即可，将玻片立放使其凝固；用接种针取少量材料，接种在培养基表面。

将接种好的玻片，放在平皿内，并放湿纱布以防干燥。放 28 ℃ 温箱中培养，逐日镜检，一般约 7 d 即可长好。根据菌丝和孢子的结构特点进行真菌类别的鉴定。

如制备标本，可在菌种长好后，把盖片取下，滴一滴乳酸-石炭酸-棉兰染液，放载玻片上做成湿片标本观察。如需长期保存，可将四周封固。

4.2.3 生长现象

真菌生长后主要观察菌落的生长速度、大小、表面形态等。

（1）生长速度 菌落在 7～10 d 内出现者，为快速生长；3 周只有少许生长者为慢速。菌落生长的快慢于菌种、培养条件有关。

（2）菌落大小 以"mm"或"cm"记录菌落直径。菌落大小与菌种、生长速度、培养时间长短有关。

（3）表面形态 菌落表面可为平滑、凸起或凹陷、皱褶等，有的菌落表面可出现沟纹，如脑回状、放射状或同心圆状。

（4）菌落性质 菌落可分为三种：酵母型、酵母样型和丝状菌落。酵母型菌落外观光滑、质地柔软、呈乳酪样，与细菌菌落相似，如隐球菌。酵母样型菌落与酵母型菌落相似，但形成假菌丝，伸入培养基中，如假丝酵母菌。丝状菌落是多细胞真菌的菌落形态，呈棉絮状、绒毛状或粉末状。根据菌种、菌落形态可鉴别菌落的性质。

(5) 菌落颜色　菌落随菌种不同表现不同的颜色。丝状菌落的表面和底层颜色不同。

(6) 菌落边缘　有些菌种整齐如刀切，有些呈羽毛状，随菌种不同而异。

(7) 菌落底部　有些菌落会陷入琼脂中，有时培养基甚至开裂。

4.3　真菌的其他鉴定方法

真菌的鉴定方法主要有生化反应、免疫学检查、分子生物学试验、芽管形成、厚膜孢子形成等。

4.3.1　生化反应

(1) 糖（醇）类发酵试验　常用的糖有单糖（葡萄糖、果糖、半乳糖）、双糖（麦芽糖、蔗糖、乳糖、海藻糖）、三糖（密三糖）、多糖（淀粉）；醇类有甘油、甘露醇、山梨醇、肌醇等。

(2) 同化碳源试验　一般对双糖类发酵的真菌，都能同化或利用糖类或碳源，主要用于鉴定酵母菌。方法是先将 1 mL 含菌生理盐水与已融化的固体同化碳原培养基（45 ℃）混合，然后在培养基上分别加入各种糖少许或浸糖干燥的滤纸片，置 25 ℃ 或 37 ℃ 培养 24 h，如有同化作用，在加入糖或纸片的四周有真菌的生长圈，否则无生长。

(3) 同化氮源试验　方法与同化碳原试验相同，但需改用无氮源培养基，不要加糖类，而加硝酸钾，观察对硝酸钾的利用情况，用于酵母菌的鉴定。

(4) 明胶液化试验　某些真菌具有明胶酶，可分解明胶蛋白，使其失去凝胶性质而不能凝固。本试验主要用于鉴别着色真菌、链丝菌、放线菌及诺卡菌等。

(5) 尿素分解试验　某些真菌如石膏样癣菌、狗小孢子菌、新生隐球菌产生尿素酶，分解尿素。

(6) 测定淀粉样化合物　某些真菌可产生淀粉样化合物，遇碘后可变成蓝色。将真菌接种于淀粉样化合物测试培养基（半固体或液体）上，待生长后，加数滴复方碘溶液，如变蓝，表示有淀粉样化合物产生。

(7) 牛乳分解试验　真菌对牛乳中的乳糖和酪蛋白有分解作用，可产生如下反应：①酸化：发酵乳糖产酸，使指示剂变色，有时还有气体；②凝固：产酸过多，可使酪蛋白凝固；③胨化：凝固酪蛋白质继续水解为蛋白胨，上层液体变清，下层有未被完全胨化的酪蛋白；④碱化：牛乳中的氮变为胺及氨，呈碱性，可使指示剂变色。

4.3.2　免疫学检查

真菌感染的诊断，主要取决于病原学诊断。但在某些情况不能获得病原学证据，如急性组织胞浆菌病、曲霉型支气管炎等，需要依靠免疫学手段进行辅助诊断。与其他微生物相比，真菌产生的抗体慢而滴度低，变态反应严重。

（1）皮肤试验　提取真菌抗原，进行皮内注射或斑贴试验，观察注射或试验部位有无红肿硬结出现。

（2）血清学测定　用胶乳凝集试验、酶联免疫试验、补体结合试验、荧光抗体试验、放射免疫试验测定血清中相应抗体的水平。

4.3.3　其他鉴定诊断实验

（1）厚膜孢子形成试验　将白假丝酵母菌在 Tween-80 玉米粉琼脂平板上作密划线，置 25 ℃（此点很重要）孵育，每天观察。在 72 h 内观察丰富的假菌丝。显微镜下：假菌丝中隔部伴有成簇的圆形分生孢子。绝大部分菌株在菌丝顶端有单个、最多不超过 2 个厚膜孢子。

（2）芽管形成试验　取无菌小试管 1 支，加入 0.2 mL 动物或人血清，接种少量真菌，充分震荡混匀数分钟后，置 37 ℃孵育，每隔 1 h 用接种环取出含菌血清置于载玻片上，加上盖玻片后镜检。共检查 3 次。白假丝酵母菌可由孢子长出短小芽管。

（3）毛发穿孔试验

1）方法：取剪成约 1 cm 长的头发数根装入试管中，68.95 kPa、10 min 高压蒸气灭菌。然后将若干根灭菌头发放入装有毛发穿孔试验液体培养基试管中，接种受试菌后放 28 ℃温箱中培养，每周取出毛置显微镜下观察至第四周。

2）结果：石膏样小孢子菌使毛发有裂口或凹陷，穿孔试验阳性；红色毛癣菌不能使毛发穿孔，试验阴性。

（4）动物接种　动物接种可以有效地分离病原性真菌，确定真菌的致病性。常用小白鼠接种新型隐球菌、孢子丝菌、皮炎芽生菌、组织胞浆菌等。巴西芽生菌、球孢子菌应接种豚鼠睾丸内。白假丝酵母菌、皮肤丝状菌对家兔比较敏感。

（5）病理组织检查　病理组织检查是诊断深部真菌病的重要方法。真菌引起的病理变化是非特异性的，但用真菌染色后在组织内发现孢子或菌丝则具有诊断意义。

（6）核酸检测　应用分子生物学技术，如 DNA 探针杂交、PCR 技术检测组织标本中的真菌 DNA 进行诊断，正在不断研究和试验中。

（7）真菌毒素的检测　检测真菌毒素有许多不同的方法，如检测黄曲霉毒素有生物学方法、薄层层析法、高效液相色谱法和间接竞争 ELISA 法等。生物学方法主要用于检测真菌毒素的毒性，如用鸡胚、鸭雏、大白鼠、小白鼠做毒性试验，观察动物中毒死亡或出现肿瘤的情况。检测黄曲霉毒素 M1 的方法用薄层层析法、高效液相色谱，虽灵敏度高，但需复杂的提取步骤或昂贵仪器而难以推广，而间接竞争 ELISA 法操作简便，并具全、快速、高效、用量低等优点，适用大批量标本中黄曲霉毒素 M1 的筛选，是检测食品的新方法。

目前临床上已能使用仪器及配套试剂盒快速地检测出体液中真菌 1-3-β 葡聚糖实际含量，对真菌的早期诊断具有重要意义。

4.4 真菌药敏试验

随着抗菌药物的不断应用及免疫缺陷患者的不断增加，真菌感染不断增加。抗真菌药物可有多种选择，而致病性真菌容易出现耐药，抗真菌药物敏感试验显得日趋重要，并成为指导临床医师用药的手段之一。抗真菌药物敏感试验分为定性试验和定量试验。在定量试验中，可以观察到能抑制真菌生长的最低药物浓度，也即最小抑菌浓度（minimal inhibitory concentration，MIC）。而在定性试验中，如琼脂扩散法，只可以将受试菌对药物的敏感性分为敏感、中度敏感及耐药。临床常用的抗真菌药物体外敏感试验方法根据培养基不同主要分为液基法和固基法。

4.4.1 临床常用抗真菌药物

抗真菌药物可按化学结构分类，也可按作用机制分类。

（1）根据化学结构分类　①多烯类抗生素，如两性霉素 B、制霉菌素、曲古霉素等；②吡咯类，包括酮康唑、伊曲康唑、氟康唑、伏立康唑、克霉唑、益康唑等；③其他，如氟胞嘧啶。

（2）根据作用机制分类　①作用于真菌细胞膜，如两性霉素 B、制霉菌素、氟康唑、伊曲康唑、伏立康唑、酮康唑及克霉唑等；②作用于真菌细胞壁，如尼可霉素 Z、卡泊芬净及普拉米星等；③作用于真菌核酸干扰真菌 DNA 合成，如 5-氟胞嘧啶（5-FC）等；④其他，如大蒜新素及冰醋酸等。

4.4.2 抗真菌药物药敏试验

抗真菌药物敏感性试验的设计和操作如同抗菌药物敏感性试验，原则为：①提供两种以上有相当活性的抗真菌药物的可信测量方法；②和体内的活性具有相关性，可预测治疗的效果；③可用来监控敏感群体菌株的耐药性发生；④可预期研究新药的潜在治疗效能。

根据 CLSI 的标准，抗真菌药物敏感性试验常用肉汤稀释法，包括常量稀释法和微量稀释法。真菌包括酵母菌和丝状菌，前者感染率高于后者，本节介绍抗酵母菌的药物敏感性试验。

（1）培养基　含谷氨酰胺和 pH 指示剂，不含碳酸氢钠的 RPMI 1640 为试验用的培养基。用作 5-氟胞嘧啶（5-FC）或吡咯类（azoles）对白色念珠菌或某些丝状菌药敏试验时用丙磺酸吗啉缓冲液（morpholinopropanesulfonic acid，MOPS）调整 pH 至 7.0。

（2）药物原液配制　抗真菌药物来自制药厂，不能使用临床应用的静脉注射剂或口服片剂。药物原液浓度 10 倍于最高试验浓度，5-FC 粉剂、氟康唑等水溶性抗真菌药物用蒸馏水配制；多烯类等非水溶性药物用二甲基亚砜配制。配制时实际称量须根据各种药物生物活性加以校正。配制药物的原液应少量分装置于 -60 ℃ 储存，开启后需当天使用。使用质量参考株以保证药物效能。

（3）接种菌液制备检测　菌接种于沙氏琼脂培养基 35 ℃ 孵育 24 h（念珠菌）或 48 h

（隐球菌）至少传代两次，以保证纯种；挑取 5 个直径 1 mm 菌落置于 5 mL 生理盐水中，混匀在 530 nm 波长，分光光度计调整浓度相同于 0.5 麦氏比浊管透光度，为 $1×10^6$～$5×10^6$ CFU/mL，再以 RPMI 1 640 培养基稀释成 1∶2 000，$0.5×10^3$～$2.5×10^3$ CFU/mL。

（4）药液稀释　非水溶性抗真菌药物：用 100％非水溶性溶剂对倍稀释药物，浓度范围为原液浓度至实验终浓度的 100 倍（即两性霉素，酮康唑等为 1 600～3μg/mL），然后再以 RPMI 培养基作 10 倍稀释（即 160～0.3 μg/mL）作为试验时用量。水溶性抗真菌药物（即 5-FC 和氟康唑）直接用 RPMI 培养基作对倍稀释，浓度范围为原液至 10 倍于试验最后浓度（640～1.2 μg/mL）。

（5）常量稀释法　将上述配制的系列稀释药液，每管（带螺帽）加入 0.1 mL，再加入 0.9 mL 含菌培养液，最终药物浓度为 16～0.03 μg/mL（两性霉素 B、酮康唑）和 64～0.12 μg/mL（5-FG 和氟康唑），细菌生长对照为 0.9 mL 含菌培养液加 0.1 mL 无药培养液，同时与无菌、无药的培养基作阴性对照。35 ℃培养 46～50 h（念珠菌）或 70～74 h（新型隐球菌）观察结果。

（6）微量稀释法　将 4 种制备的试验用药用 RPMI 培养基稀释成 32～0.06 μg/mL（两性霉素 B、酮康唑）和 128～0.24 μg/mL（5-FC 和氟康唑）。于 96 孔微量板中加入 0.1 mL，再加入 0.1 mL 1∶1 000 稀释的菌液（$1.0×10^3$～$5×10^3$ CFU/mL）同 5 所述，也需设置对照。35 ℃孵育，以细菌生长对照出现生长时间为判断结果时间。

（7）结果判断　观察各管（孔）生长情况。二性霉素 B 是 MIC 为抑制测试菌肉眼可见生长的最低药物浓度。5-FC 和吡咯类通常采用 50％MIC 判断标准。

（8）质量控制　采用标准菌株作为每次测定质控菌株，其 MIC 应落在预期值范围内。

项目 9 病毒的检验

学习目标

1. 掌握病毒的概念、形态结构及增殖方式。
2. 熟悉病毒的致病性、病毒的感染和检验方法。
3. 掌握流行性感冒病毒的生物学特性及变异与流行的关系。
4. 掌握 HAV、HBV、HIV 的生物学特性，HBV 抗原抗体组成及其临床意义。
5. 熟悉脊髓灰质炎病毒、HCV、SARS 冠状病毒的主要生物学特性及临床意义。
6. 了解其他常见病毒、朊粒的主要生物学特性和临床意义。

任务 1 病毒的基本性状

病毒（virus）是一类个体微小、结构简单、只含一种核酸（RNA 或 DNA）、只能在活的易感细胞内以复制方式增殖的非细胞型微生物。

病毒在自然界广泛分布，人、动物、植物、真菌及细菌体内均可有病毒寄生。病毒在医学微生物中占有十分重要的地位。由微生物引起的传染病中，病毒性疾病约占 75％。有的病毒性疾病病情严重，死亡率高（如艾滋病、狂犬病等），有的病毒性疾病传染性很强（如流感等）。病毒可引起急性感染，亦可引起持续性感染。有的病毒还与肿瘤、先天畸形及自身免疫性疾病有密切关系。近些年不断发现新病毒引起人类疾患。病毒性疾病不仅传染性强、流行广泛，而且缺乏特效治疗药物。迄今临床上在诊治时感到困难，因此病毒学已成为多学科关注的热点。研究病毒的生物学特性、致病机制与免疫性、控制和消灭病毒性传染病的制品，是医学微生物学的重要任务。

1.1 病毒的形态与结构

1.1.1 病毒的大小与形态

完整成熟的具有感染性的病毒颗粒称为病毒体（virion）。病毒体是病毒在细胞外的存在形式，具有典型的形态与结构。观察病毒体大小、形态和结构，是确定和研究病毒的前提。

（1）病毒的大小　病毒体的大小以纳米（nm）表示。各种病毒体大小差别很大，最大的约为 300 nm，如痘类病毒，在光学显微镜下勉强可见；最小的为 20～30 nm，如脊髓灰质炎病毒、鼻病毒；中等大小的 80～150 nm，如流行性感冒病毒、腺病毒、疱疹病毒等。绝大多数病毒体小于 150 nm，必须用电子显微镜放大数千倍至数万倍才能看到。

（2）病毒的形态　病毒的形态多种多样。大多数病毒呈球形或近似球形，少数呈杆状（植物病毒多见）、丝状体（如初分离时的流感病毒）、弹状（如狂犬病毒）、砖形（如痘类病毒）和蝌蚪状（如噬菌体）等（图9-1）。

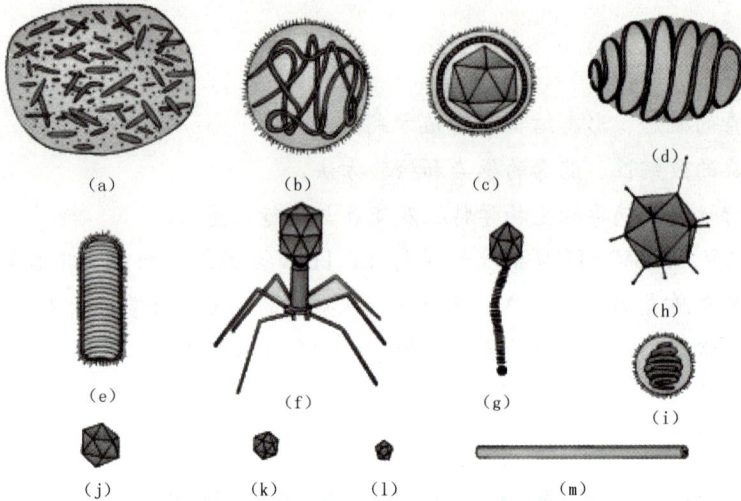

图 9-1　病毒的大小与形态

（a）牛痘病毒；（b）腮腺炎病毒；（c）疱疹病毒；（d）羊口疮病毒；

（e）弹状病毒；（f）T-偶数大肠杆菌噬菌体；（g）弯尾噬菌体；（i）流感病毒；

（j）多瘤病毒；（k）小核糖核酸病毒；（l）小脱氧核糖核酸病毒；（m）烟草花叶病毒

1.1.2　病毒的结构与化学组成

（1）病毒的结构　病毒体主要结构是由核心和衣壳构成的核衣壳，有的病毒核衣壳外面还有包膜，衣壳外面没有包膜的称为裸病毒。

1）病毒核心：病毒核心是病毒体的中心结构，主要成分是核酸（DNA 或 RNA）。它构成病毒的基因组，并借此将病毒分为 DNA 病毒和 RNA 病毒两大类。病毒体核心除核酸外，还有少量非结构、功能性蛋白质，如病毒自己编码的酶类。

2）病毒衣壳：病毒衣壳是包围在病毒核酸外的蛋白质外壳，由一定数量的壳粒组成。壳粒是衣壳的形态学亚单位。病毒衣壳呈现三种对称型，可作为病毒鉴定和分类的依据。根据壳粒排列方式的不同，病毒结构有如下几种对称型。

①螺旋对称型：病毒核酸呈盘旋状，壳粒沿核酸链走向排列成螺旋对称型，见于流感病毒等。

②20 面体立体对称型：病毒核酸浓集在一起形成球形或近似球形，其衣壳的颗粒呈 20 面体对称排列，如脊髓灰质炎病毒、流行性乙型脑炎病毒等。

③复合对称型：是既有螺旋对称又有立体对称的病毒，如痘类病毒和噬菌体（头部20面体对称结构，尾部螺旋对称结构）等。

3）病毒包膜：包膜是包裹在核衣壳外面的膜状结构，带有包膜的病毒称为包膜病毒。包膜是病毒在成熟过程中以出芽方式向细胞外释放时穿过核膜和（或）胞质膜、空泡膜时获得的，故含有宿主细胞膜或核膜成分。包膜主要含有蛋白质、多糖及脂类，蛋白质是由病毒基因编码的，多糖、脂类多来自宿主细胞。包膜表面常有不同形状的突起，称为包膜子粒或刺突（图9-2）。

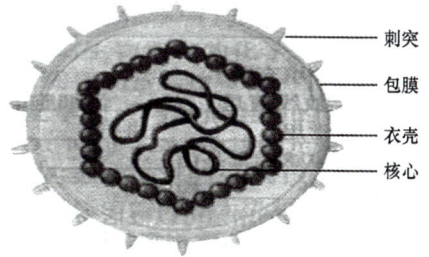

刺突
包膜
衣壳
核心

图 9-2 病毒的结构

（2）病毒的化学组成及功能

1）病毒核酸：核酸位于病毒体的核心，只能含有一种核酸（DNA 或 RNA），它构成病毒体的基因组，为病毒的感染、增殖、遗传和变异提供物质基础。

病毒核酸的功能：①病毒复制：病毒进入活的易感细胞后，释放核酸，自我复制同样的子代核酸；②决定病毒特性：病毒核酸携带了病毒的全部遗传信息，决定了病毒基因组的复制和子代病毒增殖及生物学性状；③具有感染性：有的病毒核酸在除去衣壳蛋白后，仍能进入易感细胞增殖，具有感染性，称为感染性核酸。感染性核酸不易吸附细胞，易被体液中及易感细胞膜上的核酸酶降解，故其感染性比病毒体低。但因其不受相应病毒受体限制，所以感染宿主的范围比病毒体广泛。

2）病毒蛋白质：病毒蛋白质均由病毒基因编码，约占病毒体总重量的70%，可将其分为结构蛋白和非结构蛋白。

①结构蛋白：病毒结构蛋白指的是构成病毒有形成分（衣壳、包膜和基质）的蛋白质。衣壳蛋白由多个多肽亚单位组成。包膜蛋白也是病毒基因编码，多为糖蛋白，突出于病毒体外。基质蛋白是连接衣壳和包膜蛋白的部分，多具有跨膜和锚定的功能域。

结构蛋白的功能：保护病毒核酸，使之免遭环境中的核酸酶和其他理化因素破坏；参与病毒的感染过程，如衣壳蛋白、包膜蛋白与病毒特异性吸附易感细胞膜表面受体有关；衣壳蛋白、包膜蛋白具有良好的抗原性，诱发机体产生体液免疫与细胞免疫，这些免疫应答不仅有免疫防御作用，而且可引起免疫病理损害，与病毒的致病有关。亦可以用于特异性诊断。

②非结构蛋白：非结构蛋白是由病毒基因组编码的，但不参与病毒体的构成。可以存在病毒体内，也可以存在于感染细胞内。包括：a. 病毒编码的酶类，如 DNA 多聚酶、蛋白水解酶等；b. 特殊功能蛋白质，如抑制宿主细胞生化合成的蛋白、某些经 MHC 呈递的病毒蛋白等，它们仅存在于被感染的细胞中。

3）脂类和糖：主要存在于病毒的包膜上，大部分来自宿主细胞膜。

1.2 病毒的增殖

1.2.1 病毒的增殖与培养

（1）病毒增殖条件　病毒是非细胞型微生物，缺乏独立代谢的酶系统、能量和许多原材料。因此，在细胞外处于无活性或静止状态，只有进入活的易感细胞内，易感细胞提供合成病毒核酸与蛋白质的原料，如低分子量前体成分、能量、必需的酶和细胞器等，病毒才能以复制的方式增殖。

(2) 病毒增殖过程 病毒在易感活细胞内增殖的方式不是二分裂，而是以其基因为模板，借 DNA 多聚酶或 RNA 多聚酶以及其他必要因素，经过复杂的生物合成过程，复制出病毒的基因组。此时宿主细胞的生物合成过程受到抑制。病毒基因组经过转录、翻译过程，产生大量病毒蛋白质，再进行装配，最终释放出子代病毒。这一过程称为一个复制周期。为便于阐述，将这一连续过程分为吸附、穿入、脱壳、生物合成、装配、成熟与释放七个步骤介绍（图 9-3）。

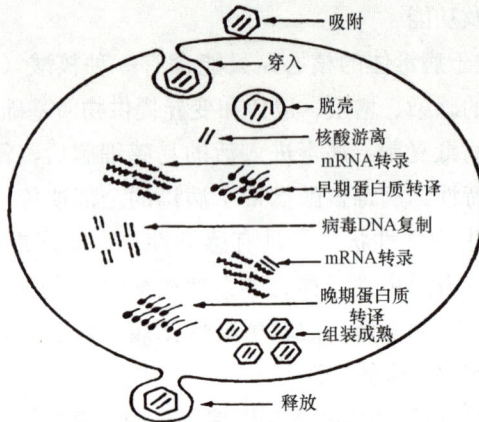

图 9-3 病毒复制图解

1）吸附（absorption）：病毒增殖的第一步就是吸附于易感细胞。吸附主要是通过病毒包膜或无包膜病毒衣壳表面的配体位点与易感细胞表面的特异受体结合。此过程需要一定的温度条件，以促进与酶反应相类似的化学反应。吸附是特异的，不可逆的，这种特异性决定了病毒嗜组织的特征（亲嗜性），不同病毒的受体不同，也会有各自不同的易感细胞。如人类免疫缺陷病毒（HIV）包膜糖蛋白 gp120 的受体是人辅助 T 细胞表面的 CD_4 分子，故其只能感染有 CD_4 受体的细胞。无受体的宿主细胞不被病毒吸附，不发生感染。因此有人利用消除细胞表面病毒受体或利用与受体类似物质阻断病毒与受体的结合，以开发抗病毒药物。但因病毒的细胞受体不止一种，且还有不少病毒受体尚未被确定，使该方面的研究受到限制。病毒体吸附细胞的过程，在数分钟到数十分钟内完成。

2）穿入（penetration）：吸附在易感细胞上的病毒，可通过不同方式进入细胞内，称为穿入。穿入与吸附不同，是需要能量的过程。穿入的方式至少有 3 种：①胞饮：即细胞膜内陷将病毒包裹其中，形成类似吞噬泡的结构使病毒原封不动地进入胞质内。无包膜病毒一般以此方式穿入。②融合：有包膜的病毒靠吸附部位的酶作用及包膜与细胞膜的同源性等，发生包膜与细胞膜的融合，使病毒核衣壳进入胞质内。③转位：是少数无包膜病毒体直接穿入的方式，病毒衣壳蛋白多肽和细胞膜特定蛋白质相互作用，两者成分和结构发生改变，病毒体可直接穿过细胞膜，但这种方式较少见。

3）脱壳（uncoating）：病毒体脱去蛋白质衣壳，使基因组核酸裸露的过程称为脱壳。

它是病毒体在细胞内能否进行复制的关键步骤，因为只有脱去衣壳，其核酸方可在宿主细胞中发挥指令作用。多数病毒体在穿入时已脱壳并释放出病毒的基因组。少数脱壳过程较复杂。脱壳必须有酶的参与，这些特异性水解病毒衣壳蛋白的酶称为脱壳酶。

4）生物合成（biosynthesis）：早期病毒基因组在细胞内进行转录、转译需先合成非结构蛋白质，即必需的复制酶和转录、转译一些抑制细胞核酸与蛋白质合成的酶，以阻断宿主细胞的正常代谢。然后根据病毒基因组指令，复制病毒的核酸，合成结构蛋白质与一系列的非结构蛋白质。这一阶段并无完整病毒可见，也不能用血清学方法检测出病毒的抗原，因此曾被称为隐蔽期。

①DNA病毒：人和动物的DNA病毒基因组大多数为双链DNA（dsDNA），双链DNA病毒的生物合成过程是按遗传中心法则进行的，即DNA→RNA→蛋白质。首先以病毒DNA为模板，在宿主细胞提供的依赖DNA的RNA聚合酶作用下，转录出mRNA，然后在细胞核糖体上转译早期蛋白质，即病毒编码依赖DNA的DNA聚合酶等。在此酶作用下，以亲代病毒DNA为模板，复制大量子代病毒的核酸，再以子代病毒核酸为模板转录出晚期mRNA，并转译大量晚期蛋白质，即子代病毒衣壳蛋白质和包膜表面的结构蛋白。

②RNA病毒：人与动物的RNA病毒基因组大多数为单链RNA（ssRNA）。单链RNA病毒分为单正链RNA病毒与单负链RNA病毒。单股正链RNA病毒的核酸本身有mRNA功能，可转译出早期蛋白质，即依赖RNA的RNA多聚酶，然后以病毒的RNA为模板，在RNA多聚酶作用下复制出子代病毒核酸。病毒正链RNA亦可作为病毒mRNA，转译子代病毒衣壳蛋白和其他结构蛋白。而单股负链RNA病毒则需要先复制出互补的正链RNA作为mRNA，转录早期蛋白，再复制出子代病毒核酸，并由正链RNA转录病毒的结构蛋白。

③逆转录病毒：逆转录病毒是带有逆转录酶（依赖RNA的DNA聚合酶）的RNA病毒（如HIV）。在逆转录酶作用下，以病毒RNA为模板转录出互补DNA链，构成RNA：DNA杂交中间体，进而产生双股DNA，并以前病毒的形式整合于宿主细胞DNA中。当病毒复制时其基因组需先从宿主细胞DNA上脱离下来，并在宿主细胞提供的依赖DNA的RNA聚合酶作用下转录出病毒RNA，再按RNA病毒的方式合成病毒核酸和结构蛋白。

5）装配（assembly）：病毒的装配是指将生物合成的蛋白和核酸及其他构件，组装成子代核衣壳的过程。病毒的种类不同，装配的部位也不同，与病毒复制部位和释放机制有关。多数DNA病毒在胞核内装配，绝大多数RNA病毒在细胞质内装配。

6）成熟（maturation）：成熟是指病毒核衣壳装配完后，病毒发育成为具有感染性的病毒体的过程。病毒成熟需要衣壳蛋白及内部基因组结构变化。成熟标准：①形态完成；②具有成熟颗粒的抗原性；③具有感染性。有包膜的病毒装配好核衣壳，需获得包膜后才能成熟为完整的病毒体。病毒的成熟为其从细胞中释放出来做好准备。

7）释放（release）：成熟病毒从宿主细胞游离出来的过程称为释放。实质上，病毒的成熟与释放是密不可分的。释放的方式有以下几种：

①破胞释放：裸露病毒在宿主细胞内经复制周期可增殖数百至数千个子代病毒，致使细胞破裂而一次性将病毒全部释放至胞外。

②芽生释放：有包膜的病毒，在装配完成后，以出芽方式释放到细胞外。细胞一般不死亡，仍可照常分裂繁殖。

③其他方式：有些病毒如巨细胞病毒，很少释放到细胞外，而是通过细胞间桥或细胞融合，在细胞之间传播。

病毒复制周期的长短与病毒种类有关。如腺病毒为 25 h，小 RNA 病毒为 6～8 h，正黏病毒为 15～30 h。

（3）细胞改变　细胞被病毒感染后，由于病毒和宿主细胞相互作用的结果不同，其表现形式多样。在容纳细胞内可表现为溶解细胞、稳定状态感染、细胞凋亡、细胞增生与细胞转化、病毒基因组的整合及包涵体形成。

1）溶解细胞：病毒在宿主细胞内增殖成熟后，在很短时间内一次释放大量子代病毒，细胞被裂解而死亡。这种作用称病毒杀细胞效应，主要见于无包膜、杀伤性强的病毒，如脊髓灰质炎病毒、腺病毒。具有溶解作用的病毒多数引起急性感染。病毒在增殖过程中不仅可阻断细胞的核酸与蛋白质的合成，使细胞的新陈代谢功能紊乱造成细胞病变或死亡。病毒感染还常引起细胞溶酶体膜的通透性增高，释放其中的水解酶引起细胞自溶。

2）稳定状态感染：有包膜的病毒（如流感病毒、疱疹病毒等）以出芽方式释放子代病毒，因其过程相对缓慢，所致病变也相对较轻，因此细胞在短时间内并不立即被溶解与死亡。由于这类病毒感染常是以出芽方式释放子代病毒，使细胞膜成分改变和细胞膜受体被破坏。如麻疹病毒、副流感病毒感染细胞的胞膜成分发生改变，导致与临近细胞融合，利于病毒扩散。又如麻疹病毒引起的肺炎，在肺部可出现融合的多核巨细胞，有诊断价值。受病毒感染的细胞不断大量释放子代病毒，以及在机体的免疫因子介导下，细胞最终仍要死亡。有些病毒在细胞内增殖时可引起特有的细胞病变，称为细胞病变效应（CPE）。常见的变化有细胞变圆、聚集、坏死、溶解或脱落等。

3）细胞凋亡：细胞凋亡是由宿主细胞基因自身指令发生的一种生物学过程。当细胞受到诱导因子作用激发并将信号传导入细胞内部，细胞的死亡基因被激活后，细胞膜出现鼓泡、细胞核浓缩、染色体 DNA 被降解，在凝胶电泳时出现阶梯式的 DNA 条带。已证实在人类免疫缺陷病毒、腺病毒等感染细胞后病毒直接作用或由病毒编码蛋白因子间接作用引发细胞凋亡。

4）细胞增生与细胞转化：有少数病毒感染细胞后不仅不抑制细胞 DNA 的合成，反而促进细胞的 DNA 合成。引起动物肿瘤的 SV40 病毒即为这些病毒的代表。SV40 病毒可促进细胞增殖，使细胞形态发生变化，失去细胞间接触性抑制，成堆生长。这些细胞生物学特性的改变，称细胞转化。人类病毒中单纯疱疹病毒、巨细胞病毒、EB 病毒、人乳头瘤病毒和腺病毒中某些型可转化体外培养细胞，这些具有细胞转化能力的病毒与其致瘤潜能有密切关系，部分转化细胞在动物实验中可以变成肿瘤细胞。病毒转化细胞多数具有生长旺盛的特点，易于连续传代的细胞，其表面出现新的抗原，多数细胞染色质中整合有病毒的DNA。虽然这些现象的机制尚不清楚，但开辟了研究病毒致肿瘤的切入点。

5）病毒基因组的整合：分子遗传学研究发现，病毒的核酸可以插入到宿主细胞染色体DNA 中，称为整合。基因组整合有两种方式：一种是全基因整合；另一种是失常式整合，即病毒基因组中部分基因或 DNA 片段随机整合宿主细胞 DNA 中，多见于 DNA 病毒。整合的 DNA 可随细胞分裂进入子代细胞中。病毒基因组的整合会造成宿主细胞基因组的损伤。有些病毒 DNA 整合后并不出现病毒增殖现象，整合的病毒 DNA 片段，可造成细胞染色体整合处基因的失活和附近基因的激活等现象。

6）包涵体形成：病毒感染细胞后，在细胞质或细胞核内出现光学显微镜下可见的斑块状结构，称为包涵体。病毒的包涵体由病毒颗粒或未装配的病毒组分组成，也可是病毒增殖留下的细胞反应痕迹。包涵体破坏了细胞的正常结构和功能，有时会引起细胞死亡。

（4）病毒培养

1）组织培养：将人或动物离体活组织块或分散的活细胞，模拟体内生理条件，在试管或培养瓶内培养，使其生存或生长，称组织培养。广义的组织培养技术包括器官培养、组织培养、细胞培养（也称单层细胞培养）等。目前常用的组织培养是单层细胞培养。细胞培养根据细胞的来源、染色体特性及传代次数不同分三类：

①原代和次代细胞培养：采用机械方法或胰蛋白酶等方法处理离体新鲜的组织器官，制成单个细胞的悬液，加营养液（生长液）在细胞培养皿中培养。活细胞贴壁并开始生长繁殖，当生长到一定数量时，与邻近细胞接触，生长停止（接触性抑制），数天后形成单层细胞，称原代细胞培养。将原代细胞用胰蛋白酶或 EDTA 等轻微消化后加入营养液继续培养，称次代培养。原代培养对病毒培养非常敏感，如原代猴肾细胞是培养正黏病毒、副黏病毒、肠道病毒及腺病毒的常用细胞，但制备非常复杂。

②二倍体细胞株（半传代细胞株）：原代细胞多次传代（体外传代 50～70 代）仍能保持二倍体特性（23 对染色体），称二倍体细胞株。广泛用于病毒的分离及疫苗生产。这类细胞多数为人成纤维细胞，如人肺细胞传代株 WI-38，可用于多种病毒的分离，如单纯疱疹病毒、水痘病毒、腺病毒等，是分离巨细胞病毒唯一细胞株。

③传代细胞系：是能在体外无限期传代的细胞系，大多是肿瘤细胞或突变的二倍体细胞。这些细胞染色体和增殖特性类似于恶性肿瘤细胞，其优点是繁殖快，易于传代保存，在含有甘油、二甲基亚砜的培养液中，$-70～-196℃$ 可长期存活。其缺点是只能用于病毒的分离鉴定及其他方面的研究，不能用于疫苗的生产。常用的传代细胞系有 HeLa（人子宫颈癌）细胞、HEp-2（人喉上皮癌）细胞、Detroit-6（骨髓瘤）细胞、A549（肺癌）细胞、FL（传代人羊膜）细胞、Vero（传代非洲绿猴肾）细胞等。

2）鸡胚接种：鸡胚接种的优点：①鸡胚组织分化程度低，选择适当接种途径和部位，易于病毒繁殖；②有神经血管分布及脏器构造，且来源充足，操作简单；③鸡胚通常是无菌的；④对接种的病毒不产生抗体。鸡胚接种的缺点：①有报道，在卵黄中含有抗家禽病原体的母体抗体，能从被感染的鸡传到鸡胚中；②近年来发现鸡胚带有鸡白血病病毒，麻疹、黄热病等均能通过这种途径传给鸡胚；③鸡的饲料中加有抗生素，而且有些微量抗生素（如四环素）也能传递给鸡胚。这在不同程度上会影响病毒的分离，故选择鸡胚应特别注意。

鸡胚接种一般选择 9～12 d 龄鸡胚，依病毒种类不同，选择不同的接种部位，常用的有以下几种：

①卵黄囊接种：选 5～8 d 龄鸡胚，用无菌的细长针头沿鸡胚纵轴深约 3 cm 刺入卵黄囊，接种 0.2～0.5 mL 接种物，接种后用无菌石蜡封闭卵壳。孵育后收取卵黄囊膜检查（图 9-4）。常用于嗜神经病毒的分离，鹦鹉热、立克次体等病原体也可采用此途径接种。

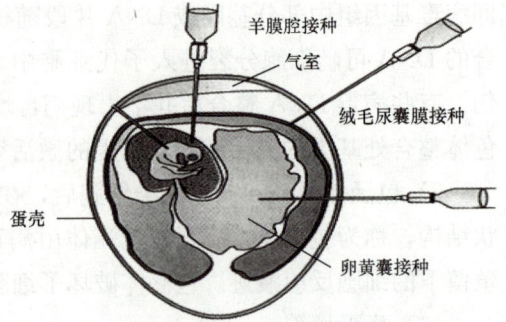

图 9-4　鸡胚接种部位示意图

②羊膜腔接种：选 10～14 d 龄鸡胚，将 0.1～0.2 mL 接种物注入羊膜腔，用沾有碘酒的小块胶布封口，置温箱孵育，取羊水检查（图 9-4），本接种途径常用于流感病毒的初次分离。

③尿囊腔接种：选 9～11 d 龄鸡胚，将 0.1～0.2 mL 接种物注入尿囊腔，接种后用融化石蜡封口，33～35 ℃温箱培养，取尿囊液检查（图 9-4）。应每日检查鸡胚，24 h 内死亡的弃掉。常用于流感病毒及腮腺炎病毒的传代，病毒在尿囊内膜层细胞繁殖，释放到尿液中，因此尿液中含有大量的病毒，可选用血凝试验检测病毒的存在。制备疫苗和制备大量病毒抗原可用此方法培养。

④绒毛尿囊膜接种：选 10～13 d 龄鸡胚，无菌操作将卵壳打一小孔，勿损卵膜，造成人工气室，将 0.05～0.1 mL 接种物滴在绒毛尿囊膜上，35～36 ℃孵育，观察绒毛尿囊膜上有无斑点病变。此方法常用于天花病毒和单纯疱疹病毒的分离培养。

⑤脑内接种：选 8～13 d 龄鸡胚，在绒毛尿囊膜上无大血管处开一小口，用 0.25 mm 注射器插入鸡胚头部，注入 0.01～0.02 mL 接种物，用消毒胶布封口，每日观察 1 次，24 h 内死亡者弃掉。收获方法为，取出鸡胚，将鸡胚组织做无菌培养。此方法用于狂犬病毒的分离培养。

⑥胚体接种：方法同脑内接种，但针头不刺入血管内，刺入胚体内（表 9-1）。

表 9-1　鸡胚接种方法及其比较

接种途径	鸡胚日龄	注射方法	破壳部位	注射量/mL	收获途径	收获物及量
卵黄囊	5～8	穿孔	气室中心	0.2～0.5	穿破气室	去卵黄的卵黄囊或鸡胚
羊膜腔	10～12	开卵窗及人工气室	气室端靠近胚胎侧	0.1～0.2	扩大卵窗	羊水 0.5～1 mL
尿囊	9～11	穿孔	胚胎面与气室交界之边缘上约 1 mm 处	0.1～0.2	穿破气室	尿液 5～8mL
绒毛尿囊膜	10～13	开卵窗及人工气室	绒毛尿囊膜发育中心及气室	0.05～0.1	扩大卵窗	接种部位绒毛尿囊膜
鸡胚	8～13	开卵窗及人工气室	气室端靠近胚胎侧	0.05	扩大卵窗	去眼、爪、嘴的鸡胚
静脉	11～14	开卵窗	尿囊主静脉	0.05～0.2	扩大卵窗或穿破气室	血液 0.05～0.5 mL

3）动物接种：动物接种是比较原始的方法，现已逐渐被细胞培养代替，但某些病毒培养仍在使用。如分离各种脑炎病毒、单纯疱疹病毒、登革热病毒等常选用新生小白鼠，分离肠道病毒中的柯萨奇病毒常用 24～48 h 之内的乳鼠。动物接种常用的动物有豚鼠、兔、猴、小白鼠、大白鼠、鸡等。接种部位：静脉、鼻咽腔、腹腔、脑内、皮内、皮下等。按接种部位不同每日观察发病情况，观察时注意以下情况：①食欲、活动及粪便情况；②局部及全身变化情况：神经系统病毒感染动物可出现震颤、松毛、软弱、不安、弓背及抽搐死亡等，呼吸系统病毒感染动物可出现咳嗽、呼吸频率加快、少食、不活动等。有的病毒感染动物后，动物无异常表现，但解剖后可查到病毒抗原，如流行性出血热病毒接种于黑线姬鼠，可用免疫学方法检测到肺内有病毒抗原。

1.2.2 病毒的异常增殖与干扰现象

（1）病毒的异常增殖　病毒进入宿主细胞后，由于病毒本身基因组发生变化或感染细胞的环境不利于其复制，使之出现异常增殖。

1）缺陷病毒（defective virus）：缺陷病毒是指因病毒基因组不完整或者因基因某一点改变而不能进行正常增殖的病毒。缺陷病毒不能复制出完整的子代病毒，但却能干扰同种成熟病毒体进入易感细胞，故又称为缺陷干扰颗粒。当缺陷病毒与其他病毒共同感染细胞时，若后者能为缺陷病毒提供所缺少的物质，则缺陷病毒可增殖出完整且有感染性的病毒，这种具有辅助作用的病毒称为辅助病毒。自然界中有些病毒是天然的缺陷病毒。这种病毒需在另一病毒的辅助下才能完成增殖，如丁型肝炎病毒必须在乙型肝炎病毒或其他嗜肝DNA 病毒的辅助下才能增殖。

2）顿挫感染（abortive infection）：能支持病毒完成正常增殖的细胞，称该病毒的容纳细胞。病毒进入宿主细胞，若细胞缺乏病毒复制所需的酶、能量和必要成分等，而没有完整的病毒体产生，此类细胞称非容纳细胞。病毒进入非容纳细胞的感染过程称顿挫感染（亦称流产感染）。在非容纳细胞中，感染病毒的成分可以存在，但不能装配和释放完整的子代病毒。如人腺病毒感染人胚肾细胞（容纳细胞）时能正常增殖，若感染猴肾细胞（非容纳细胞）则发生顿挫感染。

（2）干扰现象　两种病毒感染同一细胞时，可发生一种病毒抑制另一种病毒增殖的现象，称病毒的干扰现象。干扰现象多发生于人和动物病毒之间，不仅在异种病毒之间发生，也可在同种、同型不同株病毒之间发生。干扰现象发生的原因包括：①某一病毒作用于宿主细胞诱导其产生抑制病毒复制的蛋白质，称干扰素；②第一种病毒破坏了宿主细胞表面受体或改变了宿主细胞的代谢途径等，从而影响另一种病毒的复制过程；③缺陷病毒，又称缺陷性抑制（干扰）颗粒所引起的干扰。病毒之间干扰现象能阻止宿主细胞发病，也可以使感染终止，促进宿主康复。使用疫苗预防病毒性疾病时，注意合理使用，避免干扰现象发生。

1.3 病毒的影响因素

1.3.1 病毒的抵抗力

从细胞中释放出的病毒体，受外界理化因素影响失去感染性，称灭活。灭活的病毒仍可保留抗原性、红细胞吸附、血凝及细胞融合等特性。理化因素灭活病毒的机制包括：①冻融或脂溶剂破坏病毒的胞膜；②酸、碱、温度等使病毒蛋白质变性；③变性剂、射线等损伤病毒核酸。不同病毒对理化因素敏感性不同。了解理化因素对病毒的影响，在病毒的分离、疫苗研制及预防病毒感染等方面均有意义。

（1）物理因素

1）温度：大多数病毒（除肝炎病毒外）耐冷而不耐热。病毒标本应尽快低温冷冻保存。在干冰温度（-70 ℃）和液氮温度（-196 ℃）条件下，病毒的感染性可保持数月至数年。病毒一旦离开机体，经 56～60 ℃加热 30 min 或 100 ℃数秒钟，由于表面蛋白变性，而丧失其感染性，即被灭活。病毒对低温有耐受力，但对反复冻融很敏感，可将病毒灭活。一般可用低温真空干燥法保存病毒，但在室温条件下干燥易使病毒灭活。

2）pH：病毒一般在 pH 5.0～9.0 的环境是稳定的，强酸或强碱可灭活病毒。不同病毒对酸碱敏感性不同，如肠道病毒在 pH 3.0～5.0 环境中稳定，而鼻病毒在 pH 3.0～5.0 环境中迅速被灭活。所以，可用病毒对 pH 的稳定性鉴别病毒。也可利用酸性、碱性消毒剂消毒实验室污染器具及用于防疫。

3）射线：X 射线、γ 射线及紫外线都能灭活病毒，电离辐射使核苷酸链发生致死性断裂。紫外线使病毒基因组中核苷酸结构形式变化或形成胸苷-尿苷二聚体，影响核酸复制。但有些病毒（如脊髓灰质炎病毒）经紫外线灭活后，再用可见光照射，激活酶可切除二聚体，使灭活病毒又复活（光复活），故不宜用紫外线杀病毒法来制备灭活疫苗。

（2）化学因素

1）脂溶剂：有些包膜病毒（流感病毒、流行乙型脑炎病毒等）可迅速被脂溶剂灭活，如乙醚、氯仿、去氧胆酸钠。这类病毒通常不能在含有胆汁的肠道中引起感染。但对无包膜病毒（肠道病毒）几乎无作用。故常用乙醚灭活试验鉴别病毒有无包膜。

2）化学消毒剂：病毒对酚类、氧化剂、卤类、醇类物质敏感。1%～5%苯酚、70%甲醇、乙醇、碘及碘化物、漂白粉等均有灭活病毒作用。但消毒剂灭活病毒的作用不如细菌，不同病毒的敏感性也不同，无包膜的小病毒抵抗力较强。醛类消毒剂破坏病毒感染性，能保留其抗原性，故常用其制备灭活病毒疫苗。

3）抗生素与中草药：一般认为抗生素及磺胺对病毒无抑制作用。在病毒分离培养时，待检标本加入抗生素的目的是抑制细菌生长，便于分离病毒。中草药板蓝根、大青叶、大黄、贯众等，对病毒增殖有一定的抑制作用。

4）其他：有正黏病毒、疱疹病毒及小核酸病毒在有 Mg^{2+}、Ca^{2+} 等盐类环境中，可提高对热的抵抗力。如这些病毒在 1 mol/L $MgSO_4$ 环境中 50 ℃可存活 1 h。病毒对甘油抵抗力较强，常用 50%中性甘油保存含病毒的组织块。

1.3.2 病毒感染的控制

病原微生物感染的控制包括消毒与灭菌、免疫接种和药物治疗。控制病毒感染的消毒与灭菌方法与细菌感染控制基本相同。

目前对多数病毒感染尚无特效治疗药物，控制病毒感染预防显得尤为重要。特异性预防包括人工自动免疫和人工被动免疫。

（1）免疫接种

1）人工自动免疫：人工自动免疫是将疫苗等免疫原接种于人体，刺激机体免疫系统产生特异性免疫应答，即产生抗体和免疫活性细胞等，使机体获得特异性免疫力。用于预防病毒感染的疫苗主要有减毒活疫苗、灭活疫苗、基因工程疫苗、核酸疫苗等。

2）人工被动免疫：人工被动免疫是指注射含有抗病毒中和抗体的免疫血清、丙种球蛋白、白细胞介素-2、与细胞免疫有关的转移因子、干扰素等细胞因子，使机体立即获得特异性免疫。人工被动免疫制剂注入机体立即生效，但免疫力维持时间短（1个月左右）。常用于甲型肝炎、麻疹、脊髓灰质炎、狂犬病、疱疹病毒感染等紧急预防和治疗。与人工自动免疫制剂、抗病毒药物联合使用，免疫效果更佳。

（2）病毒感染的药物治疗　病毒严格细胞内寄生，抗病毒药物必须进入到宿主细胞内才能作用于病毒，而且必须对病毒有选择性作用，对宿主细胞或机体无害。病毒在宿主细胞内的复制过程与人类细胞自身的生物合成过程相似，区别两者很困难，故很难找到只针对病毒不伤及宿主细胞的抗病毒药物。抗病毒药物临床应用有一定的局限性：①药物都是以病毒复制过程的某个环节作为靶位，对不进行复制潜伏感染的病毒无效，如疱疹病毒潜伏于神经细胞，能逃避抗病毒药物的作用；②某些病毒（如人类免疫缺陷病毒、甲型流感病毒等）复制突变率高，易出现耐药株。目前能供临床使用和正在研发的抗病毒药物主要是针对人类免疫缺陷病毒、人疱疹病毒、流感病毒和肝炎病毒等。

1）化学类药物

①核苷类药物：核苷类化合物是最早用于临床的抗病毒药物。其作用机制是核苷类似物被细胞编码的磷酸激酶作用后，掺入子代病毒 DNA 中，使病毒基因组缺陷不能完成正常复制和转录。这类药物有：a. 碘苷（疱疹净），用于疱疹病毒性角膜炎的治疗；b. 阿昔洛韦，是目前最有效的抗疱疹病毒的药物；c. 阿糖腺苷，用于疱疹病毒和乙肝病毒感染；d. 叠氮胸苷，有效降低艾滋病发病率与死亡率；e. 双脱氧-3 硫代胸嘧啶核苷，简称 3TC，是目前治疗艾滋病和慢性乙型肝炎等的较好药物；f. $3'$-氮唑核苷（商品名利巴韦林）即病毒唑，主要用于 RNA 病毒感染的治疗，如流感、呼吸道合胞病毒和出血热病毒的感染。

②非核苷类似药：抑制病毒 DNA 聚合酶或 RNA 反转录酶的活性，主要有甲酸磷霉素、奈韦拉平等。

③蛋白抑制剂：主要有赛科纳瓦、英迪纳瓦等。

④其他抗病毒药物：如金刚烷胺、甲金刚烷胺，主要用于甲型流感的治疗。

2）新抗生素类：过去一直认为病毒对抗生素不敏感，近年来随着分子生物学技术的发展，发现一大批具有抗人类免疫缺陷病毒活性的抗生素，使病毒对抗生素不敏感这一概念大有被瓦解之势。

3）干扰素和干扰素诱生剂

①干扰素（interferon，IFN）：是由病毒或干扰素诱生剂作用于中性粒细胞、成纤维细胞或免疫细胞产生的一种糖蛋白。除可以抗病毒外，干扰素也是一种调节细胞功能的激素类蛋白质，是重要的细胞因子之一，因此干扰素具有抗病毒、抗肿瘤及免疫调节等多种生

物学活性。

种类：干扰素根据产生细胞不同分为 α、β 和 γ 干扰素。α 干扰素由白细胞产生，β 干扰素由成纤维细胞产生，γ 干扰素由免疫 T 细胞产生。α 干扰素和 β 干扰素又称为 I 型干扰素，用于防治病毒感染。γ 干扰素称 II 型干扰素，又称免疫干扰素，具有免疫调节作用和抗肿瘤作用。目前应用基因工程技术生产高效价的重组人干扰素（rhIFN），可用于治疗多种病毒感染，如甲型肝炎病毒、乙型肝炎病毒、丙型肝炎病毒、单纯疱疹病毒、人乳头瘤病毒和鼻病毒等。

理化性质：为小分子蛋白质，56 ℃被灭活，可被蛋白酶破坏。4 ℃可保存较长时间，−20 ℃可长期保存。

作用特点：具有光谱抗病毒作用，但只有抑病毒作用而无杀病毒作用；抗病毒作用有相对的种属特异性，一般在同种细胞中活性最高；具有调整免疫功能和抑制肿瘤细胞生长的作用。

抗病毒机制：干扰素无直接杀伤病毒作用，它是通过与宿主细胞膜受体结合，触发宿主细胞的信号传递，从而发生一系列生化反应，诱导基因转录并翻译出抗病毒蛋白，由抗病毒蛋白发挥抗病毒作用。干扰素可通过诱导两种蛋白翻译途径使细胞产生抗病毒蛋白，即 $2'\text{-}5'A$ 合成酶途径，降解病毒 mRNA；蛋白酶激酶 PKR 途径，通过 PKR 磷酸化 eIF-2，使 eIF-2 不能再被循环用于蛋白质的翻译起始。两者最终均是抑制病毒蛋白的合成，使病毒终止复制。

②干扰素诱生剂（IFN inducer）：许多免疫调节剂作用机体后可诱生干扰素，如多聚肌甘酸和多聚胞嘧啶、细菌脂多糖、甘草酸、灵芝多糖等都具有干扰素诱生作用。

4）中草药：多种中草药有一定的抗病毒作用，如黄芪、板蓝根、甘草、大青叶等对肠道病毒、呼吸道病毒、虫媒病毒、肝炎病毒等有一定的抑制作用。

1.3.3　病毒的变异与基因工程

（1）病毒的变异

1）基因突变：基因突变是指由病毒基因组核酸链中碱基序列由于置换、缺失或插入而引起的改变。基因突变可以自然产生，也可经诱导出现。病毒基因复制时发生自发突变，其自发突变率为 $10^{-6} \sim 10^{-8}$。主要原因是病毒复制速度快，例如，单个腺病毒在一个细胞内可产生 17 代约 25 万个子代 DNA 分子，其次，DNA 聚合酶忠实性低，导致碱基错配发生突变。RNA 病毒无复制后校正机制，其突变率比 DNA 病毒还高。由于基因突变产生的病毒表型性状发生改变的毒株称突变株。突变株可导致特定表型改变，如病毒空斑大小和形态改变、宿主范围、细胞病变和致病性改变。

2）病毒基因组之间相互作用导致的基因重组与重配是发生在两种以上病毒基因组之间的交换组合所产生的突变。

①重组：两种或两种以上有亲缘关系但生物学性状不同的毒株感染同一种细胞时，两者相互作用发生核酸水平上的互换和重新组合，形成兼有两种病毒特性的子代病毒。把这两种病毒基因组间核酸序列互换、组合的过程称重组。

②重配：在分节段的 RNA 病毒基因组之间（如流感病毒、轮状病毒等），两个病毒株可通过基因片段的交换使子代基因组发生突变，这一过程称重配。流感病毒不同株之间基因片段的重新分配，是引起该病毒抗原性改变的主要原因。

③病毒基因组与宿主细胞基因组的整合导致的变异：病毒感染细胞过程中，有时病毒基因组或基因组中某些片段可插入到宿主细胞染色体 DNA 分子中，这种病毒基因组与细胞基因组之间的重组过程称整合。肿瘤病毒基因组的整合，可引起宿主细胞基因组变异，使细胞发生恶性转化等改变。

除上述病毒遗传物质变异外，两种病毒同时存在时，它们之间也会发生非遗传物质变异的相互作用。两种病毒基因产物之间的互补、交换和混合均可导致病毒发生遗传表型的变异。

（2）病毒变异在基因工程中的应用 基因工程是将一个生物体的基因，也就是携带遗传信息的 DNA 片段，转移到另一个生物内，与原有生物体的 DNA 结合，实现遗传性状的转移和重新组合，从而使人们能够定向地控制、干预和改变生物体的变异和遗传。因病毒基因组小、相对简单，早就成为分子遗传学的研究材料，也被列入基因组计划中的模式生物进行研究。利用病毒专一性寄生和整合特性，对病毒基因组进行分子遗传学改造，设计出基因工程病毒载体。目前广泛应用的有反转录病毒载体、痘苗病毒载体、腺病毒及腺伴病毒载体、多角体病毒载体、疱疹病毒载体和脊髓灰质炎病毒载体等。利用病毒载体容量大和繁殖快等特点，把目的基因带入到靶细胞中，让其表达目的产物。目前病毒载体已成功应用于：①真核细胞基因工程大量表达外源目的基因，获得基因工程产品；②用于人类遗传病、肿瘤和代谢性疾病的基因治疗；③用作基因转移工具，进行基因功能、基因调控的理论研究。

1.4 病毒的感染

1.4.1 病毒感染类型

（1）隐性感染 隐性感染指病毒进入机体不引起临床症状的感染，又称亚临床感染。隐性感染虽不出现临床症状，但机体仍可获得特异性免疫力，对机体具有保护作用。有些隐性感染可成为病毒携带者，病毒可在体内增殖并向外排毒，成为重要的传染源。

（2）显性感染 显性感染指病毒感染机体后，使机体组织细胞严重受损而出现明显临床症状的感染。显性感染根据病毒感染的范围不同，分为局部感染和全身感染；根据病情缓急及病程长短又可分为急性感染和持续性感染。

1）急性感染：病毒感染机体后，其潜伏期短，发病急，病程短，持续数日至数周，疾病恢复后病毒从体内消失，如流行性感冒病毒、腮腺炎病毒等引起的感染多表现为急性感染。

2）持续性感染：病毒在机体持续数月至数年、数十年甚至终生，其特点是潜伏期长、发病慢，可出现症状，也可不出现症状而长期带毒，成为重要传染源。持续性感染主要包括以下三类：

①慢性感染：急性或隐性感染后，机体内病毒并未完全清除，而是持续存在于血清或组织中，并不断排出体外，病程可长达数月到数年。如乙型肝炎病毒形成的慢性感染。

②潜伏感染：急性或隐性感染后，病毒（或以病毒基因形式）潜伏存在于一定组织或细胞中，不产生感染性病毒。在某些条件下，潜伏病毒可被激活而大量繁殖，导致疾病急性发作，在急性发作期可检测出病毒。如单纯疱疹病毒、水痘－带状疱疹病毒引起的感染。

③慢发病毒感染：病毒感染后，潜伏期长，达数月、数年甚至数十年之久，在此期间，分离不出病毒，也无任何症状，但一旦出现临床症状，多呈进行性发展，最终导致死亡。如麻疹病毒引起的亚急性硬化性全脑炎，是儿童期易感染的病毒，成年期出现中枢神经系统症状。

1.4.2　病毒的感染途径

（1）水平传播　水平传播是指病毒在人群不同个体之间，或受染动物与人群个体之间的传播。水平传播的途径有以下三种：

1）经皮肤传播：有些病毒通过昆虫叮咬或动物咬伤从皮肤伤口侵入机体而致病。如流行性乙型脑炎病毒、狂犬病毒等。

2）经黏膜表面传播：大多数病毒是通过呼吸道、消化道、泌尿生殖道黏膜侵入机体，首先在局部黏膜上皮细胞内增殖，有些病毒可进一步侵入血流形成病毒血症，然后感染易感细胞，引起疾病。如流感病毒通过空气飞沫侵入呼吸道黏膜、甲型肝炎病毒经粪-口途径侵入消化道黏膜、人类免疫缺陷病毒通过性行为侵入生殖道黏膜等。

3）血行传播：病毒通过输血或污染的注射器、手术器械、器官移植等方式进入机体，引起的感染。如乙型肝炎病毒、丙型肝炎病毒、人类免疫缺陷病毒、巨细胞病毒等。

（2）垂直传播　垂直传播是指通过胎盘或产道直接将病毒由亲代传播给子代的方式。现已知风疹病毒、巨细胞病毒、乙型肝炎病毒、EB病毒等10余种病毒可通过垂直传播的方式感染。

1.5　病毒的致病性

1.5.1　病毒对宿主细胞的直接损伤作用

病毒通过杀细胞效应、细胞膜结构与功能改变、细胞转化、细胞凋亡等造成宿主细胞的直接损伤。

1.5.2　病毒感染的免疫病理损伤

大部分病毒感染对宿主造成的损害并非由病毒本身直接引起，而是由于病毒抗原或受病毒作用后，宿主细胞结构改变成为自身抗原刺激机体产生免疫应答而致损伤。

（1）T细胞介导的免疫病理损伤　T细胞介导的细胞免疫在抗病毒感染中具有着重要的作用，但也是病毒感染细胞损伤的重要原因。由病毒抗原致敏的CTL，通过穿孔素/颗粒酶介导的细胞毒作用或与FasL/Fas介导的细胞凋亡途径直接杀伤靶细胞；或致敏Th1细胞通过释放细胞因子发挥抗病毒作用，同时又可致局部组织炎症反应和细胞损伤。

（2）B 细胞介导的免疫病理损伤　宿主细胞表面的病毒抗原或病毒感染后产生的自身抗原均可刺激机体产生特异性抗体，抗原抗体特异结合，在补体作用下则导致宿主细胞损伤，属于Ⅱ型超敏反应。若病毒抗原与相应抗体结合形成中等大小的免疫复合物，在一定条件下，沉积于肾小球基底膜、关节滑膜等部位，激活补体引起Ⅲ型超敏反应，致局部组织损伤。

（3）损伤免疫系统或降低免疫功能　有些病毒可直接感染免疫细胞，使免疫细胞损伤或功能降低，甚至可引起细胞恶变。如人类免疫缺陷病毒等。

1.6　病毒的检验

1.6.1　标本的采取与运送

病毒感染实验室检测的准确性取决于标本采集与运送的正确、及时与否。为了保证标本的高质量，除必须遵守微生物采集与运送的基本原则外，还需注意以下几点：

（1）早期采集最适标本　根据疾病的临床症状及病程采集不同的标本，而且在病程初期或急性期采集标本，即在发病 1～2 d 内进行，如 SARS 患者标本采集一般在入院 24 h 内完成。呼吸道感染采集鼻咽洗漱液或痰液；肠道感染采集粪便；病毒血症期采取血液。

（2）注意无菌操作与正确处理含菌标本　标本采集必须严格无菌操作，避免外界污染。对本身带有杂菌的标本，应使用高浓度的抗生素如青霉素、链霉素、庆大霉素等处理。

（3）低温保存快速送检　大多数病毒对热极敏感，在室温下很快灭活，故标本采集后应立即送检或置－70 ℃以下冷冻保存，运送时注意冷藏。

（4）标本采集人员必须按规定做好自身防护　采集人员应根据分级防护原则，正确穿戴防护衣物，严格按照操作规程要求和使用规范进行操作，防止医院感染。

（5）血清学诊断的标本　早期单份血清可用于检测标本中 IgM 抗体；一般应取双份血清，即发病初期和病后 2～3 周的血清标本，若后者抗体效价高于前者 4 倍以上，则有诊断意义。

1.6.2　检验方法

目前，用于病毒检测的方法有形态检查、病毒的分离培养、血清学检查和分子生物学检查方法。不同的病毒可选用不同方法进行检测。

（1）形态学检查　通过光学显微镜可直接观察单个痘类病毒体、病毒包涵体、病毒感染细胞的病变。经负染色后用电子显微镜观察病毒体，有助于早期诊断。

（2）分离培养　分离培养的方法有动物接种、鸡胚接种和组织细胞培养。其中细胞培养应用最多。

（3）血清学方法　这种方法应用于免疫标记技术检测病毒抗原或抗体，辅助疾病诊断或预后判断。

（4）核酸杂交技术　此技术具有敏感性高、简便快速等优点，可检出 pg 水平的病毒核酸。

任务 2　呼吸道病毒

呼吸道感染病毒是指一大类以呼吸道为侵入门户，引起呼吸道局部感染或呼吸道以外组织器官病变的病毒。

急性呼吸道感染中 90% 以上由病毒引起，具有潜伏期短、传染性强、发病急、病后免疫力不持久等特点。常见的呼吸道病毒有流行性感冒病毒、冠状病毒、麻疹病毒、腮腺炎病毒、风疹病毒、腺病毒、呼吸道合胞病毒等。

2.1　流行性感冒病毒

流行性感冒病毒（Influenza virus），简称流感病毒，是流行性感冒（简称流感）的病原体。属正黏病毒科，流感病毒有甲（A）、乙（B）、丙（C）3 型，引起人类和动物（猪、马、禽类等）的感染。甲型流感病毒是人类流感最重要的病原体，可造成世界性大流行；乙型流感病毒一般引起局部或小流行；丙型流感病毒多为散发感染，主要侵犯婴幼儿，很少引起流行。

2.1.1　生物学特性

（1）形态结构　流感病毒属于有包膜的 RNA 病毒，多呈球形，直径为 80~120 nm，新分离株可见丝状。结构由 3 层组成：①内层是病毒的核心，由核酸和核蛋白构成。病毒核酸为 7~8 个节段的单股负链 RNA，每一个节段即为一个基因，能编码一种结构或功能蛋白，这一结构特点使病毒在复制中易发生基因重组，导致新病毒株的出现。核酸外包绕的为核蛋白，是病毒的主要结构蛋白，构成病毒衣壳，呈螺旋对称型。核蛋白是一种可溶性抗原，免疫原性稳定，很少发生变异，具有型特异性。②中层是基质蛋白（M 蛋白），位于包膜与核心之间，具有保护病毒核心和维持病毒形态的作用。③外层是由脂质双层构成的包膜，位于基质蛋白之外，来源于宿主细胞膜。包膜上镶嵌有两种刺突即血凝素（hemagglutinin，HA）和神经氨酸酶（neuraminidase，NA）。两种刺突均为病毒基因编码的糖蛋白，具有重要的免疫原性，是划分流感病毒亚型的依据。HA 呈柱状，与病毒吸附、穿入宿主细胞有关，具有型和株特异性，可刺激机体产生中和抗体，抑制病毒的感染性，但 HA 免疫原性易发生变异。NA 呈蘑菇状，具有水解宿主细胞表面神经氨酸的作用，有利于成熟的病毒从感染细胞释放和促进病毒的扩散（图 9-5）。

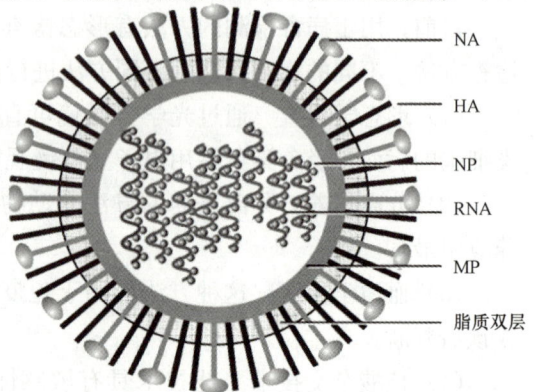

图 9-5　流感病毒结构示意图

（2）分型与变异　根据核蛋白和 M 蛋白的不同，将流感病毒分为甲、乙、丙三型。甲型流感病毒的 HA 和 NA 易发生变异，根据 HA 和 NA 免疫原性不同，又可将其分若干亚型。乙型和丙型流感病毒不易发生抗原变异，至今尚未发现亚型。

甲型流感病毒的 HA 和 NA 变异与流感流行关系甚为密切，并且抗原变异幅度的大小直接影响流感流行的规模。由病毒基因组自发的点突变而引起的变异，属量变，变异幅度小，仅引起流感的局部中小型流行，这种变异称抗原漂移（antigenic drift）。由病毒基因组发生重组而引起的变异，属质变，变异的幅度大，产生新的亚型，由于人群缺乏免疫力，往往引起流感大流行甚至世界性大流行，这种变异称为抗原转变（antigenic shift）。

甲型流感病毒的亚型（表 9-2）已经发生几次重大变化。在多次的世界流行中，甲型流感病毒出现 A1～A3 的三种亚型变化，每种亚型经流行数年后被新亚型取代。新亚型通常是由动物与人流感病毒杂交后产生的重配株。如 1957 年出现的 A2（H2N2）型是由亚甲型 A1（H1N1）型病毒重配后产生，而后病毒消失。但在 1977 年新 A1 型又重新出现。2009 年 3 月墨西哥暴发"人感染猪流感"疫情，并迅速在全球范围内蔓延，全球进入流感大流行阶段。此次流感为一种新型呼吸道传染病，其病原为新甲型 H1N1 流感病毒株，病毒基因中包含有猪流感、禽流感和人流感 3 种流感病毒的基因片段。

表 9-2　人类甲型流感病毒的亚型与流行年代

病毒亚型	亚甲型 （A1）	亚洲甲型 （A2）	香港亚型 （A3）	新 A1 与 A3 交替型
亚型类别	H1N1	H2N2	H3N2	H3N2　H1N1
流行年代	1918—1957	1957—1968	1968—1977	1977 以后

（3）培养特性　流感病毒可在鸡胚和培养细胞中增殖。初次分离病毒以接种鸡胚羊膜腔为宜，传代适应后可接种于鸡胚尿囊腔。细胞培养一般可选原代猴肾细胞或狗肾传代细胞。流感病毒在鸡胚和培养细胞中并不引起明显的细胞病变，需用红细胞凝集试验、红细胞吸附试验或免疫学方法等来确定病毒的存在。自人体分离的流感病毒可感染多种动物，以雪貂最为敏感。

（4）抵抗力　流感病毒对外界抵抗力较弱，耐冷不耐热，室温下传染性很快丧失，56 ℃30 min 即被灭活，−70 ℃以下或冷冻真空干燥可长期保存。对脂溶剂、干燥、紫外线、甲醛、酸类等敏感。

2.1.2　临床意义

流感的传染源主要是急性期患者。病毒通过飞沫进入呼吸道黏膜细胞内增殖，引起黏膜充血水肿、细胞变性脱落等局部病变。潜伏期一般为 1～3 d，患者出现鼻塞、咳嗽、流涕、咽痛等症状。发病初期 2～3 d 鼻咽部分泌物中病毒含量最高，此时传染性最强。病毒一般不进入血液，但其毒素样物质可进入血液，引起畏寒、发热、乏力、头痛、全身酸痛等症状。无并发症的患者一般病程不超过一周。年老体弱、抵抗力较差的患者常继发细菌感染，使病程延长，症状加重，可导致肺炎死亡。病后对同型病毒有短暂免疫力，呼吸道局部 SIgA 对清除病毒、抵抗再感染起主要作用。

流感病毒传染性强，传播迅速。流行期间应尽量避免人群聚集，公共场所要注意空气流通。用乳酸或食醋熏蒸进行空气消毒，对防止流感扩散有一定的效果。接种流感疫苗可获得对同一亚型病毒的免疫力。盐酸金刚烷胺是目前防治甲型流感的常用药物，干扰素及中草药板蓝根、大青叶等也有一定疗效。

2.1.3　微生物检验

（1）标本采集　标本应于疾病早期采集，以发病后 3 d 内最好。采集鼻腔洗液、鼻咽拭子或咽漱液，浸入无菌的 pH 为 7.2 的肉汤中，分离培养前将上述标本液充分振荡，置 4 ℃自然沉淀 5～10 min，取上清液 3 mL，按每毫升加青霉素 250 U、链霉素 250 μg，混匀置 4 ℃ 2 h后即可接种。上述标本可用于分离病毒和病毒抗原或 RNA 的检测。血清学实验需取双份血清。

（2）鉴定　①标本电镜观察：球形或丝状病毒颗粒，球形直径 80～120 nm，用特异抗体进行免疫电镜观察，提高检出率；②血清学诊断：可使用间接 ELISA、抗原捕捉ELISA、荧光免疫法等；③反转录-聚合酶链反应（RT-PCR）：由于 PCR 技术具有简便、快速、灵敏、特异性强等优点，已广泛用于猪流感病毒基因的检测和分子流行病学调查等；④病毒分离：从患者呼吸道标本中（咽拭子、口腔含漱液、鼻咽或气管吸出物、痰或肺组织）分离流感病毒。常用的方法有鸡胚接种法和细胞培养法。现有的诊断方法中，病毒分离法是较敏感的，但需要 2～3 周时间。

2.2　SARS 冠状病毒

冠状病毒是一类单股正链 RNA 病毒，核衣壳呈螺旋对称，有包膜。电子显微镜观察发现这些病毒的包膜上有形状类似日冕的棘突，形如花冠，故将这类病毒命名为冠状病毒。感染人类的冠状病毒主要有人呼吸道冠状病毒和人肠道冠状病毒，分别引起人类上呼吸道感染和腹泻。该病毒主要经呼吸道飞沫传播，多在冬春季流行。病后免疫力不强。

SARS 冠状病毒是严重急性呼吸系统综合征（severe acute respiratory syndromes，SARS）的病原体。2002 年 11 月在我国广东省首先发现了一类临床表现类似肺炎，但症状及体征不典型的传染性疾病。2003 年 8 月，全球 32 个国家和地区出现疫情，累计病例8 465 例，死亡 919 例，病死率近 11%。2003 年 3 月 15 日，WHO 将该病正式命名为"严重性急性呼吸系统综合征"，我国将其称为传染性非典型性肺炎。同年 4 月 16 日，WHO 确定该病病原体为一种新型冠状病毒，称为 SARS 相关冠状病毒（SARS-associated corona-virus，SARS-Cov）。

2.2.1　生物学特性

（1）形态结构　SARS 冠状病毒电镜下形态与冠状病毒类似，病毒颗粒呈不规则形，直径 60～220 nm，有包膜（图 9-6）。包膜表面有三种糖蛋白：①刺突糖蛋白（Spike

Protein，S），是受体结合位点、溶细胞作用和主要抗原位点；②小包膜糖蛋白（Envelope Protein，E），较小，能与包膜结合；③膜糖蛋白（Membrane Protein，M），负责营养物质的跨膜运输、新生病毒出芽释放与病毒外包膜的形成。少数种类还有血凝素糖蛋白（Haemagluti-nin-esterase，HE 蛋白）。冠状病毒的核酸为非节段单链（＋）RNA，长 27～31 kd，是 RNA 病毒中最长的 RNA 核酸链，具有正链 RNA 特有的重要结构特征。冠状病毒的 RNA 和 RNA 之间重组率非常高，因此病毒容易出现变异。重组后，RNA 序列发生了变化，由此核酸编码的氨基酸序列也变了，氨基酸构成的蛋白质随之发生变化，使其抗原性发生了变化。而抗原性发生变化的结果是导致原有疫苗失效，免疫失败。

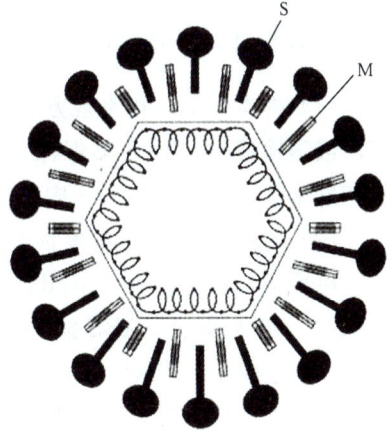

图 9-6　SARS 冠状病毒结构示意图

（2）培养特性　病毒的生长多位于上皮细胞内，也可以感染肝脏、肾、心脏和眼睛，在另外的一些细胞类型（例如巨噬细胞）中也能生长。培养 SARS-Cov 选用 Vero 或 Vero-E6 细胞系，如果分离株将来用于疫苗生产，只能使用 Vero 细胞。CPE 的特点主要为病变细胞呈局灶、变圆、折光变强，晚期呈现葡萄样串子表现。

（3）抵抗力　SARS 冠状病毒对外界的抵抗力比其他人类冠状病毒强。病毒在人体排泄物（痰、粪便、尿液）和血液中能长时间保持活力。紫外线及常用化学消毒剂如过氧化氢、过氧乙酸、二氧化氯、次氯酸钠、乙醇等可使病毒失去感染性。

2.2.2　临床意义

SARS 患者是主要的传染源。野生动物（如果子狸等）有可能是 SARS 冠状病毒寄生宿主和传染源。

主要传播途径：①飞沫传播；②接触传播：接触患者的呼吸道分泌物、消化道排泄物或其他体液，或接触被患者分泌液污染的物品，均可导致感染。操作与防护措施不当也可引发实验室人员感染。

SARS 潜伏期短（1～14 d，平均 5 d），起病急，以发热为首发症状，3～7 d 后出现干咳、胸闷气短等症状。患者可出现急性呼吸窘迫综合征、休克、多器官功能障碍综合征等，死亡率很高。已有糖尿病、心肺功能不全或合并其他感染性疾病者病死率可高达 40％～50％。目前认为免疫病理损伤是 SARS 冠状病毒致病的主要机理。

机体感染 SARS 冠状病毒后，可产生特异性抗体，IgM 和 IgG 抗体在感染后 10～15 d 出现。实验证明 IgG 可能是保护性抗体，可以中和体外分离到的病毒颗粒。

对 SARS 的预防应采取以严格管理传染源、切断传播途径和提高机体免疫力为主的综合措施。对 SARS 患者和疑似病例要及时进行严格的隔离和治疗。流行期间应尽量避免大型集会，公共场所保持空气流通。治疗主要采用支持疗法。

2.2.3 微生物检验

（1）标本采集 将常规方法采集的鼻咽拭子或洗液、漱口液、粪便等标本放入病毒保存液或运输液内，2～8 ℃保存，长期保存需置于－70 ℃冰箱。急性期血清标本尽可能在发病初期采集，一般发病后一周以内，恢复期血清标本在发病后 3～4 周采集。

（2）鉴定 ①逆转录-聚合酶链反应（RT-PCR）：可特异地检测 SARS 病毒的 RNA 片段，可检测到发热开始后 10 d 内的 SARS 病毒。不过，现有的 RT-PCR 方法所扩增的核酸片断不一定为所有 SARS 病毒所共有，因此，结果为阴性时不能完全排除患者体内有 SARS 病毒存在。②病毒培养：利用 Vero 细胞来培养 SARS 患者血液、粪便和呼吸道分泌物标本中的病毒。该方法是唯一能证明活病毒存在的方法，但病毒培养的条件非常苛刻。③免疫学检测患者血清中的 IgM 和 IgG 抗体。④电镜技术：该法可以直接观察到 SARS 病毒。⑤病毒全基因组芯片检测：SARS 病毒全基因组芯片覆盖了 SARS 病毒的全部基因组序列，可以灵敏全面地检测 SARS 病毒，同时获得更多的病毒相关信息。但该方法需要芯片扫描仪，检测时间也较长（约 9 h）。

2.3 其他呼吸道病毒

2.3.1 麻疹病毒

（1）生物学特性 麻疹病毒呈球形，直径 120～250 nm。核心为完整的不分节段的单股 RNA，不易发生基因重组和变异，故麻疹病毒的免疫原性较稳定，只有一个血清型。衣壳呈螺旋对称型，有包膜，包膜上有放射状排列的刺突，由血凝素和融合因子构成。细胞培养时，因融合因子的作用，常使细胞融合成多核巨细胞，核内及胞质中可出现嗜酸性包涵体。麻疹病毒对理化因素的抵抗力较弱，加热 56 ℃ 30 min 和一般消毒剂均可将病毒破坏，对紫外线以及脂溶剂均敏感。

（2）临床意义 患者是唯一的传染源，主要通过飞沫传播，也可通过鼻腔分泌物污染的玩具、日常用具等进行传播。麻疹病毒的传染性极强，接触病毒后 90％以上会发病。潜伏期至出疹期均有传染性，尤以出疹前 2～3 d 传染性最强。潜伏期为 1～2 周，病毒先在呼吸道上皮细胞内增殖，然后进入血液，形成第一次病毒血症，并随血流侵入全身淋巴组织和单核吞噬细胞系统，在其细胞内增殖后再次入血形成第二次病毒血症。临床表现主要有发热、咳嗽、流涕、眼结膜充血，发病 2 d 后口颊黏膜出现灰白色外绕红晕的黏膜斑（Koplik），对临床早期诊断有一定意义。以后患者皮肤相继出现红色斑丘疹。麻疹一般可自愈。由于麻疹感染过程中使机体免疫力进一步降低，年老体弱者常并发细菌感染，引起支气管炎、中耳炎、肺炎等，严重者可导致死亡。极个别患者，在儿童期患麻疹痊愈后 2～17 年后，可出现慢性进行性中枢神经系统疾患，称亚急性硬化性全脑炎（subacute sclerosing panencephalitis，SSPE），患者大脑功能发生渐进性衰退，表现为反应迟钝、神经精神异常、运动障碍，最后导致昏迷死亡。

麻疹病后可获牢固免疫力，极少发生再感染。

（3）微生物学检验

1）标本采集：取发病早期的鼻咽拭子、鼻咽洗液、痰、血和尿等，以及双份血清。

2）鉴定：①电镜观察包涵体；②病毒分离培养：经处理的标本接种原代人胚肾细胞或 Vero、HeLa 等细胞分离麻疹病毒；③抗原检测：用直接或间接免疫荧光法、ELISA 法；④核酸检测：采用核酸杂交或 RT-PCR 法；⑤抗体检测：取双份血清用 ELISA 法、NT 法或 CF 法等检测，血清抗体效价若有 4 倍增高可确诊。

2.3.2　腮腺炎病毒

腮腺炎病毒是流行性腮腺炎的病原体。腮腺炎在世界各国均有流行，主要侵犯儿童。

（1）生物学特性　病毒呈球形，核心为单股 RNA，衣壳呈螺旋对称，有包膜，包膜上含有 HA-NA 刺突和融合因子刺突。该病毒只有一个血清型，对紫外线及脂溶剂均敏感，56 ℃ 30 min 可灭活病毒。

（2）临床意义　人是腮腺炎病毒的唯一宿主。病毒通过飞沫或唾液污染食具或玩具等进行传播。潜伏期一般 2～3 周，病毒首先侵入呼吸道上皮细胞和面部淋巴结内增殖，随后发生病毒血症，然后经血液侵入腮腺及其他器官如胰腺、睾丸、卵巢等，引起相应症状。其主要表现为无力、食欲减退、一侧或双侧腮腺肿大，伴有疼痛、发热。若无合并感染大多可自愈，病程一般为 1～2 周。青春期感染者，男性易并发睾丸炎，女性易并发卵巢炎。也可引起无菌性脑膜炎及获得性耳聋等。腮腺炎是导致男性不育症和儿童期获得性耳聋的最常见原因。腮腺炎病后一般可获得终身免疫。

（3）微生物学检验

1）标本：采集发病早期的唾液、脑脊液、双份血液。

2）鉴定：①病毒分离培养：用原代恒河猴细胞或人胚肾细胞分离培养；②抗原检测：用免疫荧光法检测发病早期患者的唾液、脑脊液和尿液中抗原成分，可作早期诊断；③核酸检测：用 RT-PCR 法检测病毒 RNA；④抗体检测：采用 ELISA 法、血凝抑制试验检测双份血清中 IgM、IgG 抗体，IgG 抗体在 4 倍或 4 倍以上升高有诊断价值。

2.3.3　其他病毒

其他呼吸道病毒及其主要特性见表 9-3。

表 9-3　其他呼吸道病毒及其主要特性

病毒名称	大小/nm	形态与结构	所致疾病
风疹病毒	50～70	球形、单正链 RNA、核衣壳 20 面体对称、有包膜	风疹，先天性风疹综合征（胎儿畸形、流产、死胎、智力低下等）
腺病毒	70～90	球形、双链 DNA、核衣壳 20 面体对称、无包膜	咽炎、扁桃体炎、肺炎、流行性眼结膜炎、急性出血性膀胱炎、胃肠炎等
副流感病毒	150～300	球形、单负链 RNA、核衣壳螺旋对称、有包膜	小儿气管炎、支气管炎、肺炎、普通感冒等

病毒名称	大小/nm	形态与结构	所致疾病
呼吸道合胞病毒	100～350	球形、单负链 RNA、核衣壳螺旋对称、有包膜	婴幼儿喘息性支气管炎、肺炎、成人普通感冒等
鼻病毒	28～30	球形、单正链 RNA、核衣壳 20 面体对称、无包膜	婴幼儿支气管炎、支气管肺炎、成人普通感冒等

任务 3 肝炎病毒

肝炎病毒（hepatitis virus）是一大类能引起病毒性肝炎的病原体，目前公认的人类肝炎病毒主要有 5 种，甲型肝炎病毒（hepatitis A virus，HAV）、乙型肝炎病毒（HBV）、丙型肝炎病毒（HCV）、丁型肝炎病毒（HDV）和戊型肝炎病毒（HEV）5 种类型。近年来还发现一些可能与人类肝炎相关的病毒，如庚型肝炎病毒（HGV）和 TT 型肝炎病毒（TTV）等。此外，还有一些病毒如巨细胞病毒、EB 病毒、黄热病病毒、单纯疱疹病毒、风疹病毒等也可引起肝炎，但肝炎只是其全身器官损害中的肝脏表现，而非以肝脏为主的特异性的损害，故不列入肝炎病毒范畴。

3.1 甲型肝炎病毒

甲型肝炎病毒（HAV）是甲型肝炎的病原体，1973 年 Feinstone 采用免疫电镜技术在肝炎急性期患者粪便中发现该病毒。HAV 属小 RNA 病毒科，曾被命名为肠道病毒 72 型，1979 年成功地利用细胞培养分离出该病毒，从而使大量生产 HAV 成为可能，也为防治 HAV 感染奠定了基础。

3.1.1 生物学特性

（1）形态与结构 甲型肝炎病毒形态、大小与肠道病毒相似，直径约为 27 nm，呈球形，二十面体立体对称，无包膜。比肠道病毒更耐热，60 ℃ 1 h 不被灭活，对乙醚、酸处理（pH 3）均有抵抗力。

（2）基因组特征 HAV 的基因组为线性单正链 RNA，长约 7 500 个核苷酸，由 5′末端非编码区、编码区和 3′末端非编码区组成。HAV 仅有一个开放读码框架（ORF），编码一约含 2 200 个氨基酸的 HAV 前体蛋白，分成 P1、P2 及 P3 三个区。病毒衣壳蛋白位于 P1 区，转录及基因调控蛋白位于 P2 区，病毒蛋白酶和 RNA 聚合酶位于 P3 区。经病毒蛋白酶裂解后，P1 区形成 VP1、VP2、VP3 及 VP4 多肽，组成衣壳蛋白包围并保护核酸。病毒的衣壳蛋白具抗原性，可诱生中和抗体。HAV 至少存在 7 个基因型。

（3）培养特性 HAV 的易感动物有黑猩猩、狨猴、猕猴，我国猕猴属中的红面猴也对 HAV 易感。经口或静脉注射可使上述动物发生肝炎。在潜伏期和急性期的早期，HAV 可随粪便排出，恢复期血清中能检出 HAV 的相应抗体。动物模型主要用于研究发病、免疫机制及对减毒活疫苗的毒力和免疫效果考核。HAV 可在包括原代狨猴肝细胞、传代恒河猴胚肾细胞、非洲绿猴胚肾细胞、人胚肺二倍体细胞及肝癌细胞株等多种细胞中增殖。在培养细胞中，病毒增殖非常缓慢，自细胞释放亦十分缓慢，不引起细胞裂解。因此，自标本中分离 HAV 常需数周甚至数月，并很难获得大量病毒。应用免疫荧光染色法，可检出细胞培养中的 HAV；亦可将培养细胞裂解后，用放射免疫法检测 HAV。经反复传代及选择，目前已有个别毒株能在 3～5 d 内即可较大量地增殖，其基因组与野生型毒株基因组间有 40 余处的核苷酸变异，但变异的毒株仍不能裂解细胞。

3.1.2 临床意义

HAV 的传染源多为患者和亚临床感染者，主要通过粪-口途径传播。HAV 随患者粪便排出体外，通过污染水源、食物、海产品（毛蚶等）、食具等传播而造成散发性流行或大流行。由于 HAV 比肠道病毒更耐热、耐氯化物的消毒作用，故可在污染的废水、海水及食品中存活数月或更久。1988 年上海曾发生因生食 HAV 污染的毛蚶而暴发甲型肝炎流行，患者多达 30 余万，危害十分严重。甲型肝炎的潜伏期为 15～50 d，病毒常在患者转氨酶升高前 5～6 d 就存在于患者的血液和粪便中。发病后 2 周开始，随着肠道中抗-HAV IgA 及血清中抗-HAV IgM/IgG 的产生，粪便中不再排出病毒。HAV 感染为急性感染，未发现持续感染的病例。

HAV 经口侵入人体，在口咽部或唾液腺中增殖，然后在肠黏膜与局部淋巴结中大量增殖，并侵入血流形成病毒血症，最终侵犯靶器官肝脏。由于病毒在细胞培养中增殖缓慢并不直接造成明显的细胞损害，故其致病机制除病毒的直接作用外，机体的免疫应答在引起肝组织损害中起一定作用。甲型肝炎的显性感染或隐性感染中，机体都可产生抗-HAV 的 IgM 和 IgG 抗体。前者在急性期和恢复早期出现；后者在恢复后期出现，并可维持多年，对病毒的再感染有免疫力。甲型肝炎的预后较好（图 9-7）。

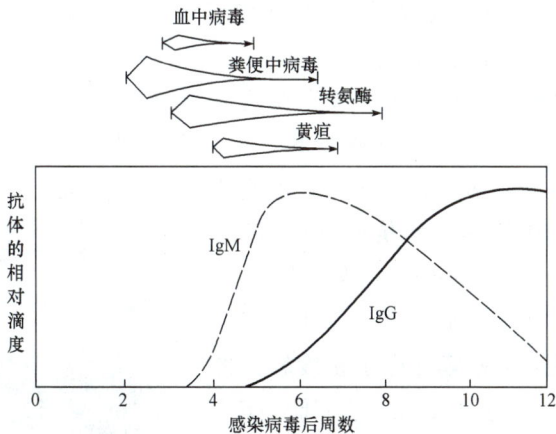

图 9-7 甲型肝炎的临床表现与血清学反应

HAV 主要通过粪便污染饮食和水源经口传播。加强卫生宣教工作和饮食业卫生管理，管好粪便，保护水源，是预防甲肝的主要环节。患者排泄物、食具、物品和床单衣物等，要认真消毒处理。丙种球蛋白注射对甲肝有被动免疫预防作用。在潜伏期，肌肉注射丙种球蛋白（0.02～0.12 mL/kg 体重），能预防或减轻临床症状。

3.1.3 微生物检验

甲型肝炎患者一般不进行病原学分离检查，微生物检查以测定病毒抗原或抗体为主。感染早期可检测患者血清中抗-HAV IgM（RIA 或 ELISA 法），它出现早，消失快，是 HAV 新近感染的重要指标。对了解既往感染史或进行流行病学调查、检测群体中抗－HAV 阳性率，分析人群的免疫力，则需检测抗-HAV IgG。对于接种甲肝疫苗者，在注射前后及随访过程中需检测中和型抗-HAV。测定方法是用一株可在猴胚肾细胞引起病变的 HAV（HM175/18f）中进行接种，用抗体抑制病变的出现来测定中和抗体效价。也可检测 HAV 抗原，或用核酸杂交法、PCR 法检测 HAV RNA，但不常用。

3.2 乙型肝炎病毒

乙型肝炎病毒（hepatitis B virus，HBV）是乙型肝炎的病原体。1963 年 Blumberg 在研究人类血清蛋白的多态性时，发现澳大利亚土著人血清中有一种异常抗原与肝炎相关（hepatitis associated antigen，HAA），该抗原即为乙型肝炎病毒表面抗原（HBsAg）。乙型肝炎病毒为嗜肝 DNA 病毒科（Hepadnaviridae）成员，以血源性传播为主，引起急性肝炎、慢性肝炎，并与肝硬化及肝癌相关。HBV 呈全球性流行，据世界卫生组织报道，全球约 20 亿人曾感染过 HBV，其中 3.5 亿人为慢性感染者，我国属高流行区，一般人群 HBsAg 阳性率为 9.09%。

3.2.1 生物学特性

（1）形态与结构　在 HBV 感染者的血清中电镜观察发现有 3 种形态的病毒相关颗粒，即大球形颗粒、小球形颗粒和管形颗粒。

1）大球形颗粒：Dane（1970 年）首先在乙肝感染的血清中发现该颗粒，故又称为 Dane 颗粒，是有感染性的 HBV 完整颗粒，呈球形，直径为 42 nm，具有双层衣壳（图 9-8）。其外衣壳相当于一般病毒的包膜，由脂质双层与蛋白质组成，HBV 的表面抗原（HBsAg）及少量的中蛋白（Pre S2＋HBsAg）和大蛋白（Pre S1＋Pre S2＋HBsAg）镶嵌于此脂质双层中。用去垢剂去除病毒的外衣壳，可暴露一电子密度较大的核心结构，其表面为病毒的内衣壳，是 HBV 核心抗原（HBcAg）。用酶降解 HBcAg 可暴露出具有不同抗原性的 HBeAg，可溶性的 HBeAg 可于血清中检测到。内部核心为病毒的 DNA 和 DNA 聚合酶。

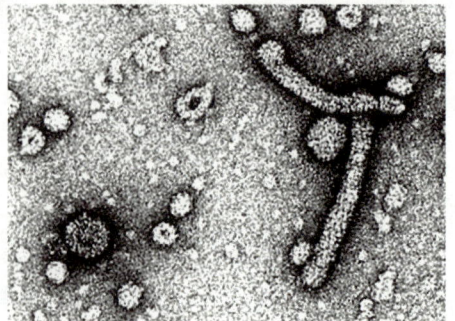

图 9-8　乙型肝炎病毒

2）小球形颗粒：直径为 22 nm，成分为 HBsAg，含很少中蛋白（Pre S2＋HBsAg）。这种不含病毒核酸 DNA 及 DNA 聚合酶的小球形颗粒大量存在于血流中，是由 HBV 感染肝细胞时产生的过剩的病毒衣壳装配而成的。

3）管形颗粒：成分与小球形颗粒相同，长 100～500 nm，直径 22 nm，亦存在于血流中。这种颗粒是由小球形颗粒"串联而成"，内无核酸。

（2）基因组特征　HBV 基因组较小，仅含约 3 200 个核苷酸。HBV DNA 的结构特殊，为双链环状 DNA，但其中有一段仅为单链。单链区（裂隙区）的长短在各病毒体可不等，约为全基因长度的一半。病毒 DNA 的长链为负链，较短的一链为正链，两链 DNA 的 5′末端有长达 250～300 个互补的碱基，通过碱基配对（正链恰好与负链的核苷酸序列互补）构成环状 DNA 结构。正、负链的黏性末端两侧分别有 11 个核苷酸组成的重复序列（direct repeat，DR），称为 DR1 和 DR2，是病毒 DNA 成环复制的关键序列。HBV 基因组含有 4 个开放读码框架（ORF）分别称为 S、C、P 和 X，由负链 DNA 编码。S 基因有 3 个翻译起始位点（ATG），可产生 3 种不同大小分子量的 HBV 的表面蛋白。大多数的情况下，蛋白翻译从第 3 个起始子开始，形成分子量最小的主蛋白即所谓的表面抗原（HBsAg）；一部分蛋白的翻译从第 2 个起始子开始形成中蛋白（Pre S2＋HBsAg）；在病毒复制活跃时，从第一个起始子开始的翻译被激活，产生出大蛋白（Pre S1＋Pre S2＋HBsAg），该蛋白主要存在于 Dane 颗粒中。C 基因与 S 基因相似，有 2 个翻译起始位点。从第 2 个起始子开始翻译的蛋白为核心蛋白即 HBcAg；从第 1 个起始子开始翻译的蛋白包含核心蛋白序列和 N 端的 Pre C 序列，该蛋白经蛋白酶切割形成 HBeAg。P 基因最大，编码 DNA 聚合酶。X 基因编码的蛋白称为 HBxAg，可反式激活细胞内的某些癌基因及病毒基因，与肝癌的发生与发展有关。

（3）病毒的复制

1）HBV 吸附并进入肝细胞后，脱去衣壳，病毒的 DNA 进入肝细胞核内。

2）在 DNA 聚合酶的催化下，以负链 DNA 为模板，延长修补正链 DNA 裂隙区，使形成完整的环状双链 DNA。

3）以双链 DNA 作为模板转录病毒的全部基因包括 3.5 kb mRNA（称其为前基因组）和 2.1 kb mRNA，2.4 kb mRNA。

4）前基因组 3.5kb mRNA 既可翻译病毒内衣壳蛋白形成新的 HBcAg，又作为 HBV DNA 复制的模板，在逆转录酶作用下，产生子代负股 DNA。前基因组可被 RNA 酶降解而消失。2.1 kb mRNA 转译为 HBsAg，故在部分 HBV 感染者中，虽无病毒复制，但却长期产生 HBsAg。

5）以新合成的负链 DNA 为模板，开始复制正链 DNA，但此过程不完全，正链 DNA（长短不等）与完整的负链 DNA 包装于衣壳中形成核衣壳，再包上外衣壳成为完整的病毒体从细胞浆中释放出来又感染其他细胞。

（4）抗原组成

1）表面抗原（HBsAg）：由 S 基因编码产生的蛋白，通常存在的形式是由糖基化的 gp27 和非糖基化的 gp24 亚单位，通过二硫键连接形成的二聚体蛋白。HBsAg 大量存在于感染者血中，是 HBV 感染的主要标志。HBsAg 具有抗原性，可引起机体产生特异保护性的抗-HBs，也是制备疫苗的最主要成分。HBsAg 存在不同的血清亚型，各亚型均含有一共同抗原表位（称为 a 抗原）。此外，还有二组互相排斥的亚型抗原表位（d/y 和 w/r）。按不同的组合形式，构成 HBsAg 4 个基本亚型，即 adr、adw、ayr、ayw。HBsAg 血清型分布有明显的地区差异，并与种族有关。我国汉族以 adr 和 adw 多见，少数民族多为 ayw。因有共同的 a 抗原，故制备疫苗时各亚型间有交叉保护作用。中蛋白和大蛋白中的 Pre S2 及 Pre S1 序列也具有抗原性，抗-Pre S2 及 Pre S1 具有抗病毒作用。

2）核心抗原（HBcAg）：是从 C 基因的第 2 个起始子开始翻译产生的核心蛋白，是 Dane 颗粒中核心结构的组成成分，其外被 HBsAg 所覆盖，故不易在血液循环中检出。HBcAg 的抗原性强，能刺激机体产生强而持久的抗-HBc。抗-HBc IgG 在血液中持续时间较长，为非保护性抗体；抗-HBc IgM 的存在提示近期发生过 HBV 的活跃复制。HBcAg 可在感染的肝细胞表面存在，能被杀伤性 T 细胞识别，在清除 HBV 感染细胞中有重要作用。

3）e 抗原（HBeAg）：是从 C 基因的第 1 个起始子开始翻译产生包含 Pre C 及 C 序列的蛋白，该蛋白经细胞内蛋白酶切除其 N 端 19 个氨基酸及 C 端 34 个氨基酸后成为可分泌的 e 抗原。HBeAg 为可溶性蛋白质，产生后分泌入血，通常在病毒大量复制时产生，故为 HBV 复制及具有强感染性的一个指标。HBeAg 可刺激机体产生抗-HBe，抗-HBe 能与受染肝细胞表面的 HBeAg 结合，通过补体介导破坏受染的肝细胞，对清除 HBV 感染有一定的作用。抗-HBe 的出现有利于机体对病毒活跃复制的抑制。近年发现在一部分感染者中，HBV 发生在 Pre C 区出现终止密码子的突变，而不能合成 HBeAg，从而有利于病毒逃避被抗-HBe 及相应的细胞免疫所识别而清除，出现抗-HBe 阳性而病毒大量增殖的情况。因此，对抗-HBe 阳性的患者也应注意检测其血中的病毒 DNA，以全面了解病情判断预后。

（5）培养特性　黑猩猩是对 HBV 最敏感的动物，故常用来进行 HBV 的致病机制研究和疫苗效价及安全性评价。1980 年以来，在鸭、土拨鼠及地松鼠中分别发现了与 HBV 基因结构相似的鸭乙型肝炎病毒、土拨鼠肝炎病毒等，已被共同列入嗜肝 DNA 病毒科。鸭乙肝病毒感染的动物模型，在我国已被用于过筛抗病毒药物及研究消除免疫耐受机制。HBV 尚不能在细胞培养中分离及培养。目前采用的细胞培养系统是病毒 DNA 转染系统。

（6）抵抗力　HBV 对外界环境的抵抗力较强，对低温、干燥、紫外线均有耐受性。不被 70% 乙醇灭活，因此这一常用的消毒方法并不能用于 HBV 的消毒。高压蒸汽灭菌法、100 ℃加热 10 min 和环氧乙烷等均可灭活 HBV，0.5% 过氧乙酸、5% 次氯酸钠亦可用于消毒。但应指出，在对外界抵抗力方面，HBV 的传染性和 HBsAg 的抗原性并不一致，上述消毒手段仅能使 HBV 失去传染性，但仍可保留 HBsAg 的抗原性。

3.2.2　临床意义

HBV 的主要传染源是患者或无症状 HBsAg 携带者。乙型肝炎的潜伏期较长（30～160 d），不论在潜伏期、急性期或慢性活动初期，患者血清都有传染性。HBsAg 携带者因无症状，不易被察觉，其作为传染源的危害性比患者更甚。

HBV 的传播途径主要有：①血液、血制品等传播：人对 HBV 非常易感，故只需极少量污染血进入人体即可导致感染。输血、注射、外科或牙科手术、针刺、共用剃刀或牙刷、皮肤黏膜的微小损伤均可传播。唾液中曾被检出过 HBV DNA，据认为来自血液，通过牙龈浆液而进入口腔，其含量仅为血清的百分之一至万分之一。医院内污染的器械（如牙科、妇产科器械）亦可致医院内传播。②母-婴传播：主要是围产期感染，即分娩经产道时，通过婴儿的微小伤口受母体的病毒感染或通过哺乳传播，该类型的传播在我国发生率较高。极少数的婴儿在母体子宫内已被感染，表现为出生时已呈 HBsAg 阳性。婴儿出生时立即注射疫苗能很好地阻断大部分的母婴传播。③性传播：在精液和阴道分泌物中也可存在 HBV，性接触也可导致 HBV 的传播。

乙型肝炎的临床表现呈多样性，可由无症状携带至急性肝炎、慢性肝炎、重症肝炎等。病毒不仅存在于肝内，也存在于脾脏和血细胞等。一般认为，病毒在细胞内增殖对肝细胞的直接破坏作用不大，不是引起肝脏器官组织损害和功能异常的主要原因，机体对肝脏的免疫病理损害才是引起肝炎发生的主要原因。HBV 在肝细胞内增殖可使细胞膜表面存在 HBsAg、HBeAg 或 HBcAg，病毒抗原致敏的 T 细胞对带有病毒抗原的靶细胞可起杀伤效应以清除病毒。这种由 CTL 介导的效应有双重性：既清除病毒，也造成肝细胞的损伤。细胞免疫应答的强弱与临床过程的轻重及转归有密切关系：当病毒感染的肝细胞数量不多、免疫应答处于正常范围时，特异的 CTL 可摧毁病毒感染的细胞，释放至细胞外的 HBV 则可被抗体中和而清除，临床表现为急性肝炎，并可较快恢复痊愈。相反，若受染的肝细胞为数众多，机体的细胞免疫应答超过正常范围，引起大量细胞迅速坏死、肝功能衰竭时，可表现为重症肝炎。当机体免疫功能低下，病毒在感染细胞内复制，受到 CTL 的部分杀伤作用，病毒仍可不断释放，又无有效的抗体中和病毒时，病毒则持续存在并再感染其他肝细胞，造成慢性肝炎。慢性肝炎造成的肝病变又可促进成纤维细胞增生，引起肝硬化。

在部分乙型肝炎患者血循环中，常可检出 HBsAg 及抗-HBs 的免疫复合物，该免疫复合物在重症爆发性肝炎患者中较多地被发现。免疫复合物大量沉积于肝内，可使肝毛细管栓塞，并可诱导产生肿瘤坏死因子导致急性肝坏死，临床表现为重症肝炎。此外，免疫复合物可沉积于肾小球基底膜、关节滑液囊等，激活补体，导致Ⅲ型超敏反应，故患者可伴有肾小球肾炎、关节炎等肝外损害。

HBV 感染肝细胞后，细胞膜上除有病毒特异性抗原外，还会引起肝细胞表面自身抗原发生改变，暴露出肝特异性脂蛋白抗原（liver specific protein，LSP）。LSP 可作为自身抗原诱导机体产生针对肝细胞组分的自身免疫反应，通过 CTL 的杀伤作用或释放淋巴因子的直接或间接作用，损害肝细胞。自身免疫反应引起的慢性肝炎患者的血清中，常可检测到 LSP 抗体或抗核抗体、抗平滑肌抗体等自身抗体。

人群流行病学研究显示，HBsAg 携带者较无 HBV 感染者，发生肝癌的危险性高 217 倍。肝癌组织检测发现有 HBV DNA 的整合，整合的 HBV 基因片段有 50% 左右为负链 DNA 5′ 末端片段，即 X 基因片段。因 X 蛋白（HBxAg）可反式激活细胞内癌基因，故 HBV 可能是致癌的启动因子，经一系列过程后导致肝癌的发生。

3.2.3 微生物检验

(1) 标本采集 依据 SOP 进行血清采集、运送和储存。免疫学检测标本可用血清或血浆，检测标本应于 24 h 内分离血清或血浆，5 d 内检测者可存于 2～8 ℃，5 d 天后检测者应存于 -20 ℃或 -70 ℃。HBV 核酸检测多用血清，如采用血浆，其抗凝剂应选用枸橼酸盐或 EDTA，因肝素可与 DNA 结合，从而干扰 TaqDNA 聚合酶作用，导致 PCR 假阴性。标本应在采集后 6 h 内处理，24 h 内检测，否则存放于 -70 ℃。

经过处理的标本或者未分离的血液标本，如果能在 24 h 内送达，则可在室温下运送。HBV 具有高度感染性，在标本的采集和运送时务必加以充分防护。

(2) 鉴定 目前主要用血清学方法检测 HBsAg、抗-HBs、HBeAg、抗-HBe 及抗-HBc（俗称"两对半"），抗-Pre S1 或抗-Pre S2 的检测不常用。HBcAg 仅存在于肝细胞内，也不用于常规检查。HBsAg 的检测最为重要，可发现无症状携带者，是献血员筛选的必检指标。近年来，PCR 已用于乙肝血清 HBV DNA 检测。血清学方法以 RIA 和 ELISA 最为敏感，而 PCR 中以 PCR-ELISA 和 PCR 荧光法最常用。

(3) 乙型肝炎抗原、抗体检测结果的分析 HBV 抗原、抗体的血清学标志与临床关系较为复杂，必须对几项指标同时分析，方能有助于临床判断（表 9-4）。

表 9-4 HBV 抗原、抗体检测结果的临床分析

HBsAg	HBeAg	抗-HBs	抗-HBe	抗-HBc	结果分析
+	-	-	-	-	无症状携带者
+	+	-	-	-	急性乙型肝炎，或无症状携带者
+	+	-	-	+	急性或慢性乙型肝炎（传染性强，"大三阳"）
+	-	-	+	+	急性感染趋向恢复或慢性肝炎缓解中（"小三阳"）
-	-	+	+	+	既往感染恢复期
-	-	+	+	-	既往感染恢复期
-	-	-	-	+	既往感染或"窗口期"
-	-	+	-	-	既往感染或接种过疫苗

1) HBsAg：是最早出现的血清学指标，阳性见于急性肝炎、慢性肝炎或无症状携带者。急性肝炎恢复后，一般在 1～4 个月内 HBsAg 消失，若持续 6 个月以上则认为已向慢性肝炎转化。无症状 HBsAg 携带者是指肝功能正常者，携带者的肝穿刺病理组织切片常可发现已有病变，但无临床症状。携带者可长期为 HBsAg 阳性，也可伴有 HBeAg 阳性及病毒血症，具有很强的传染性，少部分可发展为肝硬化或肝癌。HBsAg 是病毒感染后产生最多的病毒抗原，对其检测能很敏感地发现病毒的感染，该指标是献血筛查必检指标，对其检测能很有效地阻断 HBV 的输血性传播。由于目前的一些检测试剂会对 S 基因变异株产生的 HBsAg 漏检，因此，对高度疑似的该类患者应进行 HBV DNA 的检测。Pre S1 和 Pre S2 抗原也可用免疫学方法检测，其阳性表明 HBV 的活跃复制，与 HBV DNA 的阳性有很好的相关性。

2）抗-HBs（HBsAb）：检测阳性显示患者已恢复或痊愈或者是疫苗接种成功者，抗-HBs 效价高者预后更好。在 S 基因变异株感染的病例中，可出现 HBsAg 和抗-HBs 同时阳性的情况。抗-Pre S1 和抗-Pre S2 也可检测，其意义与抗-HBs 相同。

3）HBeAg：阳性表示 HBV 在体内活跃复制，提示病情严重及传染性强。如转为阴性，表示病毒复制受到抑制。该指标与 HBV DNA 的阳性有很好的相关性。在 C 基因中 Pre C 变异的病例中，HBeAg 的检测为阴性，HBV DNA 的定量检测对病情的判断有很大的帮助。

4）抗-HBe（HBeAb）：阳性表示机体已获得一定的免疫力，病毒的活跃复制受到抑制，但并不表示病毒一定被清除。在部分慢性感染者中，该指标会与 HBeAg 交替出现阳性。

5）HBcAg：该抗原被包裹在 HBsAg 内部，故不能直接被检测。作特殊处理将 HBsAg 去除后可被检测。目前该指标不作常规检测。

6）抗-HBc（HBcAb）：HBV 感染，机体会产生强而持久的抗-HBc IgG，因此，该指标阳性表示被 HBV 感染过。抗-HBc IgM 则提示近期病毒有活跃复制。

3.3 丙型肝炎病毒

丙型肝炎病毒（HCV）于 1989 年正式命名，过去称为肠道外传播的非甲非乙型肝炎病毒。1991 年被归为黄病毒科（Flaviviridae）。虽然丙型肝炎作为疾病早被发现，但因该病毒不能在体外培养且血中的含量很低，故对 HCV 的认识主要来自黑猩猩实验及分子生物学研究的结果。

3.3.1 生物学特性

（1）形态与结构　HCV 是一类具有包膜的单正链 RNA 病毒。病毒体呈球形，直径为 30～60 nm。对氯仿、甲醛、乙醚等有机溶剂敏感。感染黑猩猩并可在其体内连续传代，引起慢性肝炎。

（2）基因组特征　HCV 基因组长约 9.5 kb，由 9 个基因区组成，自 5′端开始依次为 5′端非编码区、核心蛋白区（core，C 区）、包膜蛋白-1 区（E1 区）、包膜蛋白-2/非结构蛋白-1 区（E2/NS1 区）、非结构蛋白-2 区（NS2 区）、非结构蛋白-3 区（NS3 区）、非结构蛋白-4 区（NS4 区）、非结构蛋白-5 区（NS5 区）和 3′端非编码区。3′端非编码区含终止密码子及多聚尿嘧啶核苷（poly U）序列，与 HCV 负链 RNA 的复制有关。依据基因序列的差异，可将 HCV 毒株分为 6 个基因型，其中欧洲、美洲和亚洲流行株多为 HCV1 和 HCV2；HCV4 主要流行于中东地区；南非和我国香港地区以 HCV5 和 HCV6 为主，我国其他地区以 HCV2 和 HCV1 分离株多见。

3.3.2 临床意义

HCV 主要经输血或血制品传播，性接触传播和母婴传播也是重要的传播途径。传染源为患者及亚临床感染者。同性恋者、静脉药瘾者及接受血液透析的患者为高危人群。约90％的 HCV 感染会形成持续感染。病毒感染引起急性或慢性丙型肝炎，表现为黄疸、血清谷丙转氨酶（ALT）升高等。有些患者可不出现症状，发病时已成慢性过程。慢性丙型肝炎的表现亦轻重不等，约 20％可逐渐发展至肝硬化或肝癌。一般认为 2 型 HCV 的致病性较强，复制快，血流中病毒量多，故症状较重。免疫组化染色证实病毒除位于肝细胞浆中，亦存在肝外（如淋巴细胞）。肝穿刺病理学检查发现肝内淋巴细胞浸润及肝细胞坏死。部分丙型肝炎患者出现肾小球肾炎，提示 HCV 抗原可形成免疫复合物沉积于肾小球基底膜。现认为 HCV 的受体可能是人细胞膜上的 CD81 分子，包膜蛋白 E2 与 CD81 分子结合为 HCV 感染的前提。HCV 感染患者体内先后出现 IgM 和 IgG 型抗体，产生低度免疫力，对同一毒株攻击有一定的免疫力，但由于 HCV 基因组易变异而导致抗原性改变，故此保护作用不强。特异性淋巴细胞增殖实验显示，部分恢复期 HCV 感染者呈阳性反应。在免疫力低下人群中，可能同时感染 HBV 及 HCV，此双重感染常导致疾病的加重。

目前无有效的疫苗，切断传播途径尤其是控制输血传播仍是目前最主要的预防措施。我国已规定，抗-HCV 检测是过筛献血员的必需步骤，对血制品亦需进行检测以防污染。丙型肝炎应用干扰素治疗取得了很好的效果，IFN 治疗的目的是尽早从血液和肝脏中清除丙型肝炎病毒，并使患者的血液生化指标及组织学改变恢复正常。丙型肝炎病毒可能引起自身免疫性疾病如自身免疫性肝炎，故患者血清中存在抗肝肾微粒体-1（LKM-1）或抗核抗体伴抗平滑肌抗体时，慎用或不用 IFN 治疗。

3.3.3 微生物检验

（1）标本采集　采用血清或血浆，标本采集后应尽快分离血清或血浆，并于 4～6 h 内冷藏或冻存，最好在－70 ℃及以下，因为在－20 ℃时 HCV RNA 易发生明显降解。解冻后的标本应持续保持在低温状态，避免反复冻融。

（2）鉴定　①检测病毒抗体：用 ELISA 法检测抗-HCV，可过筛献血员、诊断或鉴别诊断丙型肝炎及评价疗效。目前已有第三代 HCV 抗体检测试剂盒，检出率可达 99％。抗-HCV IgG 或 IgM 阳性者表示已被 HCV 感染，不可献血。HCV 感染的确诊可用免疫印迹法以 HCV 不同蛋白分别检测相应抗体。②检测病毒 RNA：因 HCV 在血液中含量很少，不宜以核酸（斑点）杂交法检测。临床上常用敏感的 RT-PCR 法。近年建立的支链 DNA（bDNA）法、PCR-ELISA 法和 PCR-荧光法，不但可快速定性，亦可进行定量检测。

3.4 丁型肝炎病毒

1977 年，Rizzetto 用免疫荧光法检测乙型肝炎患者的肝组织切片时，发现肝细胞内除 HBcAg 外，还有一种新抗原，当时称为 δ 抗原或 δ 因子。此后通过黑猩猩等实验证实这是一种不能独立复制的缺陷病毒，必须在 HBV 或其他嗜肝 DNA 病毒辅助下才能复制，现已正式命名为丁型肝炎病毒（HDV）。

3.4.1　生物学特性

HDV 呈球形，直径为 36～43 nm，基因组为一单链环状 RNA，长度仅 1.7 kb，是已知动物病毒中最小的。HDV RNA 编码一种 HDV 抗原（HDAg），编码该抗原的 RNA 链为基因组的互补链，故 HDV 是负链 RNA 病毒。HDAg 可刺激机体产生抗体，在感染者血清中检出 HDV RNA 或抗-HD。应用制备的抗-HD 还可对肝组织切片染色，以检测 HDAg。

HDV 颗粒的包膜由 HBV 包膜（HBsAg）构成，颗粒内含 HDV RNA 及与之结合的 HDAg。HDV 基因组（负链）及与其互补的正链均具有核酶的功能，可以自身切割。HDV 复制依赖于感染细胞内的 RNA 依赖的 RNA 聚合酶Ⅱ。HBsAg 构成的衣壳可防止 HDV RNA 的水解，在 HDV 致病中起重要作用，但它并非为 HDV 的基因产物，而是由同时感染的 HBV 所提供。HDV 传播途径与 HBV 相同，主要经血传播。黑猩猩及土拨鼠可作为 HDV 研究的实验动物模型。

3.4.2　临床意义

流行病学调查表明，HDV 感染呈世界性分布，我国以四川等西南地区较多见。全国各地报道的乙肝患者中，HDV 的感染率为 0%～10%，主要是与乙肝病毒的共同感染和重叠感染。在 HDV 感染早期，HDAg 主要存在于肝细胞核内，随后出现 HDAg 抗原血症。HDAg 刺激机体产生特异性抗-HD，初为 IgM 型抗体，随后是 IgG 型抗体。HDV 感染常可导致乙肝病毒感染者的症状加重与恶化，故在发生重症肝炎时，应注意有无 HBV 伴 HDV 的共同感染。HDV 与 HBV 有相同的传播途径，预防乙肝的措施同样适用于丁肝，如接种 HBV 疫苗也可预防 HDV 感染。由于 HDV 是缺陷病毒，如能抑制乙肝病毒，则 HDV 亦不能复制。

3.4.3　微生物检验

HDV 感染后 2 周产生抗-HD IgM，一个月达到高峰，随之迅速下降。抗-HD IgG 产生较迟，在恢复期出现。丁肝抗体不能清除病毒，如持续高效价，可作为慢性丁肝的指标。一般可用免疫荧光法、RIA 或 ELISA 检测肝组织或血清中的 HDAg，但患者标本应先经去垢剂处理，以除去表面的 HBsAg，暴露出 HDAg。也可用血清斑点杂交法或 PCR 检测 HDV 基因组进行诊断。

3.5　戊型肝炎病毒

戊型肝炎病毒（HEV）曾被称为消化道传播的非甲非乙型肝炎病毒。1955 年，印度暴发流行急性肝炎，当时误认为是甲型肝炎病毒所致。20 世纪 70 年代初建立了 HAV 的检测方法，重新对当时肝炎患者的血清进行检测，结果未发现抗-HAV IgM 或 IgG 效价升高，因此确定该次流行为消化道传播的非甲非乙型肝炎病毒所致。1986 年，我国新疆南部地区发生戊型肝炎流行，约 12 万人发病，700 余人死亡，是迄今世界上最大的一次戊型肝炎流行。1989 年，Reyes 等成功克隆了该病毒基因组 cDNA，并正式命名为戊型肝炎病毒。

3.5.1　生物学特性

HEV 属杯状病毒科成员，病毒体呈球状，无包膜，平均直径为 32～34 nm，表面有锯齿状刻缺和突起，形似杯状。该病毒对高盐、氯化铯、氯仿等敏感；反复冻融易降解，但在液氮中保存稳定。细胞培养尚在研究中。多种灵长类动物（如恒河猴、食蟹猴、非洲绿猴、绢毛猴及黑猩猩等）可感染 HEV。HEV 基因组为单正链 RNA，全长约 7.5 kb，具有 poly A 尾，共有 3 个 ORF，最长的第一个 ORF 约 5 kb，编码病毒复制所需的依赖 RNA 的 RNA 聚合酶等非结构蛋白。第二个 ORF 长约 2 kb，含有编码病毒核衣壳的基因。第三个 ORF 只有 300 多个核苷酸，与第一、二个 ORF 有部分重叠。

3.5.2　临床意义

HEV 主要经粪-口途径传播，潜伏期为 10～60 d，平均为 40 d。经胃肠道进入血液，在肝内复制，经肝细胞释放到血液和胆汁中，然后经粪便排出体外。人感染后可表现为临床型和亚临床型（成人中多见临床型），病毒随粪便排出，污染水源、食物和周围环境而发生传播。1986 年，我国新疆南部戊型肝炎的爆发流行系污染水源传播所致。潜伏期末和急性期初的患者粪便排毒量最大，传染性最强，是本病的主要传染源。HEV 通过对肝细胞的直接损伤和免疫病理作用，引起肝细胞的炎症或坏死。临床上表现为急性戊型肝炎（包括急性黄疸型和无黄疸型）、重症肝炎以及胆汁淤滞性肝炎。多数患者于发病后 6 周即好转并痊愈，不发展为慢性肝炎。孕妇感染 HEV 后病情常较重，尤以怀孕 6～9 个月最为严重，常发生流产或死胎，病死率达 10%～20%。

3.5.3　微生物检验

对 HEV 的感染最好做病原学诊断，否则很难与甲型肝炎相区别。可用电镜或免疫电镜技术检测患者粪便中的 HEV 病毒颗粒，也可用 RT-PCR 法检测粪便或胆汁中的 HEV RNA。目前，临床诊断常用的方法是检查血清中的抗-HEV IgM 或 IgG，如抗-HEV IgM 阳性，则可确诊患者受 HEV 感染；如血清中存在抗-HEV IgG，则不能排除是既往感染；因为抗-HEV IgG 在血中持续存在的时间可达数月至数年。

任务 4　逆转录病毒

逆转录病毒归类于逆转录病毒科，包括一大类含有逆转录酶的 RNA 病毒，分为肿瘤病毒亚科、泡沫病毒亚科和慢病毒亚科，每一亚科又有若干个属。肿瘤病毒亚科大多引起禽类、猫、鼠、猴等动物肿瘤，与人类疾病相关者有人类嗜 T 细胞病毒；泡沫病毒亚科的致病作用尚不清楚；慢病毒亚科中的人类免疫缺陷病毒（human immunodeficiency virus，HIV）则是艾滋病的病原体，正受到人类的广泛关注。

4.1 人类免疫缺陷病毒

4.1.1 生物学特性

（1）形态与结构　成熟的病毒直径 100～120 nm，20 面体对称结构、球形、电镜下可见一致密圆锥状核心，内有病毒 RNA 分子和酶，后者包括逆转录酶、整合酶和蛋白酶。HIV 的最外层为脂蛋白包膜，膜上有表面蛋白（gp120）和镶嵌蛋白（gp41）两种糖蛋白，gp120 为刺突，gp41 为跨膜蛋白。包膜内面为 P17 构成的基质蛋白，其内为衣壳蛋白（P24）包裹的 RNA（图 9-9）。

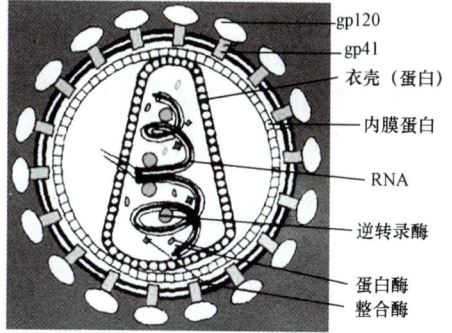

图 9-9　HIV 病毒的模式图

（2）基因结构　HIV 基因组由两个拷贝的正链单股 RNA 组成，在其 5′端可通过氢键结合构成二聚体。HIV 的基因组成较其他逆转录病毒复杂，全长约 9.7 kb，含有 gag、pol、env 3 个结构基因，以及 tat、rev、nef 等调节基因（表 9-5）。在基因组的 5′端和 3′端各含长末端重复序列（long terminal repeat，LTR），HIV 的 LTR 含顺式调控序列，控制着前病毒基因的表达。在 LTR 区有启动子、增强子及负调控区。核酸杂交显示，HIV-1 与 HIV-2 的核苷酸序列仅 40％相同。

表 9-5　HIV 基因及其编码蛋白

基因		编码蛋白	蛋白质的功能
结构基因	gag	P24、P7 和 P17	衣壳蛋白、核衣壳蛋白和内膜蛋白
	pol	反转录酶、RNA 酶 H、蛋白酶、整合酶	有反转录酶活性和 DNA 聚合酶活性；水解 RNA；DNA 中间体中的 RNA 链；切割前体蛋白；使病毒 DNA 与细胞 DNA 整合
	env	gp120	使病毒吸附于细胞表面
		gp41	介导病毒包膜与宿主细胞膜融合
调节基因	tat	Tat	反式激活蛋白，激活 HIV 基因的转录
	rev	Rev	调节 mRNA 的剪接和促进 mRNA 转运至细胞质
	nef	Nef	提高 HIV 的复制能力和感染性

（3）HIV 复制　HIV 首先借助其包膜糖蛋白刺突 gp120，与易感细胞表面的 CD4 结合并进一步介导包膜与宿主细胞膜的融合，核衣壳进入细胞，于胞浆内脱壳释放出 RNA。在病毒逆转录酶、病毒体相关的 DNA 多聚酶的作用下，病毒 RNA 先反转录成 cDNA（负链 DNA），构成 RNA-DNA 中间体。中间体中的 RNA 再经 RNA 酶 H 水解，而以剩下的负链 DNA 拷贝成双股 DNA（前病毒 DNA）。逆转录过程导致线性 DNA 分子进入胞核并在病毒插入酶的催化下插入宿主 DNA，成为细胞染色体的一部分。宿主染色体上的病毒基因，称

作前病毒（provirus），与受染细胞基因组一道复制。

当前病毒活化而自身转录时，LTR 起着启动和增强其转录的作用。在宿主 RNA 聚合酶的作用下，病毒的 DNA 转录为 RNA 并分别经拼接、加帽或加尾形成 HIV 的 mRNA 或子代病毒 RNA。mRNA 在宿主细胞核糖体上翻译蛋白质，经进一步酶解、修饰等形成病毒结构蛋白或调节蛋白；子代 RNA 则与病毒结构蛋白装配成核衣壳，在从宿主细胞释出时获得包膜，成为具有传染性的子代病毒。

HIV 仅感染具有表面分子 CD4 的 T 细胞、巨噬细胞，因此实验室常用新鲜正常人或患者自身 T 细胞培养病毒，H9、CEM 等 T 细胞株也可用于 HIV 的培养。病毒感染细胞后可形成不同程度的细胞病变。

4.1.2　临床意义

HIV 主要通过性接触、输血或血制品的应用以及母-婴垂直传播等途径进行传播。HIV 主要有 HIV-1 和 HIV-2 两型，世界上大部分地区流行的是 HIV-1 型，HIV-2 型只在西非区域性流行。临床上，AIDS 以机会感染、恶性肿瘤和神经系统症状为特点，是一种引起免疫功能低下的致死性传染病。

（1）致病机制　当 HIV 侵入人体后，病毒选择性侵犯 CD4$^+$ 细胞（主要是 Th 细胞），并在其中大量繁殖，引起以 CD4$^+$ 细胞变性、坏死，导致以 CD4$^+$ 细胞缺陷为主的严重免疫缺陷。Th 细胞大量减少，而 CD8$^+$T 细胞（Tc 或 Ts）相对增多，出现 CD4$^+$/CD8$^+$ 倒置。免疫功能尤其是细胞免疫功能受损，抗感染能力明显降低，艾滋病患者常发生机会感染及肿瘤。

（2）HIV 的变异　HIV 具有高度变异性，主要取决于 env、Nef、LTR 及 Pol 等基因。不同毒株间在上述基因的变异率各不相同。HIV 的高度变异性对制备有效的抗感染疫苗和 AIDS 的防治产生较大的影响。

（3）临床特征

1）急性 HIV 单核细胞增多症：HIV 感染的个体可保持无症状，也可发展为类似传染性单核细胞增多症的急性疾病，症状通常发生于感染后 2～6 周内。其主要症状为发热、头痛、咽炎、呼吸困难、淋巴结和肝脾肿大、斑丘疹、黏膜溃疡、腹泻甚至脑炎等症状。在感染的急性期，通常难以检测到 HIV 抗体。尽管患者常呈现严重无力、卧床不起，但仍有一些病例仅表现为中度症状甚至无临床症状。HIV 急性感染也可涉及神经系统症状，如脑炎、脑膜炎、颅神经麻痹、肌病和神经病等。

2）有症状的 HIV 感染：发生 HIV 相关的综合征，被视为进行性免疫功能障碍的证据。其症状可有持续发热、盗汗、失重、不明原因的慢性腹泻、湿疹、银屑病、脂溢性皮炎、皮炎、疱疹-带状疱疹、口腔念珠菌病、黏膜白斑病等。

3）AIDS：AIDS 的诊断标准已由 CDC 确定，包括某些机会感染和肿瘤；HIV 相关性脑病；HIV 诱导的消耗综合征以及其他 AIDS 征象（有 HIV 感染的实验室证据）。国际上在对无临床症状成人或青少年做 HIV 感染的诊断时，取消了血液 CD4$^+$ 淋巴细胞数 $<200/\mu L$ 或 CD4$^+$T 细胞低于 14% 的限制。此外，肺结核、反复发作的细菌性肺炎、浸

润性宫颈癌等，也被列为 AIDS 诊断的辅助指标。

在 HIV 感染过程中，机体可产生高效价的抗-HIV 多种蛋白的抗体，包括抗-gp120 的中和抗体。这些抗体主要在急性期降低血清中的病毒抗原数量，但不能清除细胞内病毒，若抗体为 IgG，则在 NK 等细胞的参与下发生 ADCC 效应。HIV 感染也可引起细胞免疫应答，包括特异性 CTL 和非特异性 NK 细胞的杀伤作用，其中 CTL 对 HIV 感染细胞的杀伤十分重要，但也不能彻底清除潜伏感染的病毒。

4.1.3　微生物检验

（1）标本采集　以患者的血液单个核细胞、骨髓细胞、血浆或脑脊液等为标本。

（2）鉴定　①病毒分离：分离病毒的敏感细胞有 T 淋巴细胞株、新鲜分离的正常人淋巴细胞或脐血淋巴细胞，后两者预先用 PHA 刺激并培养 3～4 d 后，加入 T 细胞生长因子，以维持培养物的持续生长。接种培养时应定期换液和补加 PHA 处理的正常人淋巴细胞。经 2～4 周培养，出现 CPE（最明显的是多核巨细胞）者表明有病毒生长。②常用 ELISA 法检测 HIV 的核心蛋白 P24，间接免疫荧光法可用于检测培养细胞中的 HIV 抗原。③测定病毒核酸：原位杂交、RT-PCR 等方法。④血清学诊断：ELISA 法用作抗体检测以初筛，阳性者再行重复试验、确证试验；用间接荧光法检测血清中的抗体，阳性结果尚需做确证试验；HIV 抗原致敏红细胞或有色明胶颗粒，建立测定抗体的间接凝集试验，此法简便、快速，宜用作筛选试验；免疫印迹法可用于分析成分复杂的抗原抗体系统，其敏感性和特异性均很高，且可同时测得各类 HIV 抗体，是 HIV 血清学检测中最常用的确证性试验，被用来确定 ELISA、间接免疫荧光、凝集试验的阳性结果，以排除假阳性；以 SPA 作为免疫复合物沉淀剂，用放射性核素标记的 HIV 蛋白，与待检血清作放射免疫分析。⑤$CD4^+$ T 细胞计数：运用流式细胞仪（FCM）进行 $CD4^+$ T 细胞记数，是判定 HIV 感染治疗效果和是否发生并发症的指标。如有 HIV 感染，$CD4^+$ T 细胞记数 $<0.5\times10^9/L$ 时，为抗逆转录病毒药物治疗的指征；$<0.2\times10^9/L$ 时，应立刻进行卡氏肺孢子菌的预防治疗；$<0.1\times10^9/L$ 时，易感染巨细胞病毒和结核分枝杆菌。凡是疑为 HIV 感染者，应经常进行 $CD4^+$ T 细胞计数，$CD4^+$ T 细胞数量持续下降是更换治疗方案的指征。

4.2　人类嗜 T 细胞病毒

人类嗜 T 细胞病毒（human T-cell lymphotropic virus，HTLV），是 20 世纪 70 年代后期发现的第一个人类逆转录病毒，有Ⅰ型（HTLV-Ⅰ）和Ⅱ型（HTLV-Ⅱ）之分，分别是引起 T 细胞白血病和毛细胞白血病的病原体。属逆转录病毒科的 RNA 肿瘤病毒亚科。

4.2.1　生物学特性

电镜下两型 HTLV 呈球形，直径约 100 nm，中心为病毒的 RNA 和逆转录酶，最外层系病毒的包膜，其表面嵌有 gp120，能与 CD4 结合而介导病毒的感染。包膜内有病毒的衣壳，含有 P18 和 P24 两种结构蛋白。病毒的基因组自 5′ 至 3′ 端依次为 gag、pol 和 env 3 个结构基因以及 tax、rex 两个调节基因，其两端均为 LTR。gag 等 3 个结构基因的功能与 HIV 的结构基因相似；tax 基因能够编码一种反式激活因子，一方面活化 LTR，促进病毒基因的转录，另一方面可活化宿主细胞 IL-2 及其受体的基因，发挥细胞促生长作用；rex 基因可表达两种对病毒结构基因有调节作用的蛋白。两型 HTLV 的基因组同源性达 50%。

4.2.2　临床意义

两型 HTLV 均可通过其表面包膜糖蛋白与易感细胞的 CD4 分子结合而感染，受染细胞可发生转化而恶变，其机制尚不十分清楚。

HTLV-Ⅰ可经输血、注射或性接触等传播，也可通过胎盘、产道或哺乳等途径垂直传播。HTLV-Ⅰ导致的成人 T 淋巴细胞白血病，在加勒比海地区、南美东北部、日本西南部以及非洲的某些地区呈地方性流行。我国也在部分沿海地区发现少数病例。HTLV-Ⅰ感染通常是无症状的，但受染者发展为成人 T 淋巴细胞白血病的几率为 1/20，$CD4^+$ T 细胞的恶性增生可呈急性或慢性，出现淋巴细胞数异常升高、淋巴结病、肝脾肿大的临床表现，也可见斑点、丘疹样小结和剥脱性皮炎等皮肤损伤。

强直性下肢轻瘫是 HTLV-Ⅰ感染相关的第二类综合征，系慢性进行性神经系统紊乱，表现为两侧下肢无力、麻木、背痛，也可出现膀胱刺激症状。在某些人群，HTLV-Ⅱ的感染率较高，如注射药物使用者等。

成人 T 淋巴细胞白血病主要采取化疗，但对 HTLV-Ⅰ的抵抗效果不佳；AZT 和其他逆转录酶抑制剂能够有效地对抗细胞培养中的 HTLV-Ⅰ。预防 HTLV 感染的措施包括加强卫生知识的宣传、避免与患者的体液尤其是血液或精液等接触，对供血者可行 HTLV 抗体检测，保证血源的安全性。在美国，1988 年起已开始对血库的血源作 HTLV-Ⅰ和 HTLV-Ⅱ的测定；强化对 HTLV 感染的监测，及时了解流行状况，采取应对措施；严格国境检疫，防止传入。

4.2.3　微生物检验

病毒分离采用 PHA 处理的患者淋巴细胞，加入含 IL-2 的营养液培养 3～6 周，电镜观察病毒颗粒，并检测上清液逆转录酶活性，最后用免疫血清或单克隆抗体鉴定。抗体检测可用 ELISA 法、间接 IFA 和胶乳凝集法，也可用免疫印迹法和 PCR 法等检测抗原或病原体。血液中 HTLV-Ⅰ抗体的存在即可诊断为该病毒感染；而血液中异常淋巴细胞数量的大量增生，同时证实这些淋巴细胞中有 HTLV-Ⅰ DNA，则可支持成人 T 淋巴细胞白血病的诊断。

任务 5　疱疹病毒

疱疹病毒（Herpesviruses）是一群中等大小的有包膜的双股 DNA 病毒，有 110 个以上成员，其中与人感染有关的人类疱疹病毒已发现 8 种（表 9-6）。

人类疱疹病毒的共同特征是：病毒体呈球形，核心为双链线性 DNA，衣壳呈二十面体对称，有包膜，包膜表面有刺突。除 EB 病毒外，均能在人二倍体细胞内增殖，引起细胞病变，核内形成嗜酸性包涵体，病毒可以使受染细胞融合，形成多核巨细胞。病毒感染后，引起多种类型感染。①增殖感染：病毒大量增殖，并破坏宿主细胞；②潜伏感染：病毒或病毒基因潜伏于宿主细胞，不增殖，一旦被激活，可转为增殖感染；③整合感染：病毒基因组一部分整合至宿主细胞的 DNA 中，导致细胞转化；④先天性感染：病毒经胎盘感染胎儿，可引起先天畸形。病毒感染后产生的免疫具有清除病毒，阻止病毒经血流播散和限制病程的作用，对再感染具有抵抗力，但不能消灭潜伏感染的病毒和阻止其复发。

表 9-6　人类疱疹病毒的种类及其所致主要疾病

正式命名	常用名	所致疾病
人类疱疹病毒 1 型	单纯疱疹病毒 1 型	齿龈炎、咽炎、唇疱疹、角膜结膜炎、疱疹性脑炎、脑膜炎
人类疱疹病毒 2 型	单纯疱疹病毒 2 型	生殖器疱疹、新生儿疱疹
人类疱疹病毒 3 型	水痘带状疱疹病毒	水痘、带状疱疹
人类疱疹病毒 4 型	EB 病毒	传染性单核细胞增多症、Burkitt 淋巴瘤、鼻咽癌
人类疱疹病毒 5 型	巨细胞病毒	巨细胞包涵体病、先天性畸形、输血后传染性单核细胞增多症、肝炎、间质性肺炎
人类疱疹病毒 6 型	人类疱疹病毒 6 型	婴儿急疹、幼儿急性发热病
人类疱疹病毒 7 型	人类疱疹病毒 7 型	未确定
人类疱疹病毒 8 型	人类疱疹病毒 8 型	Kaposi 肉瘤

5.1　单纯疱疹病毒

单纯疱疹病毒（herpes simplex virus，HSV）有两个血清型，即 HSV-1 和 HSV-2。HSV-1 型常引起口唇和角膜疱疹；HSV-2 型则引起生殖器疱疹，而且主要通过直接接触病灶（性接触）而传播，并导致皮肤病变。

5.1.1　生物学特性

单纯疱疹病毒为有包膜的 DNA 病毒，完整的病毒直径为 110～120 nm，核衣壳为二十面体对称，包膜表面有多种糖蛋白突起，基因组由两个互相连接的长片段（L）和短片段（S）双链线状 DNA 组成。根据生物学和免疫学特性不同，分为 HSV-1 和 HSV-2 两个主要生物型。两组血清型的核酸序列有 50% 同源性。HSV 病原体中有 10 种同膜抗原相关的糖蛋白为 gB、gC、gD、gE、gG、gH、gI、gJ、gL 和 gM。其中 gG 为型特异性抗原，以此将两型 HSV 进行区别。gB 和 gD 与病毒的吸附有关，gD 诱导产生中和抗体的能力最强，是研制亚单位疫苗的最佳选择。

HSV 能在多种细胞中增殖，常用原代兔肾、人胚肺、人胚肾细胞或地鼠肾等传代细胞分离培养病毒。感染细胞很快出现细胞肿胀、变圆、核内嗜酸性包涵体等改变。在鸡胚绒毛膜上，HSV-2 形成大空斑，而 HSV-1 形成针尖大小的空斑。HSV 对动物的感染范围较广。常用实验动物有家兔、豚鼠、小鼠等。感染类型因注射途径不同而异。如脑内接种 HSV 引起疱疹性脑炎，角膜接种引起树枝状疱疹性角膜炎。

5.1.2 临床意义

单纯疱疹病毒是人类最常见的病原体，人是其唯一的自然宿主。此病毒存在于患者、恢复期或者是健康带菌者的水疱液、唾液及粪便中，传播方式主要是直接接触传染，亦可通过被唾液污染的餐具而间接传染。病毒经呼吸道、口腔、生殖器黏膜以及破损皮肤进入体内，潜居于人体正常黏膜、血液、唾液及感觉神经节细胞内。当机体抵抗力下降时，如发热、胃肠功能紊乱、月经、妊娠、病灶感染和情绪改变时，体内潜伏的 HSV 被激活而发病。HSV 的作用机理一般被认为是：首先，HSV 病毒寄宿于人体活细胞内，当自我繁殖时，需要利用人体内的 DNA 聚合酶，依靠人体的蛋白质等为原料进行自我复制，最后出现新的病毒个体后，突破寄主细胞扩散开来，从而使病变范围逐步扩大，病变逐步加重。HSV-1 主要侵犯躯体腰以上部位，可引起口腔、唇、眼、脑及腰以上部位感染，多为隐性感染，并不表现出症状；HSV-2 侵及躯体腰以下部位，主要是生殖器，它是引起性病的主要病原体之一。罹患单纯性疱疹时，病变部位会产生米粒般大小的水泡，发生单一或群集小水泡，通常都是 10 个左右集结在一起，主要侵犯皮肤及黏膜，痒痛。水泡周围的皮肤变红，同时会产生轻微的瘙痒感和发热。这种水泡若不加以治疗，经过数十日之后，会裂开形成糜烂，然后逐渐痊愈。

HSV 可通过胎盘感染，影响胚胎细胞有丝分裂，易发生流产，造成胎儿畸形、智力低下等先天性疾病。40%～60%的新生儿在通过 HSV-2 感染的产道时可被感染，出现高热、呼吸困难和中枢神经系统病变，其中 60%～70%受染新生儿可因此而死亡，幸存者中有后遗症的可达 95%。由于 HSV 有致癌可能性，减毒活疫苗和死疫苗不宜用于人体。现研究中的各种疫苗如囊膜蛋白（提纯的 gG、gD）亚单位疫苗，gB、gD 基因重组痘苗病毒疫苗和多肽疫苗，在动物试验中显示良好效果。孕妇产道 HSV-2 感染，分娩后可给新生儿注射丙种球蛋白作紧急预防。

5.1.3 微生物检验

（1）标本采集　采集水疱液、唾液、脑脊液、角膜刮取物、阴道拭子等标本，经常规处理后接种或置低温冰箱保存。

（2）鉴定　病毒分离后用 HSV-1 和 HSV-2 免疫血清做中和试验，确定分离的病毒是否为单纯疱疹病毒。也可进一步用型特异性单克隆抗体做中和试验、免疫荧光等鉴定病毒型别。也可分离病毒 DNA，根据 DNA 酶切图谱差异鉴定型别。

5.2 水痘-带状疱疹病毒

5.2.1 生物学特性

水痘-带状疱疹病毒（varicella-zoster virus，VZV）可由同一种病毒引起两种不同的病症。在儿童初次感染引起水痘，而潜伏体内的病毒受到某些刺激后复发引起带状疱疹，多见于成年人和老年人。本病毒基本性状与 HSV 相似。只有一个血清型，一般动物和鸡胚对 VZV 不敏感，在人或猴纤维母细胞中增殖，并缓慢产生细胞病变，形成多核巨细胞，受感染细胞核内可见嗜酸性包涵体。

5.2.2 临床意义

人是水痘-带状疱疹病毒的唯一自然宿主。

水痘：患者是主要传染源，经呼吸道、口、咽、结膜、皮肤等处侵入人体。病毒先在局部淋巴结增殖，进入血液散布到各个内脏继续大量增殖。经 2～3 周潜伏期后，全身皮肤广泛发生丘疹、水疱疹和脓疱疹，皮疹分布主要是向心性，以躯干较多。皮疹内含大量病毒，感染的棘细胞（Prickle cell）内生成嗜酸性核内包涵体和多核巨细胞。水痘消失后不遗留疤痕，病情一般较轻，但偶有并发间质性肺炎和感染后脑炎（0.1%）。细胞免疫缺陷、白血病、肾脏病或使用皮质激素、抗代谢药物的儿童，病情较严重。

带状疱疹：是潜伏在体内的 VZV 复发感染。由于儿童时期患过水痘，愈合后病毒潜伏在脊神经后根神经节或颅神经感觉神经节中，当机体受到某些刺激，如发热、受冷、机械压迫，使用免疫抑制剂、X 光照射，白血病及肿瘤等细胞免疫功能损害或低下时，导致潜伏病毒激活，病毒沿感觉神经轴索下行到达该神经所支配的皮肤细胞内增殖，在皮肤上沿着感觉神经的通路发生串联的水疱疹，形似带状，由此得名。带状疱疹多发生于腰腹和面部；1～4 周内局部痛觉非常敏感，有剧痛。

患水痘后机体产生特异性体液免疫和细胞免疫，终身不再感染。但对长期潜伏于神经节中的病毒不能被清除，故不能阻止病毒激活而发生带状疱疹。

水痘-带状疱疹病毒减毒活疫苗预防水痘感染和传播有良好效果，经免疫的幼儿产生体液免疫和细胞免疫可维持几年。应用含特异抗体的人免疫球蛋白，也有预防效果。

5.2.3 微生物检验

水痘-带状疱疹的临床症状典型，一般不需做微生物学诊断。必要时可刮取疱疹基底部细胞涂片染色检查嗜酸性核内包涵体和多核巨细胞，亦可用膜抗原单克隆抗体进行免疫荧光或免疫酶染色检查细胞内抗原。

任务 6　肠道病毒

肠道病毒（Enterovirus）属于小核糖核酸病毒科。病毒经消化道传播，然后通过血液侵犯其他器官，引起各种临床症状。人类肠道病毒包括：脊髓灰质炎病毒 1～3 型、柯萨奇病毒、轮状病毒和埃可病毒等。1969 年后陆续分离出的肠道病毒按发现的序号统一命名，最近，已经命名至 102 型。其共同特点主要有：①病毒体直径约 27 nm，衣壳为 20 面体立体对称，共有 60 个壳粒，无包膜；②核酸类型为＋ssRNA，起 mRNA 作用，有感染性；

③衣壳壳粒由VP1、VP2、VP3和VP4四种不同结构蛋白组成，VP1、VP2和VP3暴露在病毒体表面，是抗体结合的位点，VP4在核心内部与RNA结合；④耐乙醚和酸，pH为3时稳定，鼻病毒不耐酸，pH为3时被灭活，此特性用于两者的鉴别；⑤在氯化铯中的浮力密度与鼻病毒不同，肠道病毒为1.34 g/mL，鼻病毒为1.40 g/mL；⑥增殖时是在宿主细胞浆内复制，以破胞形式释放；⑦引起人类多种疾病，如麻痹性疾病、无菌性脑膜炎、心肌损伤、腹泻和皮疹等。

6.1 脊髓灰质炎病毒

脊髓灰质炎病毒（Poliovirus）是引起脊髓灰质炎的病原体。为肠道病毒属中最常见和最重要的一种病毒。病毒常侵犯中枢神经系统，损害脊髓前角运动神经细胞，引起肢体松弛性麻痹。该病多见于儿童，故又名小儿麻痹症。

6.1.1 生物学特性

（1）形态与结构　病毒呈球形颗粒，直径27～30 nm，无包膜，病毒核心为单股正链RNA。核衣壳含4种结构蛋白（VP1～VP4）。VP1、VP2与VP3暴露于病毒表面，对人体细胞膜上受体有特殊亲和力，与病毒的致病性和毒性有关。

（2）培养特性　组织培养以人胚肾、人胚肺、人羊膜及猴肾细胞最为敏感，在HeLa细胞中也易培养，病毒感染细胞后能形成典型的细胞病变，细胞圆缩、坏死及脱落。脊髓灰质炎病毒有3个血清型，分为Ⅰ、Ⅱ、Ⅲ型。

（3）抵抗力　耐低温，−20～−70 ℃可存活数年，但对干燥很敏感。由于脊髓灰质炎病毒无包膜，故可抵抗乙醚、乙醇和胆盐。对高锰酸钾、过氧化氢、漂白粉等氧化剂敏感。56 ℃加热30 min或紫外线照射可将其灭活。

6.1.2 临床意义

人是脊髓灰质炎病毒的唯一天然宿主。传染源为患者及无症状带毒者；传播途径为粪-口传播；1～5岁小儿发病率最高。以夏秋季发病为主。

脊髓灰质炎病毒经口进入人体后，侵入咽部和肠道的淋巴组织，在其中繁殖，形成隐性感染；免疫低下者病毒则进入血液循环，引起病毒血症，在淋巴结、肝、脾的网状内皮细胞再次增殖，导致第二次病毒血症；若机体缺乏免疫力，病毒随血流经血脑屏障侵入中枢神经系统，侵犯脊髓前角运动神经元，导致肌肉瘫痪。受病毒感染后，绝大多数人呈隐性感染，而显性感染者也多为轻症感染，只有少数患者（1%～2%）发生神经系统感染，引起严重的症状和后果。①无症状感染：病症似流感，有发热、乏力、头痛，有时伴有咽炎、扁桃体炎及胃肠炎的症状，症状持续4～5 d后即退去；②无麻痹性脊髓灰质炎：患者下肢疼痛，颈或背痛，可查出有轻度颈项强直及脑膜刺激症状，脑脊液中淋巴细胞增多；③麻痹型脊髓灰质炎：病毒累及脊髓前角运动神经元时，造成肌群松弛、萎缩，最终发展为松弛性麻痹。

我国自 1986 年开始实行卫生部颁发的脊髓灰质炎预防接种计划，即 2 个月龄婴儿连续 3 次口服脊髓灰质炎减毒活疫苗，每次间隔 1 个月，4 岁时加强免疫 1 次，可保持持久免疫力。

6.1.3　微生物检验

（1）标本采集　粪便、血液或脑脊液。

（2）鉴定

1）病毒的分离培养：将标本低速离心，取上清液接种于人胚肾或猴肾细胞中，37 ℃培养 7～10 d，观察细胞病变。

2）检测病毒核酸：采用核酸杂交，聚合酶链反应（PCR）等分子生物学方法，检测肠道病毒 RNA，仅需微量标本，该法较组织培养法高效、快速、敏感。

3）血清学检查：型特异性抗体效价第 1 周末可达高峰，尤以特异性 IgM 上升最快，阳性者可做出早期诊断。可用中和试验及酶标法检测特异性抗体。中和抗体在起病时开始出现，持续时间长，并可保持终身。取发病早期和恢复期双份血清，若抗体效价升高 4 倍或以上有诊断意义。近年来采用免疫荧光法检测病毒抗原，有快速诊断价值。

6.2　轮状病毒

人类轮状病毒（Human rotavirus，HRV）归类于轮状病毒属，1973 年，由 Bishop 从澳大利亚腹泻儿童肠活检上皮细胞内发现，形如轮状，故命名为"轮状病毒"。轮状病毒是婴幼儿腹泻的主要病原体，全世界因急性胃肠炎而住院的儿童中，有 40％～50％ 为轮状病毒所引起。1983 年，我国病毒专家洪涛等发现了成人腹泻轮状病毒（adult diarrhea rotavirus，ADRV）。

6.2.1　生物学特征

（1）形态与结构　轮状病毒呈球形，直径 60～80 nm。病毒体的核心为双股 RNA，由 11 个不连续的节段组成，每个片断含一个开放读码框架，分别编码 6 个结构蛋白（VP1、VP2、VP3、VP4、VP6、VP7）。VP1、VP2 及 VP3 位于核心，分别为病毒聚合酶、转录酶成分。VP4 为病毒的血凝素，与病毒吸附有关。VP6 位于内衣壳，为组和亚组特异性抗原，根据 VP6 亚组特异性，将 RV 分为 A～G 7 个组。VP7 为糖蛋白。病毒无包膜。

（2）培养特性　轮状病毒的组织培养较为困难，需选用特殊的细胞株培养，如恒河猴胚肾细胞 MA104 株和非洲绿猴肾传代细胞 CV-1 株。培养前应先用胰蛋白酶处理病毒，以降解病毒多肽 VP3，该多肽能限制病毒在细胞中增殖。

（3）抵抗力　轮状病毒抵抗力较强，在粪便中能存活数天到数周，耐乙醚、耐酸碱，在 pH 3.5～10 中仍可保持其感染性。56 ℃ 30 min 可被灭活，也可被消毒剂灭活，如酚、甲醛等，95％ 的乙醇是最有效的灭活剂。

6.2.2　临床意义

轮状病毒引起急性胃肠炎，主要经粪-口传播，水源污染可造成 ADRV 感染的暴发流行，另外，接触传播也是一种重要的传播途径。

A 组 RV 感染引起婴幼儿急性胃肠炎，可从轻微的亚临床感染，轻度腹泻，直到严重的甚至是致死性脱水腹泻不等。潜伏期 24～72 h，发病急，80% 患儿先呕吐，发热，随即频繁腹泻，每日 10～20 次，淡黄色水样便或蛋花汤样酸性便或白色米汤样便，无黏液和脓血，恶臭。病程一般 2～6 d。当婴幼儿的免疫功能低下时，急性胃肠炎可变为慢性，患儿粪便中长期排出病毒，而成为本病的传染源。另外 A 组 RV 感染还可致新生儿坏死性小肠炎、婴幼儿肠套叠、肺炎、脑炎、脑膜炎，严重感染还可伴有突发性婴儿死亡综合征等。

B 组 RV 感染引起成人腹泻，潜伏期 38～66 h，起病急，黄色水样便，无黏液和脓血，每日腹泻 5～10 次，重者可超过 20 次，伴有腹痛、腹胀、恶心、呕吐、脱水、乏力等症状。病程 3～6 d。

感染后血液中出现特异性 IgM、IgG 抗体，肠道局部出现 SIgA，可中和病毒，对同型病毒感染有保护作用，对异型病毒只有部分保护作用，隐性感染也可产生特异性抗体。婴幼儿免疫系统发育不完善，SIgA 含量低，病愈后还可重复感染。

6.2.3　微生物检验

（1）标本采集　粪便、咽部分泌物。

（2）鉴定　①标本电镜观察：为最直观准确的检验方法。轮状病毒具有特殊的形态和结构，用电子显微镜直接检测粪便标本，特异性诊断率可达 90% 以上，免疫电镜可提高检出率；②检测病毒抗原：WHO 已将 ELISA 双抗体夹心法列为诊断轮状病毒感染的标准方法；③血清学检查：感染后 5 d 即能用 ELISA 等免疫学方法检测出血清特异性 IgM 抗体，2～4 周可检出 IgG 抗体。咽部分泌物中能检测出特异性 IgA 抗体；④分子生物学检测技术：核酸电泳和核酸杂交已渐成常规技术，在诊断、鉴别诊断及分子流行病学研究中发挥重要作用。利用 RT-PCR 技术，不仅可提高检测灵敏度，还能够对病毒进行分型。

6.3　其他肠道病毒

国际病毒分类委员会于 1976 年决定，新发现的肠道病毒将按发现的序号统一命名。因此 1969 年以来分离的肠道病毒新血清型不再归属于柯萨奇病毒和埃可病毒，而是按抗原排列顺序分别命名为新型肠道病毒 68～72 型。68 型主要引起儿童毛细支气管炎和肺炎，69 型不致病，70 型引起急性出血性结膜炎，71 型引起无菌性脑膜炎和手-足-口病（hand-foot-mouth disease，HFMD），为第 38 种需上报的传染性疾病，72 型为甲型肝炎病毒。

6.3.1　新型肠道病毒 70 型

（1）生物学特性

1）形态与结构：新型肠道病毒 70 型（enterovirus 70，EV70）为球形病毒，直径为 20～30 nm。衣壳呈 20 面体立体对称，无包膜。为单股正链 RNA，在宿主细胞胞浆内繁殖。

2）培养特性：可在 HeLa 细胞、人胚肺二倍体细胞、羊膜细胞、猴肾、人胚肾细胞等多种细胞内生长，出现细胞病变，较易分离。

3）抵抗力：病毒耐酸，对紫外线、氧化剂、高温干燥敏感。临床诊疗中用 75% 乙醇消毒是最可靠的消毒方法。

（2）临床意义　人群对该病毒普遍易感，为直接接触传播，潜伏期 24 h 左右。临床主要表现为急性出血性结膜炎（AHC），又称流行性出血性结膜炎（俗称红眼病），眼睑红肿，结膜充血、流泪、可有脓性分泌物及结膜下出血，但极少累及巩膜和虹膜。角膜上皮细胞点状剥脱是本病早期特征，裸眼检查不易发现异常。本病为自限性，自然病程1～2 周，视力无损害，角膜无基质浸润，一般无后遗症。应注意的是，EV70 引起的急性出血性结膜炎大流行期间偶有少数患者在发病 1～8 周内出现神经系统症状，表现腰骶脊髓神经根炎、下肢肌肉酸痛、肌张力减低、膝腱反射消失、下肢麻痹或面瘫等症状，部分患者能够恢复，部分患者致残。

（3）微生物检验

1）标本采集：分泌物。

2）鉴定。

①病毒分离：在发病 1～3 d 内用无菌结膜拭子在结膜表面涂擦取材，4 ℃冷藏条件下送检，接种于单层猴肾细胞或 HeLa 细胞，观察组织培养细胞的 CPE，用中和试验对病毒进行鉴定。

②血清学检查：a. 检测抗原：应用间接免疫荧光技术、酶联免疫吸附试验可快速检测出病毒抗原；b. 检测抗体：需收集急性期、恢复期双份血清，患者恢复期血清抗体比急性期血清抗体滴度升高 4 倍或 4 倍以上可确诊。

③核酸检测：采用 PCR 等分子生物学方法对结膜标本进行快速诊断。

6.3.2　新型肠道病毒 71 型

1972 年新型肠道病毒 71 型（enterovirus 71，EV71）在美国被首次确认，1974 年 Schmidt 等首次发表从美国加利福尼亚州 20 例具有中枢神经系统症状患者中分离到 EV71。随后，世界上众多国家都有 EV71 流行的报道。

（1）生物学特性

1）形态与结构：小球形病毒，单股正链的无包膜 RNA 病毒，20 面体对称结构。属 A 组肠道病毒。

2）培养特性：可在 RD、HEp-2、Vero 等多种细胞内生长，出现细胞病变。

3）抵抗力：在酸性环境中稳定。

（2）临床意义　EV71 主要传播途径是粪-口途径传播、呼吸道传播和接触传播。近年，EV71 的流行不断扩大，患者主要表现以手-足-口病为主，多发生于 5 岁以下小儿，传染性强，可暴发流行或散发。初起低热、厌食、口痛等，口腔黏膜出现小疱疹，后破溃形成溃疡，分布于后舌、颊及硬腭，亦可见于齿龈、扁桃体及咽部；同时在手足皮肤出现斑丘疹，偶见于躯干、大腿及臀部，斑丘疹很快转为小疱疹，较水痘皮疹为小，2～3 d 内吸收，不留痂。预后良好，但可复发。该病毒还能引起脑膜炎、脑炎，病情进展迅速，会危及生命。

2008 年中国大陆手-足-口病报告人数（传染病疫情网络数据库统计分析）：总共报告 489 073 例病例，发病率为 37.01/100 000。其中：严重病例 1 165 例，占报告病例数的 0.24%；死亡 126 例，死亡率为 0.009 5/100 000，死亡病例占总病例的 0.26‰。

（3）微生物检验

1）标本采集：粪便、脑脊液、血清、咽拭子、疱疹液。

2）鉴定：

①病毒分离：标本接种于 RD、HEp-2、Vero 等细胞，观察组织培养细胞的 CPE，用 RT-PCR 及序列测定对病毒进行鉴定。

②血清学检查：a. 检测抗原：应用间接免疫荧光技术、酶联免疫吸附试验可快速检测出病毒抗原；b. 检测抗体：采集急性期（发病 0～5 d）和恢复期（发病 14～30 d）双份配对血清用于抗体检测。检测 IgM 时，采集（发病 7～20 d）血。患者恢复期血清比急性期血清抗体滴度升高 4 倍或 4 倍以上可确诊。

③核酸检测：采用 RT-PCR、实时荧光定量 PCR 等分子生物学方法对标本进行快速诊断。

任务 7　朊粒及其他病毒

7.1　朊粒

朊粒（Prion）是一类特殊的蛋白性感染颗粒，主要成分是由正常宿主细胞基因编码的、构象异常的蛋白质——朊蛋白（prion protein，PrP），不含核酸，可引起传染性海绵状脑病（TSE），是一种人和动物的慢性、进行性、退化性和致死性的中枢神经系统疾病。美国学者 Prusiner 于 1982 年首先提出朊粒一词，并对 PrP 的生物化学、分子生物学、免疫组化、转基因动物（鼠）及其与 TSE 的关系等方面进行了大量的深入细致的研究，并于 1997 年获诺贝尔生理学或医学奖。

7.1.1　生物学特性

（1）形态与结构　Prion 是一种不含核酸和脂类、分子量为 27～30 kDa 的疏水性糖蛋白。朊蛋白（PrP）有两种，一种称为细胞朊蛋白（cellular PrP，PrP^C），另一种称为羊瘙痒病朊蛋白（scrapie PrP，PrP^{SC}）。PrP^C 与 PrP^{SC} 的氨基酸序列完全一致，根本区别在于空间构象、对蛋白酶 K 抗性和致病性的差异（图 9-10 和表 9-7）。

（2）抵抗力　对甲醛、蛋白酶、电离辐射和紫外线等的抵抗力强，而对酚类、乙醚和漂白剂等敏感。朊粒耐高温，高压灭菌需 134 ℃ 2 h，才能使其失去传染性；耐强碱（手术器械需用 2 mol/L 的氢氧化钠浸泡 2 h）。

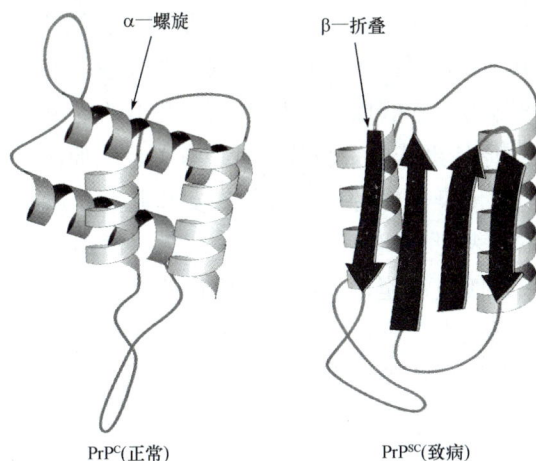

图 9-10　PrP 的 α-螺旋和 β-折叠

表 9-7　PrP^C 和 PrP^{SC} 主要区别

	PrP^C	PrP^{SC}
分子构型	4 个 α-螺旋，无 β 折叠	2 个 α-螺旋，4 个 β 折叠
对蛋白酶 K 抗性	敏感	抗性
存在	正常宿主	感染的宿主
致病性	无致病性	具致病性与传染性

7.1.2　临床意义

朊粒病是一种人和动物的致死性中枢神经系统慢性退行性疾病。该疾病的共同特点是：①潜伏期长，可达数月至数年甚至数十年；②一旦发病，呈慢性、进行性发展，以死亡告终；③病理学特征是大脑皮质神经元空泡变性、死亡、缺失，而星形胶质细胞高度增生，故大脑皮质疏松呈海绵状；有淀粉样斑块形成，HE 染色淡红，脑组织中无炎症反应；无淋巴细胞和炎症细胞浸润；④无抗原性，不能诱导产生特异性免疫应答；⑤患者以痴呆、共济失调、震颤等为主要临床表现。一种新的致病的机制为 PrP^{SC} 与细胞表面 PrP^C 的结合，可触发后者变构形成更多的 PrP^{SC}，最终使大量 PrP^{SC} 从细胞释放后沉积于脑组织中，引起神经细胞空泡变性，形成特殊的淀粉样斑块而造成海绵状脑病。

现已知人和动物的 Prion 病有以下 10 种：库鲁病、羊瘙痒病、克-雅病（CJD）、水貂传染性脑病、格斯特曼-斯召斯列综合征、鹿慢性消瘦症、牛海绵状脑病（BSE）、致死性家族失眠症、猫海绵状脑病、克雅病变种。

（1）羊瘙痒病　羊瘙痒病（scrapie of sheep and goat）是第一个被发现的传染性海绵状脑病，在欧洲流行了近 300 年，主要发生于山羊和绵羊。病羊表现为消瘦、步态不稳、脱毛、麻痹等症状，并因病羊由于瘙痒常在围栏上摩擦身体而得名，病死率极高。病理特征为中枢神经系统细胞空泡化、神经细胞缺失死亡，星形（小胶质）细胞则高度增生，脑皮质疏松呈海绵状并伴有淀粉样斑块形成等典型海绵状脑病的病理特征。

（2）库鲁病　库鲁病（Kuru disease）是认识最早的因朊粒感染引起的人类传染性海绵状脑病，由美国学者 Gajdusek 等在 20 世纪 50 年代首先发现。此病仅发生在大洋洲巴布亚新几内亚东部高原的土著部落。本病以寒战样震颤为突出的临床表现而得名。流行病学调查表明，Kuru 病的发生与原始愚昧的宗教仪式食尸有关，病原因子可能通过皮肤黏膜（眼结膜、鼻咽部及胃肠道）而传染。患者多为成年妇女和儿童，成年男性很少患病。本病潜伏期长，为 4～30 年。临床表现早期以共济失调、震颤、舞蹈症及肌阵挛等神经系统症状为主；晚期则发展为痴呆，四肢瘫痪，最终因吞咽困难、衰竭、继发感染而死亡。病变部位主要在大脑灰质，以小脑最为严重，病理特征为弥漫性神经元退行性变和大脑皮质或神经节的海绵样变，与动物海绵状脑病十分相似。

7.1.3　微生物检验

（1）标本采集　采集可疑动物或人的脑组织。

（2）鉴定

1）神经病理学检查。

2）免疫学检查：①免疫组化技术是目前确认该病的有效、简单而敏感的方法。取疑似患者的脑组织或非神经组织切片，经脱水性或水解性高压消毒、甲酸及硫氰酸胍的处理，使其感染性消失并破坏 PrP^C，再用单克隆抗体检测经上述处理的有抗性的 PrP^{SC}；②免疫印迹技术，是英国自从 2000 年起采用的临床检测可疑羊瘙痒病和疯牛病的法定方法，也是目前国际上诊断朊粒病的最常用的简单、有效而敏感的方法。取可疑动物或人的脑组织经蛋白酶消化去除正常细胞的 PrP^C 后，通过斑点免疫或蛋白免疫印迹检测 PrP^{SC}。

3）基因分析法：是诊断家族性朊粒病的有效方法。设计引物，从疑似患者组织中提取 PrP 基因，经 PCR 扩增，限制性酶切分析，再进行等位特异性杂交或核苷酸序列分析，可确定其 PrP 基因型及是否发生突变。

7.2　其他病毒

7.2.1　狂犬病病毒

狂犬病病毒是弹状病毒科、狂犬病毒属的一种嗜神经病毒，是狂犬病的病原体。

（1）生物学特性

1）形态与结构：病毒外形呈子弹状〔（75～80）nm×180 nm〕，一端圆钝，一端平凹，核心含单股负链 RNA，核衣壳为螺旋对称，外面有脂蛋白包膜，包膜上有糖蛋白刺突。

2）培养特性：狂犬病病毒对神经细胞有亲嗜性。其宿主范围广，可感染鼠、家兔、豚鼠、马、牛、羊、犬、猫等，侵犯中枢神经细胞（主要是大脑海马回锥体细胞）并在其中增殖，在细胞浆中可形成嗜酸性、圆形或椭圆形包涵体，称内基小体（Negri body）。

3）抵抗力：狂犬病病毒对热、紫外线和日光抵抗力弱。病毒易被甲醛、乙醇、碘酒、乙醚以及氧化剂和表面活性剂灭活。肥皂水对病毒亦有灭活作用。

（2）临床意义 狂犬病病毒主要在家畜（如犬、猫等）及野生动物（如狼、狐狸等）中传播，人被患病动物咬伤易感，潜伏期一般为1～3个月，病毒由伤口处的神经末梢沿神经轴索上行至中枢神经系统，在神经细胞内增殖并引起中枢神经系统损伤，然后又沿传出神经扩散到唾液腺及其他组织。患者的典型临床表现为神经兴奋性增强，有躁动不安、恐声、恐光、恐水等症状，病死率极高。患病后或经预防接种狂犬病疫苗后均可获得特异性免疫力。

（3）微生物检验

1）标本采集：脑组织、唾液腺组织。

2）鉴定

①直接镜检：取脑组织切片检查内基小体。

②病毒分离：a. 动物接种分离病毒；b. 鸡胚培养分离病毒；c. 细胞培养分离病毒。

③免疫荧光检测抗原。

④分子技术检测病毒RNA：目前有条件的实验室可应用RT-PCR检测标本中狂犬病病毒RNA，此法敏感，特异性高，快速方便。

7.2.2 人乳头瘤病毒

人乳头瘤病毒（human papilloma virus，HPV）属于乳多空病毒科，是一类无包膜小DNA病毒，乳头瘤病毒属包括多种动物乳头瘤病毒和人乳头瘤病毒。

（1）生物学特性 HPV呈球形，直径为52～55 nm，无包膜，核衣壳呈20面体立体对称。核酸为双链环状DNA，由3个基因区组成，即早期区（E区）、晚期区（L区）和非编码的上游调节区（URR）。E区编码与病毒复制、转录调控有关的蛋白和细胞转化蛋白。L区编码两种衣壳蛋白，即主要衣壳蛋白L_1和次要衣壳蛋白L_2。URR含有HPV-DNA的复制起点和基因表达所必需的调控元件。目前HPV尚不能在组织细胞中培养。

（2）临床意义 HPV只感染人的皮肤和黏膜上皮细胞，人是HPV的唯一自然宿主，HPV可通过直接接触、性接触和母婴垂直传播等方式传播，病毒感染仅停留于局部皮肤和黏膜中，不产生病毒血症。不同型别的HPV侵犯的部位和所致疾病不同。感染HPV后机体可产生特异性抗体，但该抗体没有保护作用。

（3）微生物检验 典型的乳头瘤或疣易诊断，症状不明显时必须通过组织学、电镜、免疫学及核酸检测等方法来鉴定。

7.2.3 流行性乙型脑炎病毒

流行性乙型脑炎病毒（epidemic type B encephalitis virus）简称乙脑病毒，是流行性乙型脑炎（简称乙脑）的病原体。该病毒经蚊媒传播，流行呈明显的季节性，主要在夏秋季流行。乙脑属于自然疫源性疾病。

（1）生物学特性

1）形态与结构：乙脑病毒为单股正链 RNA 病毒，衣壳呈立体对称，直径为 35～50 nm，包膜含有糖蛋白 E 和膜蛋白 M。

2）培养特性：乳鼠为病毒的敏感动物，经脑内接种 3～5 d 后，表现为神经系统兴奋性增强，肢体痉挛，最后因麻痹而死亡，该脑组织中含有大量病毒。病毒可在地鼠肾、幼猪肾等原代细胞，C6/36 蚊传代细胞中增殖，并产生明显的 CPE。

3）抵抗力：乙脑病毒对乙醚、氯仿等脂溶剂敏感，不耐热，56 ℃ 30 min 可被灭活。对低温、干燥抵抗力强。

（2）临床意义　在我国，乙脑病毒主要经三带喙库蚊传播，蚊虫叮咬猪、牛、羊等牲畜，病毒可在蚊和动物间不断循环，猪是主要的中间宿主。当带病毒的蚊虫叮咬人时，则引起人感染致病。儿童为易感人群。

病毒侵入人体先在皮肤毛细血管内皮细胞和局部淋巴结中增殖，随后少数病毒进入血流，形成第一次病毒血症，病毒在肝、脾等处进一步增殖，再次入血，可引起第二次病毒血症。出现发热、寒战、全身不适等症状。绝大多数感染者病情不再继续发展，表现为顿挫感染。极少数免疫力不强的患者，病毒可突破血脑屏障引起脑实质和脑膜炎症，出现高热、剧烈头痛、呕吐、惊厥、抽搐等症状，病死率高达 10%～40%，幸存者 5%～20% 可留有痴呆、失语、瘫痪等不同程度的后遗症。隐性感染者或病后均可获得持久的免疫力，主要以体液免疫为主，完整的血脑屏障和细胞免疫也起重要作用。

（3）微生物检验

1）标本采集：血液、脑脊液、尸检脑组织等。

2）鉴定

①分离培养：取发病初期患者的脑脊液、尸检脑组织等，接种于 C6/36 蚊传代细胞、鸡胚细胞或原代地鼠肾细胞中培养。

②血清学检查：a. 抗原检测：用免疫荧光技术和 ELISA 技术检测乙脑病毒抗原，阳性结果有早期诊断意义；b. 抗体检测：特异性 IgM 抗体检测、血凝抑制试验。

③核酸检测：采用反转录聚合酶链反应（RT-PCR）检测病毒核酸，有较高的特异性和敏感性，特别适用于抗体尚未阳转患者的早期快速诊断。

7.2.4　登革病毒

登革病毒（dengue virus）属黄病毒科黄病毒属，是登革热、登革出血热的病原体。登革热是以伊蚊为主要媒介传播的有季节性的急性传染病。在热带、亚热带地区，以及我国广东、广西、海南等地均有发生。1978 年，在广东佛山曾引起过流行。

（1）生物学特性

1）形态与结构：登革病毒为单股正链 RNA 病毒，有包膜，分 4 个血清型，各型间有交叉抗原，病毒有 3 种结构蛋白，分别是衣壳蛋白（C 蛋白）、膜蛋白（M 蛋白）和包膜蛋白（E 蛋白）。E 蛋白具有型和属的特异性，能诱导产生中和抗体和血凝抑制抗体，具有保护作用。

2）培养特性：病毒易在蚊体胸内增殖，乳鼠脑内接种可表现以迟缓性麻痹为主的脑炎，最终导致死亡。也可用白纹伊蚊传代细胞 C6/36 或地鼠肾细胞培养。

（2）临床意义　人和猴为登革病毒的储存宿主，病毒通过蚊虫叮咬而传播，病毒进入机体后可在毛细血管内皮细胞和单核吞噬细胞内增殖，然后经血流播散，引起发热、头痛、肌痛和关节酸痛、淋巴结肿大及皮肤出血、休克等。临床上可出现普通型登革热和登革出血热或登革休克综合征。人感染后，机体可产生相应的抗体。

（3）微生物检验

1）标本采集：患者发病初期是标本采集的最佳时期，取患者或可疑感染者的血清、血浆、白细胞，死亡患者的肝、脾等标本进行分离培养，标本应在低温下保存，快速送检。

2）鉴定

①病毒分离培养：a. 蚊虫胸腔接种：标本接种于白蚊伊蚊胸腔，28～30 ℃培养，8～10 d 后，取蚊脑及涎腺涂片，或直接用蚊头压碎涂片，用免疫荧光技术检测；b. 细胞培养：将标本接种于白蚊伊蚊传代细胞 C6/36 中，培养 5～7 d，无论是否产生 CPE，均可直接检查病毒；c. 动物接种：采用 1～3 日龄的乳鼠脑内和腹腔接种，饲养观察 21 d，如其出现行动迟缓、松毛、共济失调、抽搐等表现，说明可能有病毒增殖。

②血清学检查：a. 抗原检测：用 ELISA 法、免疫荧光法、放射免疫法等检测标本中病毒抗原；b. 抗体检测：检测双份血清，效价增高 4 倍以上，有诊断意义。应用抗体捕获的 ELISA 法检测血清中特异性 IgM 抗体，可早期诊断登革热。

③核酸检测：用核酸杂交、RT-PCR 及原位 RT-PCR 等检测方法，进行病毒核酸和型别鉴定。

7.2.5　出血热病毒

出血热（Hemorrhagic fever）不是一种疾病的名称，而是一组疾病或一组综合征的统称。这些疾病或综合征是以发热、皮肤和黏膜出现瘀点或瘀斑、不同脏器的损害和出血，以及低血压和休克等为主要特征的。引起出血热的病毒种类较多，它们分属于不同的病毒科。目前在我国已发现的有肾综合征出血热病毒、新疆出血热病毒。

（1）汉坦病毒　汉坦病毒（Hantavirus）是布尼亚病毒科（Bunyaviridae）的一个新属。根据其抗原性及基因结构特征的不同，目前至少可区分为 6 个型。其中汉滩病毒、多布拉伐-贝尔格莱德病毒、汉城病毒和普马拉病毒为肾综合征出血热（Hemorrhagic fever with renal syndrome，HFRS）的病原；辛诺柏病毒、黑港渠病毒及囚犯港病毒为汉坦病毒肺综合征（hantavirus pulmonary symdrome，HPS）的病原。

HFRS 是由鼠类等传播的自然疫源性急性病毒性传染病。汉坦病毒的名称来自此病毒属的原型汉坦病毒 76-118 株（hantaan virus），最先由韩国的李镐汪等在 1978 年从韩国汉坦河附近流行性出血热疫区捕获的黑线姬鼠中分离出。此后各地相继从不同动物及患者体内分离出许多株病毒，现国际上通称为 HFRS 病毒。根据此病毒的形态学和分子生物学特征，目前已将其归入布尼亚病毒科，另立为一个新属，命名为汉坦病毒属。为区别属及型的名称，在中译名上分别称为"汉坦病毒属"与"汉滩病毒"。

1）生物学性状

①形态结构：病毒体呈圆形或卵圆形，直径 75～210 nm，平均 122 nm。有包膜，包膜上有突起，长约 6 nm，方格状。病毒的核酸为单股负链 RNA，分为 L、M、S 三个片段。分子量分别为 $2.7×10^6$ Da、$1.4×10^6$ Da 和 $0.6×10^6$ Da。三个片段的碱基序列互不相同，但都具有同样的 $3'$ 末端，为"$3'$AUCAUCAUCUG"，这一序列不同于布尼亚病毒科的其他属病毒。编码有 4 种蛋白，即 N、G1、G2 和 L。N 为核蛋白，由 S 片段编码，其主要功能是包裹病毒 RNA 的 3 个片段，该蛋白免疫原性强。G1 和 G2 均为糖蛋白，由 M 片段编码，有独立存在的中和抗原位点和血凝活性位点，但也可部分重叠。L 为依赖 RNA 的 RNA 多聚酶，由 L 片段编码，在病毒复制中起重要作用。HFRS 病毒的成熟方式为芽生成熟，其成熟过程与细胞的高尔基体和内质网有关。病毒在 pH 5.6～6.4 时可凝集鹅红细胞。

②培养特性：多种传代、原代及二倍体细胞均对 HFRS 病毒敏感，实验室常用非洲绿猴肾细胞（VeroE6）、人胚肺二倍体细胞（2BS）等来分离培养该病毒。病毒在细胞内生长缓慢，一般需 7～14 d 病毒滴度才达高峰，一般不引起可见的细胞病变，通常需采用免疫学方法进行鉴定。由于不同病毒在不同细胞上的适应性差异，决定其生长速度，与致病性强弱可能也有一定的关系。易感动物有多种，如黑线姬鼠、长爪沙鼠、小白鼠、大白鼠等，但除了小白鼠的乳鼠感染后可发病及致死外，其余均无明显症状。

③病毒型别：已证实 HFRS 病毒与其他出血热病毒无关，与布尼亚病毒科其他 4 个属的病毒也无血清学关系。采用血清学方法（主要是空斑减少中和试验）以及 RT-PCR 技术和酶切分析方法，可将 HFRS 病毒分为不同型别。从我国不同疫区、不同动物及患者分离出的 HFRS 病毒，分属于Ⅰ型和Ⅱ型，两型病毒的抗原性有交叉。

④抵抗力：病毒抵抗力不强。对酸（pH 为 3.0）和丙酮、氯仿、乙醚等脂溶剂敏感。一般消毒剂如来苏尔、新洁尔灭等也能灭活病毒。病毒对热的抵抗力较弱，56～60 ℃ 30 min 可灭活病毒。紫外线照射（50 cm、30 min）也可灭活病毒。

2）临床意义

目前世界上已发现能携带本病毒的鼠类等动物百余种，疫源地遍及世界五大洲。在亚洲、欧洲、非洲和美洲 28 个国家有病例报告。我国是 HFRS 疫情最严重的国家，自 20 世纪 30 年代首先在黑龙江省孙吴县发现此病后，疫区逐渐扩大，现已波及 28 个省、市、自治区。自 20 世纪 80 年代中期以来，年发患者数超过 10 万，病死率为 3‰～5‰，有的地区高达 10‰。

黑线姬鼠和褐家鼠是我国各疫区 HFRS 病毒的主要宿主动物和传染源。此病有明显的地区性和季节性，与鼠类的分布和活动有关。Ⅰ型 HFRS 发病多集于秋冬之间，Ⅱ型则多集中于春夏之间。HFRS 的传播途径尚未完全肯定，认为可能的途径有 3 类 5 种，即动物源性传播（包括通过呼吸道、消化道和伤口 3 种途径）、虫媒传播和垂直传播。其中动物源性传播是主要的传播途径，即携带病毒的动物通过唾液、尿、粪便排出病毒污染环境，人或动物通过呼吸道、消化道摄入或直接接触感染动物受到传染。螨类也可能是该病的传播媒介。

病毒感染后，对毛细血管内皮细胞及免疫细胞有较强的亲嗜性和侵袭力。潜伏期一般为两周左右，起病急，发展快。典型病例具有三大主症，即发热、出血和肾脏损害。HFRS的发病机理很复杂，目前一般认为病毒直接作用是发病的始动环节，而免疫病理损伤也起重要作用。病毒感染造成病毒血症以及全身毛细血管和小血管损伤，引起高热、寒战、乏力、全身酸痛、皮肤和黏膜出现出血点或出血斑，重者还可有腔道或各脏器出血、肾脏损害出现血尿、蛋白尿，电解质紊乱。广泛的毛细血管和小血管损伤引起的出血、血浆渗出和微循环障碍等造成低血压或休克。病程早期血液中 IgE 水平增高，提示 I 型变态反应可能通过血管活性物质的作用，使小血管扩张，渗出增加。另外在早期患者体内即可出现大量循环免疫复合物，在血管壁、血小板、肾小球及肾小管上有免疫复合物沉积，血清补体水平下降；血清中也可检出抗基底膜和抗心肌抗体，这些现象表明Ⅲ型和Ⅱ型变态反应造成的免疫病理损伤也参与了 HFRS 的致病。

人对 HFRS 病毒普遍易感，但仅少数人发病，大部分人呈现隐性感染状态，特别是Ⅱ型疫区的人群隐性感染率更高。感染后抗体出现早，发热 1～2 d 即可检测出 IgM 抗体，第 7～10 d 达高峰；第 2～3 d 可检测出 IgG 抗体，第 14～20 d 达高峰，IgG 抗体在体内可持续存在 30 余年。近年来的研究结果表明，在不同的抗体成分中，对机体起免疫保护作用的主要是由 G1 和 G2 糖蛋白刺激产生的中和抗体和血凝抑制抗体，而由 N 蛋白刺激产生的特异性抗体在免疫保护中也起一定作用。

细胞免疫在对 HFRS 病毒感染的免疫保护中同样起重要作用，HFRS 患者的抑制性 T 细胞功能低下，Tc 细胞和 B 细胞功能相对增强，一些细胞因子（如白细胞介素 1、干扰素、肿瘤坏死因子、白细胞介素 2 受体、前列腺素 E2 等）的水平在 HFRS 的不同病期也有明显变化。值得指出的是，上述细胞免疫（包括一些细胞因子）与特异性抗体一样，除参与抗感染免疫，具有抵御和清除病毒的作用外，也参与变态反应，即也可能是造成本病免疫病理损伤的原因之一。

HFRS 病后可获持久免疫力，一般不发生再次感染，但隐性感染产生的免疫力多不能持久。

3）微生物检验

①病毒分离：患者急性期血液、尸检组织或感染动物的肺、肾等组织均可用于病毒分离，组织需研磨成悬液。常用 Vero-E6 细胞分离培养，培养 7～14 d 后，用免疫荧光染色法检查细胞内是否有病毒抗原，胞浆内出现黄绿色颗粒荧光为阳性。也可取检材接种易感动物来分离病毒，常用者为小白鼠乳鼠，通过腹腔或脑内接种，接种后逐日观察动物有无发病或死亡，并定期取动物脑、肺等组织，冰冻切片或将组织研磨成悬液后分别用免疫荧光法或 ELISA 检查是否有病毒抗原。用细胞或动物分离培养阴性者继续盲传，连续三代阴性者方能肯定为阴性。此外在进行动物实验时采取严格的隔离及防护措施，以防止发生实验室感染。

②血清学检查：a. 检测特异性 IgM：具有早期诊断价值。根据情况可选用间接免疫荧光法和 ELISA，后者又可分为 IgM 捕获法和间接法，其中以 IgM 捕捉法的敏感性和特异性

为最好。b. 检测特异性 IgG 抗体：IgG 抗体出现也较早，维持时间很长，因此需检测双份血清（间隔至少 1 周），恢复期血清抗体滴度比急性期升高 4 倍以上可确诊。常用检测方法为间接免疫荧光法和 ELISA。此两种方法还可用于血清流行病学调查。c. 检测血凝抑制抗体：采用血凝抑制试验进行检测，在辅助诊断和流行病学调查中也较常用。

（2）新疆出血热病毒：新疆出血热病毒是从我国新疆塔里木地区出血热患者的血液和尸体的肝、脾、肾、淋巴结以及在疫区捕获的硬蜱中分离到的。其形态结构和抵抗力等与 HFRS 病毒相似，但抗原性、传播方式和致病性等均与 HFRS 病毒不同。小白鼠乳鼠对此病毒高度易感，可用于病毒分离和传代。目前已将该病毒归属于布尼亚病毒科的内罗病毒属（Nairovirus）的克里米亚-刚果（Crimean-Congo）出血热病毒组。

新疆出血热是一种自然疫源疾病，主要分布于有硬蜱活动的荒漠和牧场。牛、羊、马、骆驼等家畜及野兔、刺猬和狐狸等野生动物是储存宿主。传播媒介为亚洲璃眼蜱（Hya-lomma asiaticum），实验观察到蜱可经卵传递此病毒，因此蜱又是此病毒的储存宿主。

新疆出血热的发生有明显的季节性，每年 4～5 月为流行高峰，与蜱在自然界的消长情况及牧区活动的繁忙季节相符合。人被带毒蜱叮咬而感染。潜伏期 7 d 左右，起病急骤，有发热、头痛、困倦乏力、呕吐等症状。患者早期面部、胸部皮肤潮红，继而在口腔黏膜及其他部位皮肤有出血点，严重的患者有鼻出血、呕血、血尿、蛋白尿甚至休克等。病后第 6 d 血清中可出现中和抗体，第 14 d 达高峰，并可维持 5 年以上；补体结合抗体至第 2 周才出现，且上升缓慢，滴度也低。病后免疫力持久。

我国已研制成功新疆出血热的疫苗，系采用感染乳鼠脑组织后精制而成，在牧区试用的初步结果表明安全有效。

项目 10　临床标本的细菌学检验

学习目标

1. 掌握临床标本检验的基本要求；临床标本检验的基本程序；常规的检验方法及结果报告方式。

2. 熟悉临床各种类型标本的细菌学检验。

3. 了解各种临床标本检测的临床意义。

任务 1　临床标本检验的基本要求

1.1　临床标本的采集、送检与处理原则

1.1.1　临床标本的采集

人体的体表以及与外界相通的腔道如口腔、肠道等，存在正常菌群，故采集和分离时应区别标本中是正常菌群污染还是致病菌。如痰标本，由于咳出时经过口咽部，而口咽部又存在大量的正常菌群，标本必然混杂有正常菌群，故分离致病菌时要注意与正常菌群加以区别。另外，机体的某些部位是无菌的，如检到细菌，可视为致病菌，如血液、脑脊液、骨髓等标本要求在采集过程中，按照操作规程采集，避免标本被其他细菌，特别是条件致病菌污染，必要时重复取样。

（1）细菌学检验单　认真检查检验单上的患者姓名、性别、年龄、临床诊断或症状、标本类型、来源、送检目的以及是否使用抗生素等。

（2）采集时间和部位　应尽量在使用抗生素之前采集标本，选择适当的部位采集标本。

（3）无菌操作　在采集血液、脑脊液、穿刺液、骨髓时，应严格注意无菌操作，避免杂菌污染标本以及对环境的污染。某些临床标本，如粪便、痰液、咽拭子、肛拭子标本等，在采集时虽然无需严格的无菌操作，也要尽量避免污染。

（4）标本容器　正常时无菌的标本如血液、脑脊液、穿刺液、骨髓，应放在无菌容器内，其他标本也要尽量使用无菌容器。容器灭菌应采用干热、湿热、紫外线等物理方法灭菌。尽

量避免纸质或其他吸水性较强的容器。容器上应贴上标签，注明患者姓名、床号或送检号。

1.1.2　临床标本的送检

标本采集后应立即送检，将检验单随同标本送到实验室。如不能及时送检，可将标本放入运送培养基或保存液中运送。

（1）标本采集后，一般在不超过 1 h 内送交临床细菌室，延迟送检影响病原菌检出。

（2）常规性细菌培养标本应保存在 4 ℃，也不能超过 24 h，否则会影响病原菌的检出率。

（3）需厌氧菌培养的临床细菌检验标本，运送时间与原始标本的量有关，标本量少应加快运送，可在 15～30 min 内送达。不能及时送检的组织标本必须保存在厌氧环境条件下，25 ℃可以保存 20～24 h。厌氧性标本应放在专门的运送瓶或试管内运送，有时可直接用抽取标本的注射器运送。

（4）如疑似对低温敏感的淋病奈瑟菌、脑膜炎奈瑟菌、流感嗜血杆菌感染标本应立即处理或保温运送。脑脊液、生殖道、眼睛、内耳标本绝对不可以冷藏。

（5）任何临床标本，包括拭子、体屑、体液或组织块，已知或可能含有被分离的致病菌，都是潜在性的生物危险材料。送检时，严格执行有关病原微生物标本运送规定，标本切勿污染容器的瓶口和外壁，容器必须包装好，防止送检过程中倒翻或碰破流出。对于烈性传染病标本运送时更要特别严格，必须按规定包装，由专人运送。应标记清楚，注意包装完整和运输中的保护，指定专人运送，并提供运输用具。

了解标本的来源及临床信息，有目的地检出病原菌，送检至细菌室的标本必须同时有一完整、清楚的申请单，包括标本来源、是否用过抗生素和采集时间、部位和方法等，否则临床细菌室可予退回标本。

1.1.3　临床标本的处理

检验人员于收到细菌标本后，应马上做适当的处理。如有所拖延，将影响随后病原菌的分离与鉴定。

如果细菌标本由运送培养基或无菌容器送达，检验人员应先检查标本是否符合要求。如不符合要求，应先查明标本收集不当的原因，才能丢弃。某些标本需经手术后才能获得，此类标本可镜检并小心观察其结果，同时在报告单上注明不适的理由。

原则上，标本应马上接种于合适的培养基（培养基的温度应达到室温，因有些病原菌对温度非常敏感），然后置于适宜的环境培养。如果许多标本同时送达，在处理时，检验人员应以标本的情况决定优先顺序。必须马上接种的标本，包括作脑膜炎病原菌分离用的脑脊液（CSF）标本、厌氧培养及体液标本、胃洗液、肺的活体检查标本、肺的分泌液、未直接接种的血液标本、骨髓标本及化脓性真菌感染标本。有些标本如浅表性伤口标本（不作厌氧培养）、咽喉拭子、直肠拭子、粪便或痰等标本可在冰箱放置 2～3 h 而不会导致病原菌死亡，至于尿液则可在冰箱放置 24 h 而不影响其存在细菌。

不同标本的处理方式如下：

（1）组织　用无菌刀片将组织切碎，然后在无菌研钵中磨细，可加少许生理盐水制成10％～20％悬浮液，再进行接种。

（2）体液　CSF、胸腔液、腹腔液、关节液，先3 000 r/min 离心 10 min 后，再接种到适宜的培养基上。

（3）棉拭子　棉拭子收集的标本，通常置于运送培养基送至检验室，取出时要避免污染，先接种适当平板及液体培养基，如果必要，再做革兰染色涂片。

（4）粪便　肉眼检查标本是否带脓、血及黏液，再以接种环挑取这些部分接种。

（5）痰　常规培养时，肉眼检查是否带血化脓，或含有颗粒，选取这些部分接种。

（6）血液　标本采集后应立即加入血液增菌培养基中。

（7）厌氧菌培养标本　判断标本的检验项目、运送方式是否适合厌氧菌的分离，尽早接种合适培养基，并置于厌氧环境培养。

1.2　选择细菌学检验常用培养基和培养方法

1.2.1　培养基的选择

根据标本来源和可能存在的病原菌选择不同的培养基和培养方法。临床常见标本细菌分离用培养基见表 10-1。

表 10-1　临床常见标本细菌分离用培养基

临床标本	常用培养基	备 注
血液、骨髓	EB、BA、MAC/EMB、SA	接种后同时做需氧和厌氧培养
尿液	BA、MAC/EMB、SNA	细菌计数，必要时加厌氧培养
粪、肛拭子	SS、MAC/EMB、NEY	霍乱选用碱性蛋白胨水增菌和 TCBS 分离培养
痰、咽拭子等	BA、CA、SNA、SA	可直接涂片镜检，军团菌选用专用培养基
脓液、分泌物	EB、BA、MAC/EMB、CA	可直接涂片镜检，需氧和厌氧培养
生殖道标本	EB、BA、MAC/EMB、CA	部分标本可直接涂片镜检
眼耳口鼻标本	BA、MAC/EMB、CA	部分标本可直接涂片镜检
体液（除血、脑脊液）	EB、BA	可直接涂片镜检

注：EB：增菌肉汤；BA：血平板；MAC：麦康凯平板；EMB：伊红美蓝平板；CA：巧克力平板；SNA：奈瑟菌选择性培养基；NYE：新耶尔森菌培养基；SA：沙保培养基；TCBS：硫代硫酸盐-枸橼酸盐-胆盐-蔗糖琼脂平板

1.2.2　检验程序

临床标本细菌学检验基本程序见图 10-1。

标本选择

↓

采集（保存、运送）

↓

观察、前处理

```
直接涂片检查    快速检验    分离培养    ←    增菌
                        （需氧、厌氧、CO₂培养）   （需氧、厌氧、CO₂培养）
  ↓            ↓              ↓
 报告          报告      可疑菌落（必要时做纯培养）
```

```
涂片镜检    生化试验    血清学鉴定    药敏试验    动物试验
```

↓

报告

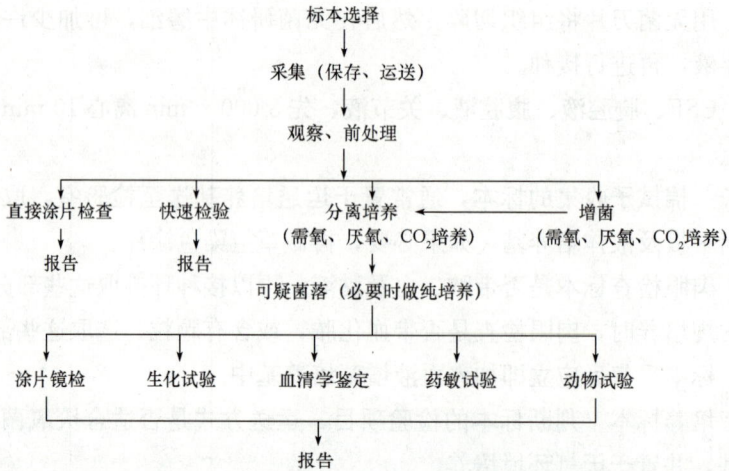

图 10-1　临床标本细菌学检验基本程序

1.3　细菌学鉴定的方法

1.3.1　细菌的形态学检查

细菌的形态学检查是细菌检验的重要方法之一。通过形态学检查，了解细菌的形态、结构和染色性，为细菌的进一步鉴定提供依据。少数细菌还可以根据形态特征做出初步诊断，如脑脊液中的脑膜炎奈瑟菌和痰液中的抗酸杆菌等。

最常用的形态学检查有不染色标本检查法、革兰染色法、抗酸染色法，此外还有一些不常用的特殊染色法，如细胞壁染色、荚膜染色、芽孢染色、鞭毛染色、异染颗粒染色等方法。

因为有很多种类的细菌具有相似的染色特性，并且细菌可能发生形态变异，出现非典型的形态，因此，形态学检查不能做出确定性诊断，还必须做生化反应、血清学鉴定等。

普通光学显微镜是细菌的形态学检查的常用设备，借助显微镜放大至 1 000 倍左右可以观察到细菌的一般形态和结构。细菌内部的超微结构，则需经电子显微镜放大数万倍以上才能看清。

观察细菌常用的显微镜有以下几种：

（1）普通光学显微镜（light microscope）　通常以自然光或灯光为光源，其波长约 0.2 μm。在最佳条件下，显微镜的最大分辨率为波长的一半，即 0.2 μm，而肉眼所能看到的最小形象为 0.2 mm，故在普通光学显微镜下用油镜放大 1 000 倍，可将 0.2 μm 的微粒放大到 0.2 mm，肉眼便可以看清，一般细菌大于 0.2 μm，故用普通光学显微镜均能清楚看到。

（2）暗视野显微镜（dark-field microscope）　使用的集光器为特制的暗视野集光器，暗视野集光器的中央为不透光的遮光板，光线不能直接射入镜筒，故背景视野黑暗无光。从集光器四周边缘斜射到标本部位的光线，经菌体散射后而进入物镜。故可以在黑暗的背景中看到发亮的菌体，明暗反差提高了观察的效果。暗视野显微镜多用于不经染色的活菌和螺旋体的形态及运动观察。

（3）相差显微镜（phase contrast microscope） 光波穿过标本中密度不同的部位时，会引起光相的差异。相差显微镜利用相差板的光栅作用，改变光相和振幅，将光相的差异转换成光的强度的差异，使细菌中的某部分结构比其他部分深暗，衬托出鲜明的对比。相差显微镜主要用于检查不染色活菌的形态及某些内部结构。

（4）荧光显微镜（fluorescence microscope） 用能量较大的紫外光或蓝紫光为光源，激发荧光色素，使之成为可见光。细菌经荧光色素染色后，置于荧光显微镜下，即可在暗色的背景下看到发射荧光的细菌。

（5）电子透镜代替光束和光学透镜，因高速电子流波长极短，约为 0.005 nm，分辨能力大大提高。放大倍数可达数万倍至数十万倍。能分辨 1 nm 的物体，细菌的表面形态和内部超微结构均能清楚地显现。电子显微镜有透射电子显微镜和扫描电子显微镜，分别适于观察细菌内部的超微结构和表面结构。

1.3.2 细菌的生物化学试验

不同细菌存在遗传差异，所产生的酶系统不同，因而对底物的分解能力不同，会产生不同的代谢产物。用生物化学方法检测细菌的代谢产物，可用于区别和鉴定细菌，是细菌鉴定最重要的方法之一，具体包括：①碳水化合物的代谢试验；②蛋白质和氨基酸的代谢试验；③碳源和氮源利用试验；④各种酶类试验；⑤抑菌试验。

1.3.3 血清学试验

血清学试验是根据抗原与相应抗体在适宜的条件下，能在体外发生特异性结合的原理，用已知的抗原或抗体来检测未知的抗体或抗原。血清学试验用于鉴定细菌，具有高度特异性，是临床微生物检验中常用方法之一，包括血清学鉴定和血清学诊断。

（1）血清学鉴定 用含有已知特异性抗体的诊断血清与患者标本中或培养物中的未知细菌及细菌抗原反应，鉴定细菌的种或型。

1）诊断血清：诊断血清是用微生物抗原免疫动物后去其血清制备而成的。常用于鉴定细菌的诊断血清主要有以下几种：①多价诊断血清：该血清含有两种（或型）以上的细菌特异性抗体，又称混合诊断血清。通常是由几种单价血清混合制成，主要用于细菌的初步定群或初步分型。②单价血清：该血清只含有一种（或型）细菌特异性抗体。通常用于细菌的鉴定或分型。③因子血清：细菌含有多种抗原成分，用细菌免疫动物后制备的抗血清，再用其他细菌将抗血清中的共同抗体吸收，留下所需要的特异性抗体，用于细菌的分型。

2）主要类型：临床细菌鉴定常用的血清学试验最主要的是凝聚试验、沉淀试验，此外还有免疫荧光技术、酶联免疫吸附试验（ELISA）、荚膜肿胀试验、制动试验等。

（2）血清学诊断

病原菌感染人体后，刺激其免疫系统产生免疫反应并产生特异性抗体。抗体的量在感染过程中增多。如果用已知的细菌抗原或其特异性抗原检测患者血清中有无相应抗体及其效价，可用于某些传染病的辅助诊断。临床上，肥达（Widal）试验是用伤寒沙门菌以及甲型、乙型和丙型副伤寒沙门菌作为抗原，检查患者血清中的抗体效价，用于伤寒、副伤寒的辅助诊断。

1.3.4 分子生物学检测

分子生物学技术的不断发展和完善，为细菌的鉴定提供了新的研究手段，使诊断更加快速、简便、准确。尤其对于那些难以培养或培养时间太长的细菌，分子生物学技术无疑是一条最佳鉴定途径。

（1）核酸杂交 核酸杂交是从核酸分子中检测特定大小的核酸分子的传统方法。其原理是核酸变性（当DNA受热时，两条链之间的氢键打开，分解成两条核苷酸单链，此过程称变性）和复性（在适当条件下，原来互补的两条单链又借碱基的互补性通过氢键恢复成双链，此过程称复性）理论。即双链的核酸分子在某些理化因素作用下双链解开，而在条件恢复后又可依碱基配对规律形成双边结构。

利用上述特性制备特定序列DNA片段，进行标记后作为探针，在一定条件下，按照碱基互补配对原则与标本中已变性的细菌DNA进行杂交，通过检测杂交信号确定是否发生杂交反应，从而鉴定标本中有无相应的病原菌基因。核酸探针技术是一项特异性强、敏感、简便、快速的检测方法。

临床应用：①细菌分类鉴定：通过细菌的核酸杂交，可以分析细菌之间DNA碱基顺序同源性，对细菌作出分类和鉴定。②细菌快速鉴定：可直接检出临床标本中的病原菌，而不受杂菌的影响，尤其对那些尚不能分离培养或很难培养的细菌的检测具有特殊的意义。目前，已广泛用于沙门菌、致病性大肠埃希菌、志贺菌、结核分枝杆菌、空肠弯曲菌、衣原体等多种致病菌的检测。③细菌耐药性的检测：根据细菌耐药性的基因制成核酸探针，用来检测待检标本中是否存在相应的耐药基因。

（2）聚合酶链反应 聚合酶链反应（polymerase chain reaction，PCR）是一种模拟天然DNA复制过程的DNA体外扩增技术，该技术可在数小时内将研究的基因或片段扩增百万倍。PCR技术具有灵敏、快速、操作简便、标本用量少等优点。

早期的PCR技术，假阳性率较高，一度限制了该技术的使用。经过改进，荧光定量PCR技术不仅克服了PCR技术易产生假阳性之不足，而且能准确定量。

临床应用：现在市场上已有多种PCR试剂用于某些特殊微生物检测。如结核分枝杆菌、麻风分枝杆菌、沙眼衣原体、军团菌、肺炎支原体、立克次体等，这些微生物有的尚未人工培养成功、分离培养困难或生长缓慢，用PCR检测无疑是一个较好的检测方法。

（3）生物芯片技术 生物芯片指高密度固定在固相支持介质上的生物信息分子（如基因片段、cDNA片段或多肽、蛋白质）的微阵列，阵列中每个分子的序列及位置都是已知的，并且是预先设定好的序列点阵。在固体芯片表面构建微型生物化学分析系统，以实现对细胞、蛋白质、DNA以及其他生物组分的准确、快速、大信息量的检测。生物芯片技术可分为基因芯片和蛋白芯片两大类。

1.3.5 动物实验

动物实验可用于某些微生物鉴定，并且有的试验结果特异性较高，可取得较满意的效果。

1.4 细菌学检验报告原则

为服务于临床诊断和治疗，应尽快提供临床微生物检验报告，应遵循两条规则：一是直接报告。在抗原试验、核酸探针试验、阴性培养、某些显微镜检查法等完成后，能得出准确的鉴定或结果，即可作出报告。二是分段报告，例如血培养阳性标本，可先作出初步报告，然后再报告细菌鉴定和抗生素敏感试验结果。

抗生素敏感性试验结果报告必须填写病原菌对每一个入选药物敏感（S）、中介（I）、耐药（R）的定性结果。实验条件许可的情况下，尽量提供 MIC 定量结果。

任务 2　血液（及骨髓）标本细菌学检验

2.1 血液中常见病原体

正常人的血液和骨髓是无菌的，当细菌侵入血液或骨髓并在其中生长繁殖引起菌血症、败血症时，血液标本中可检出相应病原菌，为临床提供病原学诊断依据。血液标本中常见病原体见表 10-2。

表 10-2　血液标本中常见病原体

革兰阳性菌	革兰阴性菌	真菌
金黄色葡萄球菌	脑膜炎奈瑟菌	念珠菌
表皮葡萄球菌	卡他布兰汉菌	隐球菌
A 群链球菌	大肠埃希菌	曲霉菌
B 群链球菌	铜绿假单胞菌	
草绿色链球菌	沙门菌	
肺炎链球菌	肺炎克雷伯菌	
肠球菌	肠杆菌	
厌氧链球菌	变形杆菌	
产单核李斯特菌	沙雷菌	
炭疽芽胞杆菌	不动杆菌	
产气荚膜梭菌	流感嗜血杆菌	
丙酸杆菌	嗜肺军团菌	
结核分枝杆菌	胎儿弯曲菌	
	拟杆菌	

2.2 标本采集

2.2.1 采血部位

采血部位通常为肘静脉。疑为亚急性心内膜炎的患者，以肘动脉或股动脉采血为宜。疑为细菌性骨髓炎或伤寒患者，在病灶或髂前（后）上棘处严格消毒后抽取骨髓。采血时要求严格无菌操作，防止皮肤正常菌群污染。

2.2.2 采集方法

静脉采血，以无菌操作方法抽取血液后，直接注入血培养瓶中，轻轻颠倒混匀，以防血液凝固。如果同时作需氧和厌氧培养，应先将标本接种到厌氧瓶中，再注入需氧瓶，严格防止将空气注入厌氧瓶中。

2.2.3 采血量

采血量一般以增菌培养液体积的 1/10 为宜，成人 8～10 mL/瓶，儿童 1～5 mL/瓶。骨髓采血量为 1～2 mL/瓶。

2.2.4 采血时间及血培养份数

采集血液标本培养应尽量在使用抗菌药物之前进行，用药前 24 h 内采集 2～3 次血液标本，可使细菌检出率高达 99%。对间歇性寒战或发热的患者，应在寒战或体温高峰到来之前 0.5～1 h 采血，亦可在寒战或发热后 1 h 采集血液标本。特殊感染患者采血培养时应遵循以下原则：

（1）可疑急性发热性菌血症、败血症患者，应在使用抗菌药物之前，在 24 h 内从不同部位采集 2～3 份血液标本培养。

（2）可疑细菌性心内膜炎患者，在 1～2 h 内采集 3 份血标本培养，如果 24 h 后显阴性，再采集 2 份血标本培养。

（3）不明原因发热患者，先采集 2～3 份血标本，24～36 h 后体温升高之前，再采集 2份血标本进行培养。

（4）可疑菌血症但血培养持续阴性时，应改变血培养方法，以获得罕见或苛养的微生物。

2.2.5 标本运送与保存

含血样的培养瓶应立即送往实验室；不能及时送检的标本，应将其放在室温，切忌冰箱存放。因为某些苛氧菌可在低温环境中死亡，而使培养阳性率下降。

2.3 细菌学检验

2.3.1 检验程序

血液及骨髓标本的细菌学检验程序见图 10-1。

2.3.2 检验方法

通常采用以下几种方法进行检验。

（1）增菌培养　血液及骨髓标本首先经过增菌培养。若使用全自动血培养仪，有细菌生长时会自动报警；若人工增菌培养，则每天早晨取出观察有无生长现象，并摇匀培养液继续孵育。如出现均匀混浊、沉淀、形成菌膜、产生气泡、培养液颜色变化、血液变色、凝固或溶血等现象，提示有细菌生长。

（2）涂片镜检　肉眼观察有细菌生长或血培养仪报警时，取培养物涂片，革兰染色镜检，并取培养物做直接药敏试验。根据革兰染色结果，以培养瓶内培养液做直接药敏试验，将试验结果在第一时间报告给临床医生，为疾病的诊断和治疗提供参考。

（3）分离培养与鉴定　对于增菌培养的阳性标本，根据涂片染色镜检结果，选择合适的培养基（如血平板、巧克力平板、SS 平板和麦康凯/中国蓝/伊红美蓝平板或厌氧平板）进行微生物的分离培养，获得纯种后进一步做生化试验、血清学试验进行鉴定，同时做抗菌药物敏感试验。

2.3.3 结果报告

血培养的结果应及时通知临床医生，采取分级报告制度。

（1）血液培养瓶疑有细菌生长者，涂片染色镜检后，电话告知临床医生。同时做直接药敏试验，将敏感的抗生素初次报告给临床医生。

（2）分离培养得到的菌落，立即进行微生物学鉴定及标准化的药敏试验，最后报告"培养×天有××细菌生长"，并报告药敏试验结果。

（3）培养 7 d 仍为阴性的标本，应进行 2 次以上盲种，仍无菌生长者，报告"经 7 d 培养无细菌生长"。

任务 3　脑脊液标本细菌学检验

3.1 脑脊液中常见病原菌

正常人体脑脊液是无菌的，当病原体通过血脑屏障进入中枢神经系统时可引起感染，如细菌性脑膜炎、真菌性脑膜炎、流行性乙型脑炎等。脑脊液标本中常见病原体见表 10-3。

表 10-3　脑脊液标本中常见病原体

革兰阳性菌	革兰阴性菌	真菌	病毒
金黄色葡萄球菌	脑膜炎奈瑟菌	白假丝酵母菌	乙型脑炎病毒
肺炎链球菌	卡他布兰汉菌	新型隐球菌	柯萨奇病毒
A 群链球菌	流感嗜血杆菌		脊髓灰质炎病毒
B 群链球菌	大肠埃希菌		新型肠道病毒
消化链球菌	铜绿假单胞菌		狂犬病毒
炭疽芽胞杆菌	肺炎克雷伯菌		
结核分枝杆菌	不动杆菌		
产单核李斯特菌	拟杆菌		
	变形杆菌		

3.2　标本采集

3.2.1　采集方法

脑脊液多由临床医生采集，通过腰穿法无菌操作采集脑脊液 3～5 mL，盛于无菌试管或小瓶中。

3.2.2　标本运送与保存

收集到的脑脊液标本应立即送检，15 min 内送到实验室，同时注意保温。不可置于冰箱保存，否则会使一些细菌死亡（如脑膜炎奈瑟菌、肺炎链球菌和嗜血杆菌），影响细菌的检出率。

3.3　细菌学检验

3.3.1　检验程序

脑脊液标本的细菌学检验程序见图 10-1。

3.3.2　检验方法

通常采用以下几种方法进行检验。

（1）涂片镜检　首先观察脑脊液标本的性状，除结核性脑膜炎和无菌性脑膜炎外，其他细菌引起的化脓性脑膜炎患者的脑脊液多呈明显混浊。混浊或脓性脑脊液可直接涂片，染色镜检。无色透明的脑脊液，应以 3 000 rpm 离心 10～15 min，根据检验目的不同采取不同的染色方法镜检。

1）一般细菌涂片镜检：取沉淀物涂片，革兰染色后镜检，根据染色性、形态、排列等作初步报告。

2）结核分枝杆菌检查：疑为结核分枝杆菌感染时，脑脊液沉淀物涂片，抗酸染色后镜检，根据染色性及形态特征作初步报告。

3）新型隐球菌检查：疑为新型隐球菌感染者，取脑脊液沉淀物行墨汁负染色，显微镜观察，根据形态特征作初步报告。

（2）分离培养与鉴定　根据检验目的不同选择不同的方法进行微生物分离培养。

1）一般细菌培养：用接种环挑取混浊脑脊液标本或经离心沉淀的沉淀物，分别接种于血琼脂平板和巧克力平板上，置于 35 ℃，CO_2 环境中培养 18～24 h。根据菌落特点及形态学特征，进一步做生化试验及血清学试验进行鉴定，同时做抗菌药物敏感试验。

2）结核分枝杆菌培养：疑为结核分枝杆菌时接种于罗-琴培养基或米氏 7H-10 培养基，斜置于 35 ℃温箱孵育 7 d 后直立，继续孵育至 1 个月，有细菌生长时，对菌落进行鉴定，如无细菌生长，则发阴性报告。

3）真菌培养：疑为真菌感染时，用血平板或沙保培养基进行分离培养，分别置于 22 ℃及 35 ℃温箱中孵育，一般 2～3 d 长出菌落，根据菌落形态、涂片镜检及生化反应等进行鉴定。

3.3.3　结果报告

发现阳性结果，立即报告临床医生。

（1）涂片镜检时，一旦发现有病原体应立即报告临床医生。革兰染色镜检见到革兰阴性球菌，肾形，凹面相对，成双排列，位于细胞内或细胞外，可报告"找到革兰阴性双球菌，位于细胞内（外），形似脑膜炎奈瑟菌"；见到革兰阳性球菌，矛头状，成双排列，菌体周围有明显荚膜，可报告"找到革兰阳性双球菌，形似肺炎链球菌"；见到革兰阴性杆菌，大小不一，呈杆状或丝状等多形态，可报告"找到革兰阴性杆菌，呈多形态性"；见到小而规则的革兰阳性杆菌，单独或呈"V"字形排列，出现于多数单核细胞之间，可报告"找到革兰阳性杆菌，形态小，排列规则"。抗酸染色镜检找到红色杆菌，可报告"找到抗酸杆菌"。墨汁负染色镜检在黑色背景中见到菌体，菌体周围有较宽的荚膜，可报告"找到新型隐球菌"。

（2）分离培养得到的菌落，立即进行微生物学鉴定及标准化的药敏试验，最后报告"检出××细菌"，并报告药敏试验结果。

（3）培养 3 d 仍无菌生长者，报告"经 3 d 培养无细菌生长"。

任务 4　尿液（泌尿、生殖道）标本细菌学检验

4.1　尿液中常见病原菌

正常人体膀胱中的尿液是无菌的，尿液经尿道排出时，受到尿道中正常菌群的污染而混有细菌，但中段尿细菌数不会超过 10^3 CFU/mL，泌尿系感染的患者，尿液中的细菌数

超过 $10^4 \sim 10^5$ CFU/mL，以此界限作为泌尿系感染的依据。尿液标本中常见病原体见表10-4。

表 10-4　尿液标本中常见病原体

革兰阳性菌	革兰阴性菌	其他病原体
金黄色葡萄球菌	淋病奈瑟菌	白假丝酵母菌
表皮葡萄球菌	大肠埃希菌	钩端螺旋体
腐生葡萄球菌	变形杆菌	梅毒螺旋体
A 群链球菌	肺炎克雷伯菌	衣原体
肠球菌	产气肠杆菌	支原体
结核分枝杆菌	肺炎克雷伯菌	
	铜绿假单胞菌	
	沙雷菌	

4.2　标本采集

4.2.1　采集方法

最好留取早晨清洁中段尿标本，首先用肥皂水清洗会阴部及尿道口，再用清水冲洗，嘱患者排弃前段尿液，收集中段尿 10~20 mL 直接排入专用的无菌容器中，加盖立即送检。该方法是最常用的尿液标本收集方法。此外，还可根据需要采用直接导尿采集法、膀胱穿刺法及留置导尿管 24 h 尿收集法等。

4.2.2　标本运送与保存

尿液标本采集后应立即送检、及时接种，室温下保存时间不能超过 2 h，4 ℃冷藏时间不能超过 8 h，否则尿液细菌迅速繁殖，使尿中细菌计数不准确。但疑为淋病奈瑟菌感染患者的标本不能冷藏保存。

4.3　细菌学检验

4.3.1　检验程序

尿液标本的细菌学检验程序见图 10-1。

4.3.2　检验方法

通常采用以下几种方法进行检验。

（1）涂片镜检　取尿液标本 5~10 mL 放于无菌试管中，3 000 rpm 离心 30 min，取沉淀物涂片，根据检验目的不同采取不同的染色方法镜检：①取沉淀物涂片，革兰染色镜检；

②疑为念珠菌感染者，取沉淀物置于洁净载玻片上，盖上盖玻片，直接用高倍镜观察；也可制成薄片革兰染色，油镜观察；③疑为结核分枝杆菌感染时，尿液经 4 000 rpm 离心30 min，取沉淀物涂片，抗酸染色镜检。根据染色性及形态特征向临床医生发初步报告。

（2）尿液细菌计数　通常取患者中段尿作定量培养，常用的方法有倾注平板法和定量接种环法。

1）倾注平板法：用无菌生理盐水或肉汤将尿液稀释成 1∶10、1∶100、1∶1 000 等不同稀释度，取相应稀释度的尿液 1 mL 加入已做标记的直径为 90 mm 无菌空平皿内，同时加入已融化并冷却至 45～50 ℃的普通营养琼脂培养基，立即充分混匀，待凝固后置 35 ℃温箱培养后作菌落计数。选择菌落数在 30～300 之间的平板作菌落计数，乘以尿液稀释倍数，即为每毫升尿液中的细菌数。

2）定量接种环法：用定量加样器取尿液 5 μL，滴加于血琼脂平板上，或直接用定量接种环取尿液，在血平板上做连续画线接种，然后置于 35 ℃培养 18～24 h 后计数菌落，再计算出每毫升尿液中的细菌数。

（3）分离培养与鉴定　根据检验目的不同选择不同的方法进行微生物分离培养。

1）一般细菌培养：取尿液标本离心沉淀物接种于血平板和麦康凯平板进行普通细菌的培养，35 ℃培养 18～24 h 后观察结果，根据菌落特征、涂片染色镜检结果及生化反应等进行鉴定，同时做抗菌药物敏感试验。

2）奈瑟菌培养：疑为淋病奈瑟菌感染时，标本接种于巧克力平板（加有万古霉素3 μg/mL、多黏菌素 7.5 μg/mL、制霉菌素 12.5 μg/mL）上，置 35 ℃含 5%～10%CO_2 环境中培养 24～48 h，根据菌落特征、涂片染色结果及生化反应等进行淋病奈瑟菌的鉴定。

3）真菌培养：疑为真菌感染时，将标本接种于沙保培养基进行分离培养，按照真菌检验方法进行鉴定。

4）厌氧菌培养：疑为厌氧菌感染，必须用膀胱穿刺尿液接种于厌氧培养基，按照厌氧菌检验方法进行鉴定。

5）结核分枝杆菌培养：疑为结核分枝杆菌感染时，用罗-琴培养基或米氏 7H-10 培养基分离培养，按照结核分枝杆菌检验方法进行鉴定。

4.3.3　结果报告

（1）尿沉淀涂片镜检时，普通细菌根据形态及染色性，报告"找到革兰×性××细菌"。如见到革兰阴性双球菌、肾形，存在于细胞内（外），报告"找到革兰阴性双球菌，存在于细胞内（外），形似淋病奈瑟菌"。见到革兰阳性，卵圆形的芽生孢子和管状假菌丝，报告"找到酵母样细胞，形似白假丝酵母菌"。抗酸染色见到抗酸阳性杆菌，可报告"找到抗酸杆菌"。

（2）尿液细菌计数革兰阳性球菌大于 10^4 CFU/mL，革兰阴性杆菌大于 10^5 CFU/mL有诊断意义，分离培养后，立即进行微生物学鉴定及标准化的药敏试验，最后报告"检出××细菌"，并报告药敏试验结果。

（3）培养 48 h 仍无细菌生长者，报告"48 h 培养无细菌生长"。

任务 5　粪便标本细菌学检验

5.1　粪便中常见病原菌

正常人的肠道内存在大量正常菌群，肠道致病菌感染可引起人类疾病，对粪便标本进行细菌学检验可以为临床诊断和治疗疾病提供参考或依据。粪便标本中常见的病原体见表 10-5。

表 10-5　粪便标本中常见的病原体

革兰阳性菌	革兰阴性菌	其他病原体
金黄色葡萄球菌	伤寒及其他沙门菌种	白假丝酵母菌
厌氧链球菌	致病大肠埃希菌	轮状病毒
结核分枝杆菌	志贺菌属菌种	埃可病毒
蜡样芽胞杆菌	弧菌属菌种	
产气荚膜梭菌	弯曲菌属菌种	
艰难芽胞梭菌	小肠结肠耶耳森菌	
	气单胞菌属菌种	
	类志贺邻单胞菌	

5.2　标本采集

5.2.1　采集方法

粪便标本多采用自然排便法，特殊情况下可采用直肠拭子法。

（1）自然排便法　患者用药前自然排便后，采集有脓血、黏液部分粪便 2～3 g，外观无异常的粪便应从粪便不同部位取材，液体粪便取絮状物，盛于无菌容器或保存液中送检。

（2）直肠拭子法　对于不易获得粪便或排便困难的患者，可采用直肠拭子法采集，将拭子前端用无菌甘油或盐水湿润，然后插入肛门 4～5 cm（幼儿 2～3 cm）处，轻轻在直肠内旋转，擦取直肠表面黏液后取出，盛入无菌试管或保存液中送检。

5.2.2　标本运送与保存

粪便标本应立即送检，如不能立即送检，放入 Cary-Blair 运送培养基或 pH 为 7.0 的磷酸盐甘油（0.033 mol/L PBS 与等体积的甘油混合）中运送和保存。

5.2.3　细菌学检验

（1）检验程序　粪便标本的细菌学检验程序见图 10-1。

（2）检验方法　通常采用以下几种方法进行检验。

1）涂片镜检：粪便标本一般不直接涂片镜检，只有当检查霍乱弧菌及菌群失调优势菌时才直接涂片镜检。

①霍乱弧菌检查：a. 染色镜检：霍乱患者粪便通常呈米泔样，取新鲜标本涂片 2 张，分别进行革兰染色和 1：10 稀释的石炭酸复红染色，显微镜观察是否有鱼群状排列的革兰阴性弧菌。b. 动力检查：取新鲜粪便制成悬滴标本或压滴标本检查细菌动力，如观察到穿梭运动极度活跃的细菌，再加 O1 群霍乱弧菌诊断血清做制动试验，若原来运动活跃的细菌停止运动，为制动试验阳性，可初步诊断为疑似 O1 群霍乱弧菌。

②酵母样菌检查：在载玻片上加 1 滴生理盐水与标本混合，加盖玻片后直接用显微镜观察或者革兰染色后镜检，根据染色性及形态结构等特征进行初步诊断。

③粪便中优势菌检查：取粪便标本直接涂片，革兰染色后镜检，根据细菌染色性、形态、排列及相对比例等推定主要优势菌，及时报告结果。

2）分离培养与鉴定：根据检验目的不同选择不同的方法进行微生物分离培养。

①沙门菌及志贺菌培养：取送检标本接种 SS 平板及麦康凯/伊红美蓝/中国蓝平板，35 ℃培养 18～24 h 后观察生长现象，取无色可疑菌落通过生化反应及血清学试验进行鉴定。

②霍乱弧菌培养：取标本接种于碱性蛋白胨水中进行增菌培养，6 h 后取表面菌膜移种或直接取粪便标本接种于碱性琼脂平板或庆大霉素-亚碲酸钾盐平板或 TCBS 平板，35 ℃培养 18～24 h 后观察菌落，挑取可疑菌落通过形态学检查、动力及制动试验、血清学试验等进行鉴定。

③副溶血性弧菌培养：取粪便、可疑食物等接种副溶血弧菌增菌液，同时画线分离于副溶血性弧菌选择性平板和 SS 琼脂平板上，35 ℃培养 18～24 h 后观察菌落，取可疑菌落做生化试验及耐盐试验等进行鉴定。

④致病性大肠埃希菌培养：取脓血或糊状粪便接种于弱选择培养基（EMB 或 MAC），35 ℃培养 18～24 h 后观察菌落，挑取可疑菌落做生化反应及与大肠埃希菌多价血清做玻片凝集试验进行鉴定，同时做抗菌药物敏感试验。

⑤金黄色葡萄球菌培养：取绿色、海水样或糊状粪便接种于甘露醇高盐琼脂平板上或血琼脂平板，35 ℃培养 18～24 h 后观察菌落，挑取黄色可疑菌落通过染色性、形态、凝固酶、DNA 酶及甘露醇发酵等试验进行鉴定，同时做抗菌药物敏感试验。

⑥小肠结肠耶尔森菌培养：从粪便中分离小肠结肠耶尔森菌常与其他肠道致病菌同时检查，将标本接种于耶尔森菌专用培养基（CIN）及麦康凯琼脂平板（MAC）上，分别置于 25～30 ℃及 35 ℃条件下培养，前者用于分离小肠结肠耶尔森菌，后者用于分离沙门菌和志贺菌。培养 48 h 后，取麦康凯平板上不发酵乳糖的无色菌落作生化反应鉴定。

⑦空肠弯曲菌培养：取液状或带血粪便标本接种于弯曲菌选择培养基（Camp-BAP、Skirrow 或 Butzler 血琼脂），在 43 ℃微需氧条件下培养 24～48 h 后观察生长现象，取略带红色、有光泽、半透明的可疑菌落做悬滴法或压滴法观察动力试验，再结合生化试验结果进行鉴定。

⑧真菌培养：主要培养白假丝酵母菌，将标本接种于含抗生素的沙保弱琼脂及血琼脂平板上，分别置于25～30 ℃和35 ℃条件下培养24～48 h，根据菌落特征、涂片染色镜检、芽管形成试验及厚膜孢子形成试验等进行鉴定。

（3）结果报告　粪便标本的微生物检验结果报告应以分离目的菌种的结果而决定。

1）涂片镜检时一旦发现阳性结果，应立即向临床医生发出初级报告。

2）分离培养后，立即进行微生物学鉴定及标准化的药敏试验，最后报告"检出××细菌"，并报告药敏试验结果。如果检出沙门-志贺菌，应根据血清血试验结果报告"检出××沙门菌"或"检出××志贺菌××群"。检出霍乱弧菌应立即向当地疾病预防控制中心报告。

3）阴性结果应报告"未检出××菌"。

任务6　痰液（呼吸道）标本细菌学检验

6.1　痰液中常见病原菌

正常人体下呼吸道是无菌的，但上呼吸道有正常菌群寄居，所以下呼吸道分泌物通过上呼吸道排出时会受到正常菌群的污染。痰液标本中常见病原体见表10-6。

表10-6　痰液标本中常见病原体

革兰阳性菌	革兰阴性菌	其他病原体
肺炎链球菌	卡他布兰汉菌	白假丝酵母菌
A群链球菌	脑膜炎奈瑟菌	新生隐球菌
金黄色葡萄球菌	流感嗜血杆菌	丝状真菌
凝固酶阴性葡萄球菌	百日咳杆菌	放线菌
肠球菌	肺炎克雷伯菌	诺卡菌
厌氧链球菌	铜绿假单胞菌	肺炎支原体
结核分枝杆菌	嗜肺军团菌	奋森螺旋体
白喉棒状杆菌		

6.2　标本采集

6.2.1　采集方法

痰液标本最好在应用抗菌药物之前采集，以晨痰最好，主要有自然咳痰法、支气管镜采集法、胃内采痰法、小儿采痰法和气管穿刺法等。

（1）自然咳痰法　为最常用的采集痰液方法，留取标本前，嘱患者用清水漱口数次，然后将痰吐入无菌带盖的痰杯中。对无痰或少痰的患者可采用雾化吸入加温至45 ℃的10%

NaCl 水溶液，使痰液易于排出。对咳痰少的幼儿，可轻压胸骨上部的气管，促进痰液的排出。

（2）支气管镜采集法　用气管镜在肺部病灶附近用导管吸引或者用支气管刷直接取材，患者不易接受，故不常用。

（3）胃内采痰法　无自觉症状的肺结核患者尤其是婴幼儿不会咳嗽，有时将痰误咽入胃中，可采集胃内容物做结核分枝杆菌培养。清晨空腹时将胃管插入患者胃内抽取胃液送检。

（4）小儿取痰法　用弯压舌板向后压舌，用棉拭子深入咽部，小儿受到刺激咳嗽时，可咳出肺部或气管分泌物粘在拭子上。

（5）气管穿刺法　这种方法主要用于厌氧培养。

6.2.2　标本运送与保存

痰液标本采集后应立即送检，以防止某些细菌在外环境中死亡。做结核分枝杆菌和真菌培养的标本不能及时送检时，可放于 4 ℃环境下保存，以免杂菌生长。

6.3　细菌学检验

6.3.1　检验程序

痰液标本的细菌学检验程序见图 10-1。

6.3.2　检验方法

（1）涂片镜检　痰液标本涂片镜检首先确定是否适合做细菌培养，同时初步判断是否有病原菌存在。

1）直接涂片镜检：将痰标本直接涂片镜检，如果白细胞＞25 个/低倍镜视野，而鳞状上皮细胞＜10 个/低倍镜视野为合格标本，适合做细菌培养；如果白细胞＜10 个/低倍镜视野，而鳞状上皮细胞＞25 个/低倍镜视野则不宜做细菌培养，为不合格标本，要求重新送检。

2）一般细菌涂片检查：取痰液的脓性或带血部分制成均匀薄片，进行革兰染色镜检，根据染色性、形态及排列作初步报告。

3）结核杆菌检查：取干酪样或脓性部分的痰液制成厚涂片，抗酸染色后镜检，根据所见结果报告找到（或未找到）抗酸杆菌。

4）放线菌及诺卡菌检查：将痰液用生理盐水反复洗涤数次，如含血液则加蒸馏水溶解红细胞，挑取黄色颗粒（硫黄颗粒）或不透明的着色斑点，置玻片上加压，并覆以盖玻片，高倍镜下观察其结构，如见中央为交织的菌丝，其末端粗杆形呈放线状排列时揭去盖玻片，干后做革兰及抗酸染色镜检。

（2）分离培养与鉴定

1）痰培养前的处理：①痰液的洗净：将痰加入 15～20 mL 无菌生理盐水的试管中，震荡 5～10 s 后静置，用接种环将沉淀于管底的脓痰片粘出，放入另一试管内，以同样的方法反复洗涤 3 次，将洗涤后痰片接种在培养基上，主要是洗去痰中的正常菌群。②痰液的均质化：向痰液内加入等量 pH 为 7.6 的 1‰胰酶溶液，置于 37 ℃，90 min，即可使痰液均质化而对细菌培养无影响。

2）普通细菌培养：将处理后的痰接种于血平板、巧克力平板、中国蓝/麦康凯平板上，分别放入普通环境和 CO_2 环境，35 ℃培养 18～24 h 后观察菌落特征，对可疑菌落涂片进行革兰染色，根据菌体的染色性、形态特点等进行初步鉴定。

3）结核分枝杆菌培养：将处理后的痰接种于改良罗氏培养基，置 35 ℃培养，一般第 1 周观察 2 次，以后每周 1 次，观察菌落出现的时间及特征，结核菌落涂片抗酸染色结果发出报告。

4）嗜肺军团菌培养：将均质化的标本接种于血琼脂、巧克力琼脂和 BCYE 琼脂（Legionella 琼脂）平板上，置 35 ℃，5‰～10‰CO_2 环境中培养。若在上述培养基中 24 h 内有细菌生长，则此菌不是军团菌。如在 BCYE 平板上 48 h 后有细菌生长，而血琼脂平板和巧克力平板上不生长，此菌可能是军团菌，应作进一步鉴定。

5）厌氧菌培养：将采集的厌氧菌标本接种于厌氧培养基，在厌氧环境下培养后对细菌进行鉴定，并发出报告。

6.3.3 结果报告

（1）涂片革兰染色检查如见到革兰阳性球菌、呈堆（葡萄状）排列，疑似葡萄球菌；如见到瓜子形态、矛头状、尖端相背的成双排列、有荚膜的革兰阳性球菌，疑似肺炎链球菌，可报告"找到革兰阳性球菌，形似××菌"；如所见细菌不易识别，可报告"找到革兰×性×形态菌"。

（2）涂片抗酸染色镜检如见到抗酸阳性杆菌，可报告"找到抗酸杆菌"。

（3）检查时如见中央部分菌丝为革兰阳性，而四周放射的末梢菌丝为革兰阴性，抗酸染色为非结核性者，可报告"找到疑似放线菌"。检查时如见革兰染色反应与放线菌相同，但抗酸染色为弱抗酸性，可报告"找到疑似诺卡菌"。

（4）分离培养检出致病菌时，除报告该菌外，同时报告正常菌群情况，以平板上所有生长菌落所占相对比例来推断，可分为大量、中等量、少量和个别。

（5）未检出致病菌时，应报告"正常菌群"。

任务 7　脓液（病灶分泌物）标本细菌学检验

7.1　脓液中常见病原菌

对脓液及创伤感染分泌物进行细菌培养，目的是进行病原菌的诊断，同时指导临床合理用药。从脓液及创伤感染分泌物中能够检出的病原体见表 10-7。

表 10-7　脓液及创伤感染分泌物中常见病原体

革兰阳性菌	革兰阴性菌	其他病原体
金黄色葡萄球菌	大肠埃希菌	放线菌
凝固酶阴性葡萄球菌	铜绿假单胞菌	诺卡菌
化脓性链球菌	变形杆菌	白假丝酵母菌
肺炎链球菌	肺炎克雷伯菌	
肠球菌	流感嗜血杆菌	
消化链球菌	拟杆菌	
炭疽芽胞杆菌	梭杆菌	
破伤风梭菌		
产气荚膜梭菌		
溃疡棒状杆菌		
结核分枝杆菌		

7.2　标本采集

7.2.1　采集方法

（1）开放性脓肿　先用无菌生理盐水冲洗表面的脓液或分泌物，用无菌棉拭子采取病灶深部的脓液及分泌物。

（2）闭锁性脓肿　先用2.5%的碘酊和75%的酒精消毒周围皮肤，再用注射器穿刺抽取或手术引流的方法采取。若疑为厌氧菌感染，取材后立即排尽注射器内空气，将针头插入无菌橡皮塞内送检。

（3）大面积烧伤的创面分泌物　用无菌棉拭子采集多部位创面的脓性分泌物，放入无菌容器中送检。也可将沾有脓液的最内层敷料放入无菌平皿送检。

7.2.2　标本运送与保存

采集后的标本应立即送检。如不能立即送检，置于 4 ℃冰箱保存，但培养淋病奈瑟菌和脑膜炎奈瑟菌的标本除外。

7.3　细菌学检验

7.3.1　检验程序

脓液（病灶分泌物）标本的细菌学检验程序见图 10-1。

7.3.2　检验方法

（1）涂片镜检　脓液标本在培养的同时需涂片染色镜检，取标本制成薄片，革兰染色镜检；对疑有结核分枝杆菌的标本，涂片抗酸染色镜检。根据细菌形态、染色特征发出初步报告。

（2）分离培养与鉴定

1）普通细菌培养：将标本分别接种血平板、中国蓝/麦康凯平板，放入 35 ℃温箱培养 18~24 h后观察结果，根据菌落特征结合涂片染色结果，进一步对细菌进行鉴定，同时做抗菌药物敏感试验。

2）嗜血杆菌和奈瑟菌培养：将标本接种于巧克力平板，置 35 ℃，5%~10%CO_2 环境培养。

3）厌氧菌培养：疑为厌氧菌感染时，将标本接种平板后，置厌氧环境中培养，根据生长情况及涂片染色结果，按该厌氧菌生物学性状进行鉴定。

4）放线菌及诺卡菌培养：标本接种平板后，置于有氧及厌氧环境中孵育 1 周以上，每天观察。

7.3.3 结果报告

（1）初步报告：如见到革兰阳性球菌呈葡萄状排列，可报告"找到革兰阳性球菌，形似葡萄球菌"；如查见不易识别的细菌，则报告"找到革兰×性×形态细菌"。

（2）分离培养检出阳性标本时，报告"检出××菌"，同时报告抗菌药物敏感性试验结果。

（3）若培养 48 h 仍无细菌生长，报告"培养 48 h 无细菌生长"。厌氧培养 3~5 d 仍未见生长，报告"厌氧培养×d无细菌生长"。

项目 11　病原微生物实验室生物安全

学习目标

1. 熟悉微生物的危害度等级分类；实验室生物安全防护水平分级分类及实验室生物安全的保障措施。

2. 熟悉生物安全实验室操作技术规范。

任务 1　实验室生物安全概述

1.1　病原微生物的分类管理

世界卫生组织（WHO）根据感染性微生物的相对危害程度制定了危害度等级的划分标准，将感染性微生物的危险度划分为 1 级、2 级、3 级和 4 级（表 11-1）。

表 11-1　病原性微生物的危害度等级分类（WHO）

危害度等级	危害程度	危害
1 级	无或极低的个体和群体危险	不太可能引起人或动物致病
2 级	个体危险中等，群体危险低	病原体能够对人或动物致病，但对实验室工作人员、社区、牲畜或环境不易导致严重危害。实验室暴露也许会引起严重感染，但对感染有有效的预防和治疗措施，并且疾病传播的危险有限
3 级	个体危险高，群体危险低	病原体通常能引起人或动物的严重疾病，但一般不会发生感染个体向其他个体的传播，并且对感染有有效的预防和治疗措施
4 级	个体和群体的危险均高	病原体通常能引起人或动物的严重疾病，并且很容易发生个体之间的直接或间接传播，对感染一般没有有效的预防和治疗措施

在我国，根据病原微生物的传染性、感染后对个体或群体的危害程度将病原微生物分

为第一类病原微生物、第二类病原微生物、第三类病原微生物、第四类病原微生物（表11-2）。

表 11-2　病原性微生物的分类（中国）

危害度等级	危害程度
第四类	在通常情况下不会引起人类或者动物疾病的微生物
第三类	能够引起人类或者动物疾病，但一般情况下对人、动物或者环境不构成严重危害，传播风险有限，实验室感染后很少引起严重疾病，并且具备有效治疗和预防措施的微生物
第二类	能够引起人类或者动物严重疾病，比较容易直接或者间接在人与人、动物与人、动物与动物间传播的微生物
第一类	能够引起人类或者动物非常严重疾病的微生物，以及我国尚未发现或者已经宣布消灭的微生物

1.2　实验室生物安全与实验室生物安全保障

2004 年 4 月，安徽、北京先后发现新的 SARS 病例，经证实分别来自于在中国疾病预防控制所实验室受到 SARS 感染的两名工作人员。实验室感染事件时有发生，不胜枚举。这主要是因为从事专职微生物实验操作的人员比其他工作人员有更多接触病原微生物的机会，稍有疏忽大意，就可能被试验的对象所感染。微生物实验室可能成为传染源，造成危害公众健康的严重后果。

实验室生物安全（laboratory biosafety）是指用以防止发生病原体或毒素无意中暴露及意外释放的防护原则、技术及实践。实验室生物安全保障（laboratory biosecurity）是指单位和个人为防止病原体或毒素丢失、被窃、滥用、转移或有意释放而采取的安全措施。

实验室生物安全保障措施的基本内容包括：安全设备、个体防护装置和措施，实验室的特殊设计和建设要求，严格的管理制度和标准化的操作程序及规程。

（1）应将每一特定实验室从立项、建设到使用维护的全过程中有关生物安全防护综合措施的内容编入实验室的生物安全手册中。必须设有专职的生物安全负责人。

（2）安全设备和个体防护　安全设备和个体防护是确保实验室工作人员与致病微生物及其毒素直接接触的一级屏障。生物安全柜是最重要的安全设备，形成最主要的防护屏障。实验室应按要求分别配备Ⅰ、Ⅱ、Ⅲ级生物安全柜。必要时实验室应配备其他安全设备，如设置配有排风净化装置的排气罩等，或采用其他不使致病微生物逸出确保安全的设备。必须给实验室工作人员配备必要的个体防护用品。

（3）实验室设计与建造的特殊要求　实验室的选址、平面布置、围护结构、通风空调、安全装置及特殊设备等设计与建造的特殊要求。

（4）安全操作规程　针对不同等级的生物安全防护实验室所规定的安全操作规程，包括标准的安全操作规程和特殊的安全操作规程，必须在实验室的生物安全手册中明列并加以执行。针对不同的微生物及其毒素应补充规定相应的特殊安全操作规程，也应在各实验室的生物安全手册中明列并加以执行。

（5）致病微生物及其毒素在实验室之间的传递　致病微生物及其毒素在实验室之间的传递必须严格按照国家现行有关管理办法执行。

（6）管理制度　管理制度应包含实验室内的布置和准入、实验室工作人员的资格和培训、保证安全的工作程序、事前进行有效的培训和模拟训练、对于意外事故要能够提供包括紧急救助或专业性保健治疗的措施、实验室事故处理、事故登记等内容。

1.3　微生物危害评估、风险评估

当建设使用传染性或有潜在传染性材料的实验室前，必须进行微生物危害评估。应依据传染性微生物致病能力的程度、传播途径、稳定性、感染剂量、操作时的浓度和规模、实验对象的来源、是否有动物实验数据、是否有有效的预防和治疗方法等诸因素进行微生物危害评估。

（1）通过微生物危害评估确定对象微生物应在哪一级的生物安全防护实验室中进行操作。

（2）根据危害评估结果，制定相应的操作规程、实验室管理制度和紧急事故处理办法，必须形成书面文件并严格遵守执行。

生物安全工作的核心是危险度评估。可以借助许多方法来对某一个特定的操作程序或实验进行危险度评估，其中最重要的是专业判断。危险度评估应当由对所涉及的微生物特性、设备和规程、动物模型以及防护设备和设施最为熟悉的人员来进行。实验室主任或项目负责人应当负责确保进行充分和及时的危险度评估，同时也有责任与所在机构的安全委员会和生物安全工作人员密切合作，以确保有适当的设备和设施来进行相关的研究工作。危险度评估一旦进行，还应当考虑收集与危险程度相关的新资料以及来自科学文献的其他相关的新信息，以便必要时对危险度评估结果进行定期检查和修订。

进行微生物危险度评估最有用的工具之一就是列出微生物的危险度等级。然而对于一个特定的微生物来讲，在进行危险度评估时仅仅参考其危险度等级是远远不够的，适当时还应考虑其他一些因素，包括：①微生物的致病性和感染数量；②暴露的潜在后果；③自然感染途径；④实验室操作所致的其他感染途径（非消化道途径、空气传播、食入）；⑤微生物在环境中的稳定性；⑥所操作微生物的浓度和浓缩标本的容量；⑦适宜宿主（人或动物）的存在；⑧从动物研究和实验室感染报告或临床报告中得到的信息；⑨计划进行的实验室操作（如超声处理、气溶胶化、离心等）；⑩可能会扩大微生物的宿主范围或改变微生物对于已知有效治疗方案敏感性的所有基因技术；⑪当地是否能进行有效的预防或治疗干预。

根据危险度评估过程中所明确的上述信息，可以确定所计划开展的研究工作的生物安全水平级别，选择合适的个体防护装备，并结合其他安全措施制订标准操作规范（standard operating procedure，SOP），以确保在最安全的水平下开展工作。

任务2 生物安全实验室与设备要求

2.1 实验室生物安全防护水平分级概述

我国于2004年11月12日公布实施的《病原微生物实验室生物安全管理条例》，该条例根据实验室对病原微生物的生物安全防护水平，并依照实验室生物安全国家标准的规定，将实验室分为一级、二级、三级、四级。

2011年12月5日实施的《生物安全实验室建筑技术规范》（GB 50346—2011）依据实验室所处理对象的生物危险程度和采取的防护措施，把生物安全实验室分为四级，其中一级对生物安全隔离的要求最低，四级最高。一般以BSL-1、BSL-2、BSL-3、BSL-4表示相应级别的生物安全实验室（表11-3）。

表11-3 四级生物安全实验室

分级	危害程度	处理对象
一级	低个体危害，低群体危害	对人体、动植物或环境危害较低，不具有对健康成人、动植物致病的致病因子
二级	中等个体危害，有限群体危害	对人体、动植物或环境具有中等危害或具有潜在危险的致病因子，对健康成人、动物和环境不会造成严重危害。有有效的预防和治疗措施
三级	高个体危害，低群体危害	对人体、动植物或环境具有高度危害性，通过直接接触或气溶胶使人传染上严重的甚至是致命疾病，或对动植物和环境具有高度危害的致病因子。通常有预防和治疗措施
四级	高个体危害，高群体危害	对人体、动植物或环境具有高度危险性，通过气溶胶途径传播或传播途径不明，或未知的、高度危险的致病因子。没有预防和治疗措施

临床微生物实验室的“生物安全水平”（biosafety levels，BSLs）与实验室内病原微生物的传播模式、可能发生的感染类型和严重程度以及应具备的有效预防措施和应对能力有关，按照生物安全水平，临床微生物实验室进分为4个级别。4个级别实验室的微生物潜在危害及允许的实验活动如下。

BSL-1：为最低级别，依据标准实验室程序，可以进行开放操作。针对的微生物危害极少，对成人不会造成感染，如棒状杆菌等。也包括一些可能对幼儿、老年人或免疫缺陷患者造成感染的条件致病菌。

BSL-2：一般用于具有中等危险性、能引起人类不同程度感染的病原体，如沙门菌属、HBV等。这些病原微生物可能通过不慎吞食以及皮肤、黏膜破损而发生感染。当具备一级屏障设施，如穿戴面罩、隔离衣和手套等防护下，可以在开放实验台上进行标准化的操作。实验室应具备生物安全柜和密封的离心管，以防止泄漏和气溶胶产生。

BSL-3：用于有明显危害、可以通过空气传播的病原微生物，如结核分枝杆菌、伯氏立克次体等。BSL-3 除对一级和二级安全设施有严格要求外，还包括对实验室设计的特殊规定，需具备合适的空气净化系统。凡符合 BSL-3 的微生物均须在生物安全柜内操作。

BSL-4：用于能引起人类致死性感染、可通过空气传播或者目前尚无疫苗预防等有效治方法的病原微生物，如出血热病毒等。须在Ⅲ级生物安全柜内或全身穿戴特制的正压防护服进行操作。实验室必须与其他实验室隔离，BSL-4 必须与其他实验室隔离，独立设置，并具备特殊的空气和废物处理系统。

医院内的临床实验室或检验科因接触可能含有致病微生物的标本，应达到二级生物安全防护实验室要求。二级生物安全防护实验室适合于对人和环境有中度潜在危险的病源，它与一级生物安全防护实验室的区别在于：①实验人员是否接受过生物安全防护的培训；②是否有进入实验室的限制措施；③对已受到或可能受到污染锐器的使用是否足够重视；④某些可能产生传染性气溶胶或飞溅物的实验过程，是否在生物安全柜中或其他物理抑制设备中进行。

二级生物安全防护实验室应注意实验室设计与建造、实验室安全设备与个体防护、实验室制度建设和操作要点三方面的内容。

2.2 安全设备和个体防护

一般二级医院以上的临床微生物实验室的设施和布局一般要求符合 BSL-2 标准，有的临床微生物实验室检测特殊病原微生物，如结核分枝杆菌，应达到 BSL-3 标准，以下介绍一～四级生物安全实验室的安全设备和个体防护。

2.2.1 一级生物安全实验室

（1）一般无须使用生物安全柜等专用安全设备。

（2）工作人员在实验时应穿工作服，戴防护眼镜。

（3）工作人员手上有皮肤破损或皮疹时应戴手套。

2.2.2 二级生物安全实验室

（1）可能产生致病微生物气溶胶或出现溅出的操作均应在生物安全柜（Ⅱ级生物安全柜为宜）或其他物理抑制设备中进行，并使用个体防护设备。

（2）处理高浓度或大容量感染性材料均必须在生物安全柜（Ⅱ级生物安全柜为宜）或其他物理抑制设备中进行，并使用个体防护设备。上述材料的离心操作如果使用密封的离心机转子或安全离心杯，且它们只在生物安全柜中开闭和装载感染性材料，则可在实验室中进行。

（3）当微生物的操作不可能在生物安全柜内进行而必须采取外部操作时，为防止感染性材料溅出或雾化危害，必须使用面部保护装置（护目镜、面罩、个体呼吸保护用品或其他防溅出保护设备）。

（4）在实验室中应穿着工作服或罩衫等防护服。离开实验室时，防护服必须脱下并留在实验室内；不得穿着外出，更不能携带回家；用过的工作服应先在实验室中消毒，然后统一洗涤或丢弃。

（5）当手可能接触感染材料、污染的表面或设备时应戴手套。如可能发生感染性材料的溢出或溅出，宜戴两副手套。不得戴着手套离开实验室。工作完全结束后方可除去手套。一次性手套不得清洗和再次使用。

2.2.3　三级生物安全实验室

（1）实验室中必须安装Ⅱ级或Ⅱ级以上生物安全柜。

（2）所有涉及感染性材料的操作应在生物安全柜中进行。当这类操作不得不在生物安全柜外进行时，必须采用个体防护与使用物理抑制设备的综合防护措施。

（3）在进行感染性组织培养、有可能产生感染性气溶胶的操作时，必须使用个体防护设备。

（4）当不能安全有效地将气溶胶限定在一定范围内时，应使用呼吸保护装置。

（5）工作人员在进入实验室工作区前，应在专用的更衣室（或缓冲间）穿着背开式工作服或其他防护服。工作完毕必须脱下工作服，不得穿着工作服离开实验室。可再次使用的工作服必须先消毒后清洗。

（6）工作时必须戴手套（两副为宜）。一次性手套必须先消毒后丢弃。

（7）在实验室中必须配备有效的消毒剂、眼部清洗剂或生理盐水，且易于取用。可配备应急药品。

2.2.4　四级生物安全实验室

四级生物安全防护实验室分为：安全柜型实验室和穿着正压服型实验室。在安全柜型实验室中，所有微生物的操作均在Ⅲ级生物安全柜中进行。在穿着正压服型实验室中，工作人员必须穿着特殊的正压服式保护服装。

（1）在实验室中所有感染性材料的操作都必须在Ⅲ级生物安全柜中进行。如果工作人员穿着整体的由生命维持系统供气的正压工作服，则相关操作可在Ⅱ级生物安全柜中进行。

（2）所有工作人员进入实验室时都必须换上全套实验室服装，包括内衣、内裤、衬衣或连衫裤、鞋和手套等。所有这些实验室保护服在淋浴和离开实验室前均必须在更衣室内脱下。

2.3　实验室设计和建造的特殊要求

生物安全实验室一般实施两级隔离。一级隔离通过生物安全柜、负压隔离器、正压防护服、手套、眼罩等实现；二级隔离通过实验室的建筑、空调净化和电气控制系统来实现。二级～四级生物安全实验室应实施两级隔离。

2.3.1　一级生物安全实验室（图 11-1）

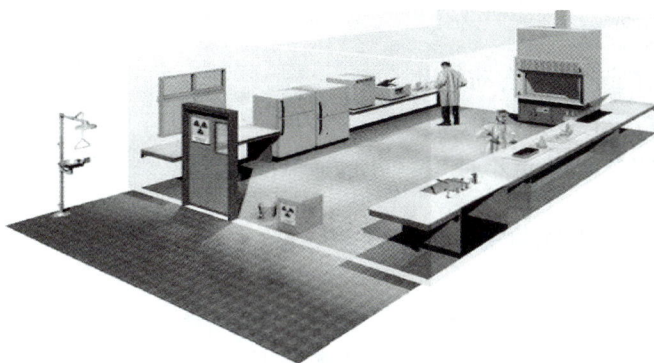

图 11-1　一级生物安全实验室

（1）每个实验室应设洗手池，宜设置在靠近出口处。

（2）实验室围护结构内表面应易于清洁。地面应防滑、无缝隙，不得铺设地毯。

（3）实验台表面应不透水，耐腐蚀、耐热。

（4）实验室中的家具应牢固。为易于清洁，各种家具和设备之间应保持生物废弃物容器的台（架）。

（5）实验室如有可开启的窗户，应设置纱窗。

2.3.2　二级生物安全实验室（图 11-2）

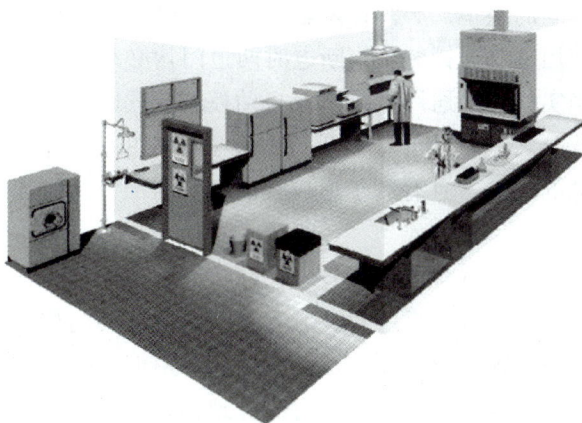

图 11-2　二级生物安全实验室

（1）每个实验室应设洗手池，宜设置在靠近出口处。

（2）实验室围护结构内表面应易于清洁。地面应防滑、无缝隙，不得铺设地毯。

（3）实验台表面应不透水，耐腐蚀、耐热。

（4）实验室中的家具应牢固。为易于清洁，各种家具和设备之间应保持生物废弃物容器的台（架）。

(5) 实验室如有可开启的窗户，应设置纱窗。

(6) 应设置实施各种消毒方法的设施，如高压灭菌锅、化学消毒装置等对废弃物进行处理。

(7) 应设置洗眼装置。

(8) 实验室门宜带锁、可自动关闭。

(9) 实验室出口应有发光指示标志。

(10) 实验室宜有不少于每小时 3～4 次的通风换气次数。

2.3.3　三级生物安全实验室（图 11-3）

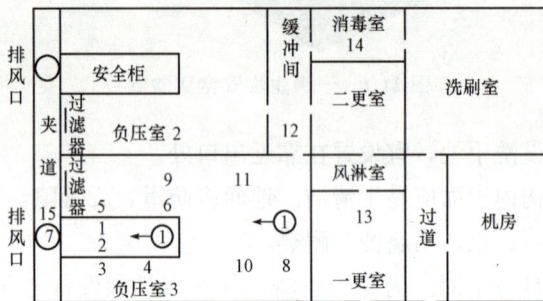

图 11-3　三级生物安全实验室

(1) 选址　三级生物安全防护实验室可与其他用途房屋设在一栋建筑物中，但必须自成一区。该区通过隔离门与公共走廊或公共部位相隔。

(2) 平面布局　①三级生物安全防护实验室的核心区包括实验间及与之相连的缓冲间。②缓冲间形成进入实验间的通道。必须设两道连锁门，当其中一道门打开时，另一道门自动处于关闭状态。如使用电动连锁装置，断电时两道门均必须处于可打开状态。在缓冲间可进行二次更衣。③当实验室的通风系统不设自动控制装置时，缓冲间面积不宜过大，不宜超过实验间面积的八分之一。④Ⅱ级或Ⅲ级生物安全柜的安装位置应远离实验间入口，避开工作人员频繁走动的区域，且有利于形成气流由"清洁"区域流向"污染"区域的气流流型。

(3) 围护结构　①实验室（含缓冲间）围护结构内表面必须光滑耐腐蚀、防水，以易于消毒清洁。所有缝隙必须加以可靠密封。②实验室内所有的门均可自动关闭。③除观察窗外，不得设置任何窗户。观察窗必须为密封结构，所用玻璃为不碎玻璃。④地面应无渗漏，光洁但不滑。不得使用地砖和水磨石等有缝隙地面。⑤天花板、地板、墙间的交角均为圆弧形且可靠密封，施工时应防止昆虫和老鼠钻进墙脚。

(4) 通风空调

1) 必须安装独立的通风空调系统以控制实验室气流方向和压强梯度。该系统必须确保实验室使用时，室内空气除通过排风管道经高效过滤排出外，不得从实验室的其他部位或缝隙排向室外；同时确保实验室内的气流由"清洁"区域流向"污染"区域。进风口和排风口的布局应使实验区内的死空间减小到最小程度。

2）通风空调系统为直排系统，不得采用部分回风系统。

3）环境参数：相对于实验室外部，实验室内部保持负压。实验室内的温、湿度以控制在人体舒适范围为宜，或根据工艺要求而定。实验室内的空气洁净度以《洁净厂房设计规范》（GB 50073—2001）中所定义的七级至八级为宜。实验室人工照明应均匀，不眩目，照度达到 500 lx。

4）为确保实验室内的气流由"清洁"区域流向"污染"区域，实验室内不应使用双侧均匀分布的排风口布局。不应采用上送上排的通风设计。由生物安全柜排出的经内部高效过滤的空气可通过系统的排风管直接排至大气，也可送入建筑物的排风系统。应确保生物安全柜与排风系统的压力平衡。

5）实验室的进风应经初、中、高效三级过滤。

6）实验室的排风必须经高效过滤或加其他方法处理后，以不低于 12 m/s 的速度直接向空中排放。该排风口应远离系统进风口位置。处理后的排风也可排入建筑物的排风管道，但不得被送回到该建筑物的任何部位。

7）进风和排风高效过滤器必须安装在实验室设在围护结构上的风口里，以避免污染风管。

8）实验室的通风系统中，在进风和排风总管处应安装气密型调节阀门，必要时可完全关闭以进行室内化学熏蒸消毒。

9）实验室的通风系统中所使用的所有部件均必须为气密型。所使用的高效过滤器不得为木框架。

10）应安装风机启动自动联锁装置，确保实验室启动时先开排风机后开送风机。关闭时先关送风机后关排风机。

11）不得在实验室内安装分体空调器。

（5）安全装置及特殊设备

1）必须在主实验室内设置Ⅱ级或Ⅲ级生物安全柜。

2）连续流离心机或其他可能产生气溶胶的设备应置于物理抑制设备之中，该装置应能将其可能产生的气溶胶经高效过滤器过滤后排出。在实验室内所必须设置的所有其他排风装置（通风橱、排气罩等）的排风均必须经过高效过滤器过滤后方可排出。其室内布置应有利于形成气流由"清洁"区域流向"污染"区域的气流流型。

3）实验室中必须设置不产生蒸汽的高压灭菌锅或其他消毒装置。

4）实验间与外部应设置传递窗。传递窗双门不得同时打开，传递窗内应设物理消毒装置。感染性材料必须放置在密闭容器中方可通过传递窗传递。

5）必须在实验室入口处的显著位置设置压力显示报警装置，显示实验间和缓冲间的负压状况。当负压指示偏离预设区间必须能通过声、光等手段向实验室内外的人员发出警报，可在该装置上增加送、排风高效过滤器气流阻力的显示。

6）实验室启动工作期间不能停电。应采用双路供电电源。如难以实现，则应安装停电时可自动切换的后备电源或不间断电源，对关键设备（生物安全柜、通风橱、排气罩以及照明等）供电。

7）可在缓冲间设洗手池：洗手池的供水截门必须为脚踏、肘动或自动开关。洗手池如设在主实验室，下水道必须与建筑物的下水管线分离，且有明显标志。下水必须经过消毒处理。洗手池仅供洗手用，不得向内倾倒任何感染性材料。供水管必须安装防回流装置。不得在实验室内安设地漏。

（6）其他

1）实验台表面应不透水，耐腐蚀、耐热。

2）实验室中的家具应牢固。为易于清洁，各种家具和设备之间应保持一定间隙。应有专门放置生物废弃物容器的台（架）。家具和设备的边角和突出部位应光滑、无毛刺，以圆弧形为宜。

3）所需真空泵应放在实验室内。真空管线必须装置在线高效过滤器。

4）压缩空气等钢瓶应放在实验室外。穿过围护结构的管道与围护结构之间必须用不收缩的密封材料加以密封。气体管线必须装置在线高效过滤器和防回流装置。

5）实验室中应设置洗眼装置。

6）实验室出口应有发光指示标志。

7）实验室内外必须设置通信系统。

8）实验室内的实验记录等资料应通过传真机发送至实验室外。

2.3.4 四级生物安全实验室

四级生物安全实验室分为安全柜型实验室和穿着正压服型实验室。在安全柜型实验室中，所有微生物的操作均在Ⅲ级生物安全柜中进行。在穿着正压服型实验室中，工作人员必须穿着特殊的正压服式保护服装。

（1）安全柜型实验室设计和建造的特殊要求

1）选址：实验室应建造在独立的建筑物内或实验室建筑物内独立的区。

2）平面布局：①实验室核心区域由安放有Ⅲ级生物安全柜的房间（安全柜室）和进入通道组成。进入通道至少有3个部分，依次为外更衣室、淋浴室和内更衣室。任何相邻的门之间都有自动连锁装置，防止两个相邻的门被同时打开。对于不能从更衣室携带进出安全柜室的材料、物品和器材，应在安全柜室墙上设置具有双门结构的高压灭菌锅，并有浸泡消毒槽、熏蒸室或带有消毒装置的通风传递窗，以便进行传递或消毒。必须设置带气闸室的紧急出口通道。②安全柜室四周可设置缓冲区，为环形走廊或缓冲房间，属核心区域的一部分。缓冲区建设要求同三级生物安全防护实验室。

3）围护结构：①安全柜房间和内侧更衣室的墙壁、地板、天花板等内部应形成密封的内壳。地板应整体密封，墙角成圆弧形。房间的内表面应防水、耐腐蚀。结构内所有的缝隙都应密封。尽量减小安全柜室和内更衣室门周围的缝隙并可密封以利消毒。安全柜室地板上所有的下水管都直接通往液体消毒系统，下水道口和其他服务管线安装高效过滤器并防止害虫进入。②进入实验室的门可自动关闭，可以上锁。所有在实验室内外传递物品的设备都必须为双开门结构，两门之间也必须有自动连锁装置。③任何窗户都要求防破碎并密封。④在实验室的墙洞上安装用于对Ⅲ级生物安全柜和安全柜室传递出来的物品进行消毒的双开门高压灭菌锅。其外门在实验室外开启。缝隙必须良好密封。

4）通风空调：①必须安装精心设计建造的直排式通风系统。该系统进风和排风设计应确保定向的气流由最小危险区流向最大潜在危险区。进风口和排风口的布局应使实验区内的死空间降低到最小程度。②必须监测相邻区域的压差和气流流向，并安装报警器。在外更衣室的入口处安装压强仪表盘，显示和监测实验室内各区的压强或压差和进风、排风的风量。③必须设计安装通风系统的自动控制和警报装置以确保实验室内不出现正压并保持各房间压强和压差正常。Ⅲ级生物安全柜的排风必须直接与排风管道相连。排风管道必须单独设置，不得与建筑物排风系统相连。④环境参数：安全柜室必须保持负压程度最高，其相对压强不得高于−60 Pa；安全柜室、内更衣室、淋浴室和外更衣室的相对压强依次增高，相邻房间之间应有压差，保持在 10～15 Pa。核心区域的空气洁净度以七级至八级为宜。实验室人工照明应均匀，不眩目，照度不低于 500 lx。⑤进风为三级过滤系统，最后一级必须经过高效过滤器过滤。⑥来自整个核心区域的排风必须连续经过两个高效过滤器处理。排风口应远离实验室区和进风口。⑦进风和排风高效过滤器必须安装在实验室各房间并设在围护结构上的风口里，以避免污染风管。高效过滤器风口结构必须在更换高效过滤器之前实现就地消毒。或采用可在气密袋中进行更换的过滤器结构，以后再对高效过滤器进行消毒或焚烧。每台高效过滤器安装前后都必须进行检测，运行后每年也必须进行一次检测。

5）安全装置及特殊设备：①安全柜室必须设置Ⅲ级生物安全柜。②高压灭菌锅的门必须自动控制，只有在灭菌循环完成后，其外门方可开启。③必须提供双开门的液体浸泡槽、熏蒸消毒室或用于消毒的通风气闸室，对来自Ⅲ级生物安全柜和安全柜室的不能高压消毒的物品进行消毒，使其安全进出。④如果有中央真空管线系统，不应在安全柜室以外的空间使用。在线的高效过滤器尽可能接近每个使用点或截门处。过滤器应易于现场消毒或更换。其他通往安全柜室的气、液管线要求安装保护装置以防止回流。⑤自内更衣室（含卫生间），安全柜室水池下水、地漏以及高压消毒室和其他来源流出的液体在排往下水道之前，必需经过消毒，最好用加热消毒法。地漏必须有充满对被实验传染性物质有效的化学消毒剂的水封，它们直接通往消毒系统。下水道口和其他服务管线均应安装高效过滤器。自淋浴室和外更衣室、厕所排出的液体可以不经过任何处理直接排到下水道中。对液体废弃物的消毒效果必须经过证实。⑥必须为实验室的核心区（安全柜室、内更衣室、淋浴室和外更衣室）的通风系统、警报器、照明、进出控制和生物安全柜设置可以自动启动的紧急电源。

6）其他：①工作台表面应无缝或为密封的表面，应不透水，耐腐蚀、耐热。②实验室的家具应简单，为开放结构，且牢固。实验台、安全柜和其他设备之间留有空间以便能够清理和消毒。椅子和其他设施表面应铺上非纤维材料使之容易消毒。家具和设备的边角和突出部位应光滑、无毛刺，以圆弧形为宜。③在安全柜室内外更衣室近门处安装非手动操作的或自动洗手池。④实验室与外部必须设有通信系统，宜设闭路电视系统。⑤实验室内的实验记录等资料必须通过传真机发送至实验室外。

（2）穿着正压服型实验室设计和建造的特殊要求

1）选址：实验室应建造在独立的建筑物内或实验室建筑物内独立的区域。

2）平面布局：①实验室核心区域由安放有Ⅱ级生物安全柜的房间（主实验室）和进入通道组成。进入通道包括更衣区和消毒区。更衣区依次为外更衣室、淋浴室和内更衣室，消毒区为化学淋浴室，工作人员离开主实验室时首先经过化学淋浴消毒正压防护服表面。核心区任何相邻的门之间都有自动连锁装置，防止两个相邻的门被同时打开。对于不能从更衣室携带进出主实验室的材料、物品和器材，应在主实验室墙上设置具有双门结构的高压灭菌锅、浸泡消毒槽、熏蒸室或带有消毒装置的通风传递窗，以便进行传递或消毒。必须设置带气闸室的紧急出口通道。②安全柜室四周可设置缓冲区，为环形走廊或缓冲房间，属核心区域的一部分。缓冲区建设要求同三级生物安全防护实验室。

3）围护结构：与安全柜型实验室的要求相同。

4）通风空调：①实验区必须保持负压程度最高，其相对压强不得高于－80 Pa；实验区、化学消毒淋浴室、内更衣室、淋浴室和外更衣室的相对压强依次增高，相邻房间之间保持10～15 Pa的压差。核心区域的空气洁净度以七级至八级为宜。②除上述条款外，其他与安全柜型实验室的要求相同。

5）安全装置及特殊设备：①主实验室必须设置至少为Ⅱ级的生物安全柜。②进入主实验室的工作人员必须穿着正压防护服，由高效过滤器提供保护的生命支持系统供给呼吸用气。生命支持系统包括提供超量呼吸气体的正压供气装置，报警器和紧急支援气罐。工作服内气压相对周围环境为持续正压。必须为生命支持系统设置自动启动的紧急电源。③除上述条款外，其他与安全柜型实验室的要求相同。

6）其他：与安全柜型实验室的要求相同。

任务3　生物安全实验室操作技术规范

3.1　一级生物安全防护实验室安全操作规程

（1）禁止非工作人员进入实验室。参观实验室等特殊情况须经实验室负责人批准后方可进入。

（2）接触微生物或含有微生物的物品后，脱掉手套后和离开实验室前要洗手。

（3）禁止在工作区饮食、吸烟、处理隐形眼镜、化妆及储存食物。

（4）以移液器吸取液体，禁止口吸。

（5）制定尖锐器具的安全操作规程。

（6）按照实验室安全规程操作，降低溅出和气溶胶的产生。

（7）每天至少消毒一次工作台面，活性物质溅出后要随时消毒。

（8）所有培养物、废弃物在运出实验室之前必须进行灭活，如高压灭活。需运出实验室灭活的物品必须放在专用密闭容器内。

（9）制定有效的防鼠防虫措施。

3.2 二级生物安全防护实验室安全操作规程

3.2.1 常规微生物操作规程中的安全操作要点

（1）禁止非工作人员进入实验室。参观实验室等特殊情况须经实验室负责人批准后方可进入。

（2）接触微生物或含有微生物的物品后，脱掉手套后和离开实验室前要洗手。

（3）禁止在工作区饮食、吸烟、处理隐形眼镜、化妆及储存食物。

（4）以移液器吸取液体，禁止口吸。

（5）制定尖锐器具的安全操作规程。

（6）按照实验室安全规程操作，降低溅出和气溶胶的产生。

（7）每天至少消毒一次工作台面，活性物质溅出后要随时消毒。

（8）所有培养物、废弃物在运出实验室之前必须进行灭活，如高压灭活。需运出实验室灭活的物品必须放在专用密闭容器内。

（9）制定有效的防鼠防虫措施。

（10）实验室入口处须贴上生物危险标志，内部显著位置须贴上有关的生物危险信息，包括使用传染性材料的名称，负责人姓名和电话号码（图 11-4）。

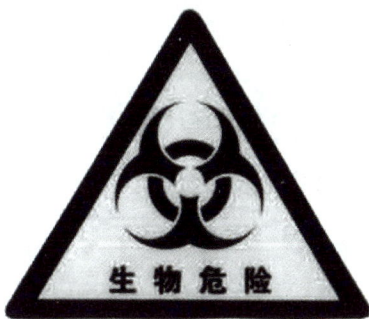

图 11-4　生物危险标志

3.2.2 特殊的安全操作规程

（1）进行感染性实验时，禁止他人进入实验室，或必须经实验室负责人同意后方可进入。免疫耐受或正在使用免疫抑制剂的工作人员必须经实验室负责人同意方可在实验室或动物房内工作。

（2）实验室入口处须贴上生物危险标志，注明危险因子、生物安全级别、需要的免疫、负责人姓名和电话、进入实验室的特殊要求及离开实验室的程序。

（3）工作人员应接受必要的免疫接种和检测（如乙型肝炎疫苗、卡介苗等）。

（4）必要时收集从事危险性工作人员的基本血清留底，并根据需要定期收集血清样本，应有检测报告，如有问题及时处理。

（5）将生物安全程序纳入标准操作规范或生物安全手册，由实验室负责人专门保管，工作人员在进入实验室之前要阅读规范并按照规范要求操作。

（6）工作人员要接受有关的潜在危险知识的培训，掌握预防暴露以及暴露后的处理程序。每年要接受一次最新的培训。

（7）严格遵守下列规定，防止利器损伤：①除特殊情况（肠道外注射和静脉切开等）外，禁止在实验室使用针、注射器及其他利器。尽可能使用塑料器材代替玻璃器材。②尽可能应用一次性注射器，用过的针头禁止折弯、剪断、折断、重新盖帽、从注射器上取下，禁止用手直接操作，用过的针头必须直接放入防穿透的容器中。非一次性利器必须放入厚壁容器中并运送到特定区域消毒，最好进行高压消毒。③尽可能使用无针注射器和其他安全装置。④禁止用手处理破碎的玻璃器具。装有污染针、利器及破碎玻璃的容器在丢弃之前必须消毒。

（8）培养基、组织、体液及其他具有潜在危险性的废弃物须放在防漏的容器中储存、运输及消毒灭菌。

（9）实验设备在运出修理或维护前必须进行消毒。

（10）人员暴露于感染性物质时，及时向实验室负责人汇报，并记录事故经过和处理方案。

（11）禁止将无关动物带入实验室。

3.3 三级生物安全防护实验室

3.3.1 常规微生物操作规程中的安全操作要点

与二级生物安全防护实验室的常规微生物操作规程中的安全操作要求相同。

3.3.2 特殊的安全操作规程

（1）实验室的门必须关上。

（2）进入实验室的工作人员必须经实验室负责人同意，禁止干扰正在操作或辅助的工作人员。禁止免疫耐受和正在使用免疫抑制剂的工作人员进入实验室；禁止临时有病或有皮肤破损者在实验室工作；禁止未成年人进入实验室。

（3）实验室入口处必须贴上生物危险标志，注明危险因子、生物安全级别、需要的免疫、实验室负责人或其他相关负责人姓名和电话、进入实验室的特殊要求及离开实验室的程序。

（4）建立严格的实验室规章制度，有关人员进入实验室时必须明确进入和离开实验室的程序。建立出入登记册制度。

（5）工作人员应接受必要的免疫接种和检测（如乙肝疫苗、卡介苗），并定期进行检查。

（6）收集工作人员和其他风险人群的基本血清留底，以后根据需要定期收集血清样本，应有检测报告，如有问题及时处理。

（7）将生物安全程序纳入实验室标准操作规范或生物安全手册，向所有工作人员提供生物安全手册。告知工作人员实验室的特殊危险，工作人员要阅读并按照规范的要求操作。

（8）实验室及其辅助工作人员要接受有关的潜在危险知识的培训，掌握预防暴露以及暴露后的处理程序。每年要接受最新的培训。

（9）在进入实验室之前，实验室负责人有责任向所有工作人员提供标准微生物学操作规范和技术，仪器操作规范。并由专家提供特殊培训。

（10）实验所需物品必须经传递窗送入。

（11）严格遵守下列规定，防止利器损伤：①除肠道外注射和静脉切开等特殊情况，严禁在实验室使用针、注射器及其他利器。尽可能用塑料器材取代玻璃器材。②注射和吸取感染性液体时必须用一次性注射器，用过的针头禁止折弯、折断、剪断、重新盖上帽、从上注射器取下，禁止用手直接操作。应将其放在不锈钢容器中。非一次性利器必须放到厚壁容器中，运到特定区域消毒，最终进行高压消毒。③尽可能使用无针注射器和其他安全装置，装有污染的针、利器及破碎玻璃的容器在丢弃之前必须进行高压灭菌。禁止用手处理破碎的玻璃器具。

（12）禁止在开放的实验台上和容器内进行感染性物质的操作，应在生物安全柜或其他物理设备中进行。生物安全柜内的工作台表面用适当的消毒剂清理。

（13）培养基、组织、体液及其他废弃物必须放在防漏的容器中储存及运输。

（14）感染性实验结束后，尤其在感染性物质溢出和溅出后，应由专业人员或经过正规培训的人员进行消毒和清理。实验室中必须备有溢出物处理程序的文件。

（15）污染的设备在运出维修前必须消毒。所有废弃物或物品，在丢弃或重新使用前必须消毒。

（16）建立实验室事故和暴露的报告系统。感染性物质溢出及暴露事故发生后，必须及时消毒处理，向实验室负责人汇报，并记录事故过程和处理经过。

（17）禁止将无关动植物带入实验室。

3.4 四级生物安全防护实验室

3.4.1 常规微生物操作规程中的安全操作要点

（1）实验过程中非实验人员进入实验室须经实验室负责人批准。

（2）制定尖锐器具的安全操作规程。

（3）必须严格执行所有操作程序，减少或避免气溶胶的产生。

（4）每次实验结束后，必须消毒工作台面，活性物质溅出及溢出后必须及时处理和消毒。

（5）所有的废弃物在丢弃之前用适当的方法消毒，如高压消毒。

（6）制定有效的防鼠、防虫措施。

3.4.2 特殊的安全操作规程

（1）禁止非工作人员、免疫耐受和免疫抑制的人员、儿童及孕妇进入实验室。临时有病（如上呼吸道感染等）的工作人员也禁止进入实验室。

（2）实验室入口安装带锁的安全门，进入实验室由实验室负责人、生物安全负责人或设备安全负责人管理。进入实验室之前，工作人员必须了解实验室的潜在危险及正确的防护措施。

（3）进入实验室的人员必须遵守进入和离开实验室的程序，记录进入和离开实验室的日期、时间及实验室状态。

（4）建立有效的应急处理方法。

（5）实验室入口处必须贴上生物危险标志，注明危险因子，实验室负责人姓名和进入实验室所需的特殊要求（如免疫和防毒面具等）。

（6）实验室负责人保证工作人员熟知标准微生物和本实验室所研究微生物的操作规范和技术，掌握实验室设备的特殊规范和操作。

（7）工作人员应接受有关致病因子的免疫接种。

（8）收集检测工作人员的本底血清并留底，以后根据需要定期收集血清样本。建立血清学监测程序。

（9）向工作人员提供生物安全手册，告知有关的特殊危险，要求其阅读并严格按照规范操作。

（10）工作人员须接受有关的潜在危险知识培训、掌握预防暴露及暴露后的处理程序。定期接受最新的培训。

（11）进入和离开实验室只能通过更衣室和淋浴室通道。只有在紧急情况下才可经气闸门应急通道离开实验室。

（12）工作人员在外更衣室更换存放自己的衣服，进入实验室须在内更衣室洁净工作服间穿戴整套实验室工作服，包括内衣、裤子、衬衫、鞋、手套等。离开实验室必须淋浴，进入淋浴室前，在内更衣室非洁净工作服间脱掉衣服，衣服经高压消毒后清洗。

（13）实验室所需物品经双门高压室，烟熏消毒室或气闸门送入。

（14）严格遵守下列规定，防止利器损伤：①除肠道外注射等特殊情况，严禁在实验室使用针、注射器或其他利器。尽可能用塑料器材取代玻璃器材。②注射和抽取感染性液体时必须用一次性联体注射器，用过的针头禁止折弯、剪断、折断、重新盖上帽、从注射器上取下，用手工操作。将针放在防穿透容器中，非一次性利器放入厚壁容器内运到特定区进行高压消毒。③尽可能使用无针注射器和其他安全装置。④禁止用手处理破碎的玻璃器具、装有污染的针，利器及破碎玻璃的容器在丢弃之前必须高压消毒。

（15）从三级生物安全柜或四级生物安全实验室转移的生物学物质必须完整地转到不易破裂的密封一级容器内，再用二级容器包装，通过消毒液池和气闸门运出实验室。

（16）除生物学物质须保持完整原始状态外，禁止从四级生物安全实验室取出没有经过高压消毒或烟熏消毒的物质。

（17）感染性物质实验结束后，尤其在感染性物质溢出和溅出后，由专业人员或经过正规培训的人员进行消毒。仪器在运出修理和保养前要进行消毒。实验室中必须备有溢出物处理程序的文件。

（18）建立实验室事故和暴露的报告系统，感染性物质溢出及暴露事故发生后，必须及时向实验室负责人汇报，并记录事故过程和处理经过。建立实验室感染人员的隔离和医疗护理机构。

（19）禁止在实验室处理无关物品。

项目 12 微生物检验的质量控制

![学习目标图标]学习目标

1. 掌握微生物检验质量控制的意义。
2. 掌握微生物检验中质量控制的主要措施。
3. 熟悉分析后质量保证。

临床微生物学检验是现代医疗诊治工作中的重要组成部分，以手工操作、定性试验为主，且任务繁重、工作方式复杂，必须注重质量控制工作，才能杜绝差错，避免事故。只有对细菌学检验的全过程：从标本采集、运送、保存到接种、培养、分离、鉴定、药敏试验及结果判读、记录和报告等各个环节都进行严格的质量控制，才能减少主观因素对结果稳定性和可靠性的影响，提高临床微生物学检验的质量。

任务 1 检验前质量保证

检验前程序（pre-examination procedures），又叫分析前期（preanalytical phase），按照时间顺序，指从临床医生开医嘱开始，到分析检验程序启动时终止的步骤，包括检验申请，患者的准备，原始样品采集、运送到实验室并在实验室内进行传输。

1.1 检验申请

每一份标本都应有申请单或标识（能在实验室通过信息系统产生检验申请）。检验申请单的设计遵循国家、地区和当地的规定，包括足够的信息，以识别患者和申请者，以及相关的临床资料。检验申请信息最好包括患者姓名、出生日期、病房和床号，以便正确发送检验报告。此外，还应包括患者年龄和性别（某些感染与年龄、性别有关）；临床表现及当前所用抗菌药物（可能导致病原体分离困难，也可为实验室报告所用抗菌药物的敏感性提供线索）；相关旅行史（有助于分离流行病原体）；标本来源；检验项目（如显微镜检查、培养等），必要时说明感染类型或目标微生物；标本采集时间、实验室收到标本时间。

1.2　标本的采集与运送

标本的正确采集与运送是保证微生物检验结果准确的前提。微生物检验标本通常由医师或护士在病房或诊室采集，运送到实验室，实验室应制定标本的采集及运送指南，提供合适的容器；监控标本运送；记录进入实验室的所有标本及收到标本的日期和时间；制定标本接受或拒收准则；以保证标本质量。

标本采集指南通常包括：患者准备；不同部位标本的采集方法；标本运送要求（所有标本都应尽快运送，有些需要立即运送；运送培养基；运送条件）；延迟运送时标本的储藏方法（如冷藏尿液）；安全运送标本的方法（如密封容器、无标本外漏）；标本标识等。标本采集指南应方便标本采集、运送者取阅。

标本运送的监控，可以根据申请检验项目的性质；标本采集指南规定的运送时间、运送条件、运送培养基等；安全运送标本方法以及国家、地区及当地的相关法规要求等。

制定并执行标本接收或拒收标准，是保证检验结果准确的关键之一，如合适的标本类型、标本量、运送条件、避免拭子干燥、正确的运送培养基等。不应接收或处理缺乏正确标识的标本。然而，若标本中被检测物质不稳定，并且标本不可替代或很重要，可以先进行标本处理，待申请医师或标本采集者识别并确认后，再发送报告。

任务 2　检验中质量保证

微生物检验结果的准确性除依赖于标本的质量、相关的临床资料外，还与方法学、检验过程、人员、培养基、试剂、仪器、结果的报告等有关，应制定相应的文件及程序，监控这些因素，及时发现错误，采取纠正措施。微生物检验中的质量保证至少应关注人员、试剂、培养基、设备、方法学确认和验证、检验过程。

2.1　人员

微生物检验是一项复杂性工作，应定期培训工作人员，并评估、记录其进行微生物实验的能力。微生物实验室工作人员培训内容包括专业、生物安全的知识与技能，实验室制定的微生物检验活动涉及的所有文件，最好有措施保证所有工作人员显微镜检查结果判断及报告的一致性。

2.2　试剂

实验室使用的试剂（染色剂、化学试剂、生物试剂等）都应标记名称、浓度、储存条件（购买试剂遵循生产商的建议）、配制日期、失效期、生物危害性。若试剂启封，改变了有效期和储存条件，必须记录新的有效期。

试剂的质量保证包括新批号、新货次投入临床使用前的性能评估，以及日常质控。新批号或同一批号不同货次试剂的性能评估方法为直接分析质控物质、新旧批号/货次平行试验或常规质控等。定性试验（如触媒试验、氧化酶试验）试剂至少检测阳性和阴性质控；定量试验（如血清学）试剂需设两个滴度或浓度；直接抗原检测试剂，若含内质控，每一新批号或相同批号不同货次需检测阳性和阴性外质控，若不含内质控，实验的每天检测阳性和阴性质控。各种试剂日常质控频率不相同，不经常使用的试剂每次使用前，以已知的微生物试验检查，经常使用的染色液、抗菌药物敏感性试验（简称药敏试验）纸片等可每周检查 1 次，例如抗血清可每月质控 1 次，用于鉴定时，应设阳性和阴性对照，确保所使用的抗血清有效；氧化酶试剂、触酶试剂每天用前以阳性菌株测试。病毒培养时，检测用于细胞培养液的动物血清的细胞毒性；连续细胞传代时定期监测支原体污染状况。

实验室应具备与诊断相配套的质控物质（含质控菌株），供染色、试验、鉴定系统、药敏试验，以及试剂、培养基质控。质控菌株可购买标准菌株，也可使用实验室保存菌株。质控物质的种类、试验频率、检测预期结果与所开展的实验相适应，并遵循有关标准。

2.3 培养基

培养基可以自制，也可以购买。无论是自制的还是购买的培养基，都应有良好外观，即表面平滑、水分适宜、无污染、适当的颜色和厚度，试管培养基湿度适宜等。培养基有明确标识，根据标识能够获得生产日期（批号）、保质期、配方（适用时）、质量控制、储存条件等信息。自制培养基，每批号产品应进行无菌试验和性能验证，如生长试验或与旧批号产品平行试验、生长抑制试验（适用时）、生化反应（适用时）等。购买培养基时，最好检查并记录每个批号和（或）每次购买产品的破损、污染状况，以及外观、冷冻或受热等信息。若生产者遵循一定的质量保证标准，实验室可免除质量控制，但需保存生产者所遵循的质量保证标准，以及每批号产品完成无菌试验、质量控制性能合格证明等文件。然而，当培养基脱水、溶血、破损、被污染或量不足时，仍应进行质量控制。若生产者不能提供所遵循的质量保证标准，实验室应进行质量控制（包括相应的性能检测），如无菌试验、生长试验或与旧批号平行试验、生长抑制试验（适用时）、生化反应（适用时）等。

临床常用培养基、生化反应培养基及试验的质控菌株、预期结果列于表 12-1 和表 12-2。对于生长缓慢或需要新鲜培养基才能生长的微生物，在培养基使用前难以完成各项质量控制，但是，应认真检查培养基配制与培养过程中可能出现的问题。

表 12-1 常用培养基的质控

培养基	培养条件	质控菌种	预期结果
血平板	有氧环境，24 h	A 群链球菌	生长，β-溶血
		肺炎链球菌	生长，α-溶血
巧克力平板	CO_2，24 h	流感嗜血杆菌	生长

培养基	培养条件	质控菌种	预期结果
麦康凯平板	有氧环境，24 h	大肠埃希菌	生长，粉红色菌落
		奇异变形杆菌	生长，无色菌落
		金黄色葡萄球菌	不生长
中国蓝平板	有氧环境，24 h	大肠埃希菌	蓝色菌落
		宋内志贺菌	无色菌落
XLD	有氧环境，24 h	鼠伤寒沙门菌	粉红色菌落，中心黑色
		福氏志贺菌	生长，粉红色菌落
		大肠埃希菌	黄色（可能受抑制）
SS 平板	有氧环境，24 h	产气肠杆菌	生长，粉红色菌落
		鼠伤寒沙门菌	无色菌落，中心黑色
		金黄色葡萄球菌	不生长
沙保培养基	有氧环境，24 h25 ℃	白假丝酵母菌	生长
		大肠埃希菌	受抑制
增菌肉汤	有氧环境	脆弱拟杆菌	生长
		A 群链球菌	生长

表 12-2　常用生化试验培养基及试验的质控

培养基	质控菌种	预期结果 LYSINE
赖氨酸脱羧酶	鼠伤寒沙门菌	阳性（深紫色、混浊）
	福氏志贺菌	阴性（黄色）
鸟氨酸脱羧酶	黏质沙雷菌	阳性（深紫色、混浊）
	肺炎克雷伯菌	阴性（黄色）
精氨酸双水解酶	阴沟肠杆菌	阳性（深紫色、混浊）
	奇异变形杆菌	阴性（黄色）
靛基质	大肠埃希菌	阳性（加试剂后呈红色）
	肺炎克雷伯菌	阴性
V-P 试验	肺炎克雷伯菌	阳性（加试剂后呈红色）
	大肠埃希菌	阴性
枸橼酸盐（西蒙氏）	肺炎克雷伯菌	阳性（蓝色）
	大肠埃希菌	阴性
苯丙氨酸脱氨酶	奇异变形杆菌	阳性（加入试剂后呈绿色）
	大肠埃希菌	阴性
O-F 试验（葡萄糖）	铜绿假单胞菌（氧化型）	呈黄色
	不动杆菌属（不利用）	无反应

续表

培养基	质控菌种	预期结果 LYSINE
硝酸盐还原	大肠埃希菌	阳性（加入试剂后呈红色）
	不动杆菌属	阴性
胆汁-七叶苷	肠球菌	阳性，黑色
	非 D 群 α 链球菌	不生长
脱氧核糖核酸琼脂	黏质沙雷菌	阳性，粉红色
	肠杆菌属	蓝色
丙二酸盐	肺炎克雷伯菌	生长，蓝色
	大肠埃希菌	不生长
半固体（动力）	奇异变形杆菌	阳性（穿刺线周围生长）
	肺炎克雷伯菌	阴性
β半乳糖苷酶试验	黏质沙雷菌	阳性，黄色
	鼠伤寒沙门菌	阴性
三糖铁琼脂	弗劳地枸橼酸菌	产酸/产酸，H₂S
	福氏志贺菌	产碱/产酸
	铜绿假单胞菌	产碱/不反应
杆菌肽纸片	A 群链球菌	有生长抑制环
	α 溶血链球菌	生长不受抑制
奥普托欣纸片	肺炎链球菌	抑制环（≥15 mm）
	α 溶血链球菌	生长不受抑制
V 因子和 X 因子纸片（在 MH 平板上）	流感嗜血杆菌	仅在两纸片间生长
细胞色素氧化酶（改良法）	铜绿假单胞菌	阳性，蓝色
	大肠埃希菌	颜色不变

2.4 设备

微生物实验室设备包括基础设备及专业设备。常用基础设备包括显微镜、孵育箱、水浴箱、冰箱、离心机、移液器、滴定管、自动分配器、温度计、生物安全柜、压力灭菌器等；常见专业设备包括自动化或半自动化鉴定系统、培养系统等。

与检测相关的所有设备均应制定操作程序，定期维护、保养、监测并记录，新设备或经搬运、维修后的设备应进行评估及功能验证，或由使用者确保实验结果的准确性，所有记录保存至仪器报废。用于检测的温度依赖性设备（孵育箱、水浴箱、加热块等），必须定时监测温度，使用过程中注意变化，以保证温度符合要求。冰箱内存放试剂和标本，亦应进行温度监测。使用的温度计量程适宜并经检定，以确保准确性。用于定量检测的移液器、微量滴定管或自动分配器应核查并记录其在使用区间内的准确性和重复性。此外，应定期监测特殊设备性能，如 CO_2 孵育箱内的 CO_2 浓度；厌氧系统（如厌氧缸、罐或袋）的厌氧条件；定期检测生物安全柜内气流、过滤器（必要时）；监测压力灭菌器灭菌效果等。

2.5　检验过程

检验过程涉及实验方法的选择、评估及确认；制定标准化操作程序；评估标本质量、生物参考区间；测量准确性；内部质量控制体系；结果报告等方面。

2.5.1　实验方法的确认

通常选择公认的、权威的教科书，或经同行评议的书刊、杂志，或国际、国家、地区法规中明确的方法和程序。内部规程，应确认其符合相应的用途。所选择的检测方法和程序还应与所提供的服务相适宜，并且方便操作。例如血培养系统应能分离需氧菌及厌氧菌；脑脊液的操作程序（培养基和孵育条件）能确保培养常见苛养菌（脑膜炎奈瑟菌、流感嗜血杆菌、单核细胞李斯特菌等）；痰标本最好常规涂片、革兰染色，以确定标本的可接受性或培养范围，有多种培养基和选择性培养基分离自溶血链球菌和嗜血杆菌。

所有的方法和程序在应用于患者标本检测之前，需要评估其准确性、精确性、灵敏度、特异性、检出限、可报告范围，并与已有的检验方法进行比对。生产商的产品声明亦需验证，或者与已被接受的方法比对证实结果可以接受。

实验方法和程序经确认，投入使用后，还需定期评审，以确定该方法和程序持续满足服务对象的需求。

2.5.2　操作规程

所有的程序，包括标本质量评估、接种、分离、鉴定、染色、药敏试验、结果报告，特殊病原体的识别、隔离、报告，以及特殊处理等都应形成文件，由实验室负责人批准、签名发布，方便相关人员取阅。不再使用的文件应保留一定时间，适当标识，避免误用。

标准化操作程序（standard operating procedure，SOP）内容包括：实验原理、临床意义、标本类型、容器和添加剂、性能参数、检测试剂、定标试剂、所需设备、校准程序（计量学溯源性）、质量控制程序、操作步骤、干扰和交叉反应、结果计算（包括测量不确定度）、生物参考区间、检验结果的可报告区间、警告/危急值（适用时）、检测结果的解释、安全性警告及措施、潜在变异来源，并注明分析前和分析后注意事项、特殊操作模式的处理。

标准化操作程序包括实验的所有重要信息及技术说明，供实际操作中遵照执行。每个操作程序可能包括以上全部，也可能部分内容，就具体情况而定。

2.5.3　生物参考区间

定期评审生物参考区间。当怀疑生物参考区间对参考人群不再适用时，需进行调查研究，必要时采取纠正措施。更改检验程序或检验前程序时，也应对生物参考区间进行评审。

2.5.4　测量准确性

溯源性（traceability）是通过一条具有规定不确定度的不间断的比较链，使测量结果或测量标准的值能够与规定的参考标准，通常是与国家标准或国际标准联系起来的特性。测量系统校准和验证确保结果的溯源性，或参比到一个自然常数或其他规定的参考值，以提供结果的可信度、准确性。然而，临床检测，尤其是临床微生物检测能够溯源的项目极为有限，必须通过其他方式保证结果的准确性，如参加适当的能力验证或实验室间比对计划，证实测量结果的准确性。

能力验证（proficiency testing，PT）或实验室间比对计划是由外部机构向实验室发放"未知"标本，根据检测结果评价参加实验室的检测质量。其目的是：①与其他实验室比较结果；②发现错误的检验技术；③认识特殊的病原体或实验结果。值得注意的是，应将所有能力验证或实验室间比对计划的标本纳入常规工作，由常规工作人员采用与患者标本相同的方法、检测次数，鉴定水平亦与患者标本一致，如此，能力验证或实验室间比对计划可作为评价实验室质量的依据。满意的结果提示，实验室的人员、试剂、培养基、设备状态良好。

缺乏能力验证或实验室间比对计划的检验项目，应定期进行性能评估，方法为：与参考实验室或其他实验室分割标本检测；与本实验室已建立的方法分割标本检测；分析纯物质、分析数据、查阅临床资料；或其他被普遍接受的协议标准或方法。定期评审性能评估结果，当出现"不可接受"的结果时，尽快采取纠正措施并记录。

2.5.5　内部质量控制体系

内部质量控制或称室内质量控制体系是实验室检验结果持续满足预期质量标准的保证。主要内容包括：质量控制计划；试剂、培养基、设备的质控程序；参加能力验证或实验室间比对计划，使每个工作人员都有机会操作；检测自制"盲样"；定期学习以掌握不常见微生物的实际操作，及时更新知识，复习实验室制订的质量保证计划。

室内质控物质的检测方法、检测次数、操作者必须与患者标本一致。质控频率遵循有关标准，满足仪器和（或）检测系统制造商的要求，并规范地实施。缺乏合适的校准和质控物质的项目，应有程序验证患者结果的准确性。出现室内质控失控时，立即报告主管或实验室负责人，并记录所采取的纠正措施。经评估，室内质控结果在可接受范围时，才可发送患者检测报告。

此外，应有措施及时发现并更正重大的文字错误、实验错误以及可能影响患者处理的不寻常的检测结果。

2.5.6 标本质量评估

标本质量评估指标包括标本量（如足够的脑脊液量，以接种多种培养基；合格的血量，以提高血培养阳性率）；标本采集次数（如多次采集大便标本可提高腹泻致病菌检测阳性率）；标本的质量（如痰液显微镜检查白细胞、上皮细胞数量，评价痰液质量）；血液、体液、尿标本等的污染率。

任务 3 检验后质量保证

检验后程序（post-examination procedures），也叫分析后期（postanalytical phase），指检验后的全部过程，包括结果的系统性评审、报告的规范格式与解释、报告的发送、标本的储存、废弃物的处理等。应重视检验报告的流程与规范，如报告格式、异常结果的标注、电话报告结果、报告时效、报告修正等。

3.1 检验结果的评审与报告

微生物检验结果的质量和医学价值依赖于报告的准确性和及时性，经与临床讨论建立检测（如体液涂片、抗酸杆菌涂片，培养）重要指标及其"警告/危急"范围、标本周转时间（turn around time，TAT）。标本周转时间尽可能从标本采集开始到结果用于患者诊疗。必要时，及时发送分级报告，如标本直接涂片或湿片直接镜检、培养皿的判读结果等。

发送患者结果前，评估室内质控结果在可接受范围内，最好再对检验结果进行系统性评审，评价其与已获得的患者相关临床信息的符合性。

当某些对患者处理具有重要意义的实验结果达到危急值时，立即通知临床医师或相关人员。操作者应熟悉其工作范围内的危急值项目、判断标准及处理程序。危急值报告记录包括日期、时间、报告者、报告接受者及检测结果。应记录危急值未及时通知相关人员的事件及原因。

检验结果报告应清晰易懂，表述正确，内容包括：清晰明确的检验标识，适当时还包括测量方法；实验室的名称、地址和（或）标识；患者的唯一性标识和地点，如可能，注明报告的送达地；检验申请者姓名或其他唯一性标识和申请者地址；标本采集日期和时间，实验室接收标本时间；报告日期和时间，如果没有在报告中注明，应可以随时查到；标本来源；结果报告单位；生物参考区间（如适用）；结果的解释（如需要）；检验者标识。如果标本不适于检验，或可能影响检验结果，应在报告中说明。所有记录保存一定时间（根据相关规定）。

当发现已发送检验报告的错误时，应进行更改，记录改动日期、时间及责任人。经改动后，原内容应清晰可辨。已用于临床决策的检验结果的修改，应与原报告一同保存，并清楚标明其被修改。

3.2　标本的处置

　　检验后的标本、污染培养基等感染性废弃物尽可能以减少处理者危害的方式丢弃。最好在实验室内消毒或去污染。如果在处理前运送，应置坚硬、防渗漏容器，并适当标记。

　　检验申请单及标本检验过程应记录并保存。记录内容包括患者姓名或识别码、采集标本的日期和时间、实验室收到标本的日期和时间、检验项目、申请者、标本的处理过程、检验者、与申请者的交流、结果。

参考文献

［1］刘运德. 微生物学检验［M］. 2版. 北京：人民卫生出版社，2006.

［2］任云青. 病原生物与免疫［M］. 2版. 北京：高等教育出版社，2009.

［3］刘荣臻. 病原生物与免疫学［M］. 2版. 北京：人民卫生出版社，2006.

［4］洪秀华. 临床微生物学和微生物检验实验指导［M］. 2版. 北京：人民卫生出版社，2006.

［5］甘晓玲. 微生物学检验［M］. 3版. 北京：人民卫生出版社，2010.

［6］倪语星，尚红. 临床微生物学与检验［M］. 5版. 北京：人民卫生出版社，2012.

［7］中华人民共和国卫生部医政司. 全国临床检验操作规程［M］. 3版. 南京：东南大学出版社，2006.

推荐学习网站

[1] 中华检验医学杂志：http：//www. medlab. org. cn/

[2] 中国科学院微生物研究所：http：//www. im. cas. cn/

[3] 中国微生物学会：http：//csm. im. ac. cn/

[4] 重庆医科大学：http：//www. cqmu. edu. cn/

[5] 中医药在线：http：//www. cintcm. com/opencms/opencms/index. html

[6] 中国医药信息网：http：//www. cpi. gov. cn/

[7] 中国医科大学：http：//www. cmu. edu. cn/

[8] 中国协和医科大学：http：//www. pumc. edu. cn/

[9] 中国微生物信息网络：http：//sdb. im. ac. cn/chinese/chinese. html

[10] 中国生物医学文献数据库：http：//www. sinomed. ac. cn/zh/

[11] 天津医科大学：http：//www. tijmu. edu. cn/

[12] 首都医科大学：http：//www. ccmu. edu. cn/

[13] 复旦大学基础医学院：http：//shmc. shmu. edu. cn/pages/index. aspx

[14] 上海交通大学医学院：http：//www. shsmu. edu. cn/

[15] 哈尔滨医科大学：http：//www. hrbmu. edu. cn/

[16] WHO：http//www. who. int/

[17] 美国微生物学会系列杂志：http：//www. journals. asm. org